老年中期照护

Geriatric Intermediate Care

策　划	宋岳涛				
主　编	陈　峥	王玉波			
副主编	陈雪丽	刘前桂	罗　智	刘晓红	邓宝凤
编　者	宋岳涛	赵剑平	吴玉芙	张　媛	王庆雷
	杨兆义	田银君	李金红	吕继辉	魏立和
	徐　倩	高亚南	李　翔	赵　黎	周苗子
	赵双燕	孙　丽	姬长珍	蔡　郁	王　烨
	吴卫东	于冬梅	王艳艳	乔慧欣	李海芳
	陈　静	郭建春	刘雪云	罗昌春	
学术秘书	白旭晶				

中国协和医科大学出版社

图书在版编目（CIP）数据

老年中期照护／陈峥，王玉波主编. —北京：中国协和医科大学出版社，2015.1

ISBN 978-7-5679-0228-2

Ⅰ. ①老…　Ⅱ. ①陈…②王…　Ⅲ. ①老年医学-护理学　Ⅳ. ①R473

中国版本图书馆 CIP 数据核字（2014）第 295808 号

老年中期照护

主　　编：陈　峥　王玉波

责任编辑：吴桂梅

出版发行：**中国协和医科大学出版社**
（北京东单三条九号　邮编 100730　电话 65260431）

网　　址：www. pumcp. com

经　　销：新华书店总店北京发行所

印　　刷：中煤（北京）印务有限公司

开　　本：787×1092　1/16 开

印　　张：19.5

彩　　插：1

字　　数：310 千字

版　　次：2015 年 5 月第 1 版

印　　次：2017 年 6 月第 2 次印刷

定　　价：40.00 元

ISBN 978-7-5679-0228-2

主 编 简 介

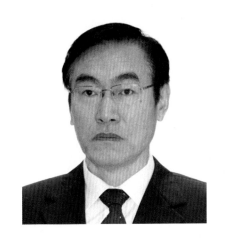

陈峥，现任北京老年医院院长，主任医师，硕士生导师，中国老年学学会老年医学委员会副主任委员，老年保健与康复委员会副主任委员，全国老年医院联盟理事长，中国生命关怀协会副理事长，首都医科大学老年医学系副主任，北京医学会老年医学分会副主任委员，中国康复学会老年康复分会副主任委员，《中国医药》等杂志编委。多年来一直致力于老年医学与老年健康服务的临床与科研工作。曾在加拿大约克大学、多伦多大学、美国霍普金斯大学和联合国老年医学研究所（马耳他）学习公共卫生、医院管理和老年医学。发表论文40余篇，主编《老年病诊疗手册》、《实用老年医学》、《老年综合征管理指南》、《老年病多学科整合管理》、《健康大百科——老年篇》和《健康大百科——老年常见健康问题篇》等多部老年医学专著。

内 容 简 介

  本书重点对老年中期照护的概念和关键技术方法进行了较为全面的介绍。全书共分六章，第一章对老年中期照护的概念、照护内容、照护地点、照护模式和连续性医疗服务进行了阐述；第二章介绍了老年综合评估技术；第三章至第五章分别介绍了老年中期照护的老年综合评估技术、医疗技术、康复技术和护理技术；第六章简要介绍了老年中期照护中的营养支持、用药指导、出院计划和跟踪随访等内容。老年中期照护服务是今后我国老年医疗服务的一个重要的发展方向，期望本书的出版既能够填补我国老年医学在中期照护服务方面的空白，为老年医疗卫生服务机构医护人员提供一定的指导，也能为医疗卫生改革提供一定的参考依据。

前　言

我国已进入老龄化社会的高速发展期，截至 2013 年底，全国老年人口已突破 2 亿。越来越多的老年人口对医疗卫生服务提出极大的挑战，特殊的社会需求给国家和社会造成沉重的压力。随着科学技术的快速发展，新药的出现和新技术的应用虽然降低了心脑血管疾病及癌症等急危重症的发病率和死亡率，但老年人由于年老体衰、免疫能力降低、多病共存、营养不良和器官功能退化等多重因素导致老年人在患急性病症之后出现身心功能的下降和生活质量的降低，并留置各种鼻饲管、气管插管、导尿管和引流管等，使疾病的转归和术后恢复变得异常复杂，需要进行综合性的治疗、康复和护理。目前我国主导的是急性期的医疗服务模式，急性期医院平均住院日控制在 8～10 天，不可能让这些老年患者在医院完全恢复。由于缺乏介于急性期医疗服务机构和家庭之间的相关康复照护机构，急性期医院（如三级医院）苦于没有下家，要么"咬牙强让患者出院"，要么忍受患者长时间的压床。尽管有压床现象，但大部分患者还是在急性期过后，苦于没有相关接诊的机构，只能回家养病，这种节约"住院日"的方式进一步加重了医疗负担，老年人常进常出医院的现象屡见不鲜。如果处理不当还会出现病情复发或恶化，甚至导致终身失能和早亡。

为满足上述患者的医疗需求，减少其在急性期医院的占床或回家导致残疾率、死亡率增高等情况的发生，近二十年来在许多发达国家出现了一种新型的医疗服务模式——中期照护（intermediate care）。在英国和澳洲已经将中期照护列入国家卫生服务框架，达到医疗保险全面覆盖。通过循证医学证实，中期照护是患者在急性疾病治疗后，通过综合功能评估，将具备康复潜能的患者转诊到中期照护服务机构继续进行治疗、康复和护理服务，通过这种过渡的医疗服务来恢复其受疾病影响的功能，使其恢复日常生活能力而重返家庭与社会，减少因病情恶化而再次住院的概率，也减轻家庭的照护负担。中期照护服务的建立搭建了医院与家庭之间的桥梁，既弥补了传统医疗体系的不足，又完善了病患从急性期医院出院后的解决方案；既缓解了综合医院老年患者长期压床的压力，又提高了老年患者的生存质量；既降低了患者因失能入住护理院或其他长期照护机构的概率，也提高了患者的满意度，还使国家医疗保险费用得到有效控制、医疗资源得到合理利用。

中期照护在我国刚刚起步，大家对其的认识还相当肤浅。人们普遍重视传统的急性期医疗服务，对急性后期或亚急性期的中期照护服务重视明显不够。为了帮助广大的老年医学工作者正确认识老年中期照护的服务模式，熟练掌握老年中期照护的适宜技术和关键技术，我们编写了这本《老年中期照护》，但愿对读者有所启发和帮助。

本书由北京市中西医结合老年病学研究所组织编写，全体参编人员通过查阅大量的国内外文献资料，并结合北京老年医院医护工作者的临床经验，从中期照护的发展历史、服务内容、服务模式、老年综合评估技术、医疗技术、康复技术和护理技术等层面进行了详细的阐述。在编写本书的过程中，得到北京老年医院康复科、呼吸康复科、心内科、神经内科、骨科和护理部等医护人员的大力支持，得到来自山西医科大学董涛、赵云、李建波、王磊磊和李向文同学的鼎力相助，得到北京市中西医结合老年病学研究所全体同仁的密切配合，在此一并致以诚挚的谢意！

本书的出版，得到北京市卫生系统"215"人才建设工程老年医学学科骨干培养经费、首发专项联合攻关项目"老年中期照护的临床对照研究"和2013年度北京市卫生局基层处老年卫生项目"老年中期照护适宜技术的培训与推广"等项目经费的支持，在此真诚致谢中共北京市委组织部、北京市医院管理局和北京市卫生计生委。

由于中期照护是一种处于发展阶段的新型医疗服务模式，尽管全体参编人员在撰写的过程中力求正确把握其内涵与外延，并与我国的实际情况相结合，但仍可能存在不足之处，希望读者提出宝贵意见，供再版参考。

陈　峥　王玉波

2015 年 1 月

目　录

第一章　中期照护的概念

第一节　基本概念

一、中期照护的基本概念

随着社会的进步和国家整体综合实力的提高，中国迈入了老龄化社会。社会老龄化特别是高龄人口的增加主要表现在上海、北京和东部沿海人口高密度居住区。人口老龄化虽然是社会进步的表现，但同时也给医疗服务带来极大的挑战。如何应对老年人特殊的医疗服务需求，是所有医务工作者面临的艰巨任务。目前在发达国家老人占据了 2/3 综合医院和急性医院的床位，有半数的急症患者是老人。在医院中老人住院天数远远长于其他人，同时由于管理和医疗资源的分配问题，又有 20% 的床位是不适当地被老人占据，例如，急性后期因功能损害不能尽快出院或已经失能还没有转到康复护理院。因此，出现大型医疗机构资源紧缺和康复护理医疗机构利用不足并存的现象。

老年人由于年老、体衰、多病共存，对医疗服务需求有一定的特殊性，又由于功能的减退和失能对照护和设施有特殊的需求性，而传统的医疗模式不能解决老年人的特殊问题。医疗服务根据病情和转归的阶段可以分为急性医疗、中期医疗、长期医疗和末期医疗。急性医疗服务目前在我国有完整的服务体系，例如，120 急救运送系统、区域急救中心和各医院的急诊科、专业细分的内外科抢救和手术服务。但急性后期和失能患者的中长期照护目前还是我国医疗服务中的短板。英国卫生部门因为中期照护服务（the intermediate care service，ICS）的建立解决了传统医疗体系中缺乏的成分，搭建了医院与家庭之间的桥梁，提供了急性住院以后的解决方案，减少了医院的床位压力，提高了老年患者的生存质量，减少了因失能住护理院的概率，提高了患者的满意度，国家医疗保险费用得到有效控制。同时中期照护通过康复和个体化的支持服务项目维护了患者的自主和尊严，在家中实施中期照护得到大多数老人的支持。中期照护的效益关键在两个层面，在操作上保证了适宜的服务给予了适宜的患者；在管理层面上有助于费用效益和效果的最大化。"系统性"是中期照护的特点，不同的人员、不同的医疗和养老机构、不同的设备和不同的服务全部整合在一起，使老年人享受到多学科的全面服务。

什么是中期照护？各个国家和地区关于中期照护的概念和服务内容差别很大，但基本内容和目的是一致的。英格兰卫生部关于中期照护的定义是：中期照护应当满足的目标人群是那些不必要长期占床、不适当地入住急性病医院和长照机构、或者滞留在国民健康服务体系（NHS）内的住院患者；以多学科综合评估为基础，制定个体的照护计划，包括康复、治疗以促进恢复；制定以能独立生活为目标的治疗计划，鼓励患者回归家庭；中照时间一般限制在6周内，最多不超过2个月；由于跨学科工作，要有综合评估，各自专业要有病程记录和共同的工作协议。

英国老年医学会（The British Geriatrics Society）对于中期照护的定义如下：

1. 中期照护是一种健康照护模式，旨在帮助病患由疾病期过渡至恢复期，预防在家接受长期照护的病患由于慢性功能缺损或病情加剧而入院，或是协助临终病患尽量在生命末期维持一个尽可能的舒适状态。

2. 中期照护是一些服务的组合，主要设计来协助病患由医院平安返家，使其由医疗上转归到功能上的康复。照护的首要目标不一定完全是治疗，病患必须具有出院的潜能，即病情稳定且临床上出现的功能障碍经过康复治疗是有可能恢复的。

3. 中期照护的服务不需要占用大型综合医院的资源，但却可能超过传统基层医师的处理范围，其服务内容包括"替代性或康复治疗"与"共病的治疗"。

中期照护必须有明确的功能定位（"亚急性照护"与"急性后期照护"，"避免住急性期医院"）和周全性的老年综合评估方法，患者需具备躯体功能康复的潜能，医院能提供明确的服务时间（避免与长期照护混淆），并有不同单位（医院、基层、公卫、社会福利）的专业人士共同参与。英国与美国过去所推动的亚急性照护目的相同，但方法有差异，二者都是为了全面且积极地整合急性医院、社区医院、基层医疗、社区公共卫生与社会福利的资源，不但可以减轻急性医院病床的压力，而且可以更专业性地照护老人，达到疾病和功能的全面恢复。美国更多地将急性后期老年病患直接转至高级护理照护中心实施中期照护。

也有观点认为，中期照护是走在循证医学基础之前的医疗照护政策，现阶段的研究不足以全面支持各项的服务。在英国各地区的服务体系中，都发现中期照护确能有效减少急性医院患者的住院数量，但客观上这些报告并没有很全面地评估这些患者个人的治疗结果与照顾者的负担。因此，对现行的医疗照护服务体系必须进行深入细致的研究，在几年后才可能对"什么是最好的中期照护服务模式"达成共识。

英国的 DoH White Paper 认为，中期照护是社区服务的一种新模式，从 2001 年开始实施到 2005 年，使急性病医院中延误出院人数减少 64%；中期照护不但是一种人们可以接受、技术成熟、临床上安全可行的照护模式，而且更能够降低不必要的急性病医院的高额花费。英国国家层面的文献标明，中期照护对个人和保健体系都有益处，既增加了急性病医院的周转和床位的使用率，又提高了居家照护的效果和确保了患者的功能恢复。

二、中期照护的目的

1. 预防不必要的急性住院或因失能入住长期护理机构　老年人入住急性期医院的数量大且入住后的住院天数长，这与老年人的生理特点、疾病复杂和功能下降有极大关系（图 1-1）。在英国 NHS 实施中期照护管理之后，以 2009～2010 年和 2014～2015 年两个财政年比较，75 岁以上老人入住综合医院急症床位占有率下降 12%。为了避免不必要的入住急性期医院和长期占床，整合干预或者是多学科团队服务是非常必要的，因为中期照护不是卫生部门单独所能完成的，需要卫生、社会保障、住房和其他部门的通力合作，需要家庭成员、照护者、邻居和周边的社会组织等多方支持。

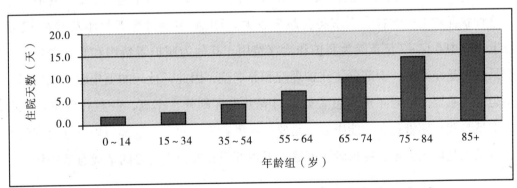

Chart 1: Emergency admissions as a percentage of population in age band

图 1-1　英格兰按照年龄分布急诊住院时间

2. 支持及时从急性医疗机构出院　不必要的出院延迟不仅导致医疗费用的增加和医疗资源的过度利用，而且妨碍了患者的功能恢复，特别是对老人的生活信心、独立生活能力、功能恢复或者疾病的加剧都有极大影响，这些都可能导致病人日常生活能力的丧失和最终进入长期照护机构。

循证医学证实医疗卫生服务应该是一种以结果为导向的、整合的和合作式的模式，机构之间要互相联系，应构建一种以社区为基础、分级管理、无缝隙衔接的医疗卫生服务网络，应注重预防和早期干预。2001年苏格兰政府统计有2000患者至少平均每人延迟6周出院，因此，他们制定了出院目标，其平均住院日2013年为28天，2015年为14天。这个目标如果没有中期照护的支持是难以实现的。

3. 促进疾病转归和功能恢复　很明显延长患者在急性期医院的住院时间并不利于患者的康复，因为急性期医院没有相应的康复人员配备和工作流程，结果只会造成患者的功能下降和入住长期照护机构的机会增加。为了确保老年患者潜在功能恢复的最大化，应当让患者转诊到急性后期医疗机构或有条件的家中继续康复和治疗。医疗保险部门应当设立相应的管理服务包，有利于患者流向的导引和服务内容的实施。但如果急性期住院患者没有通过综合功能评估按流程合理地转移，也会出现直接转向长期护理机构，这同样可以打击患者的信心，造成康复和疾病恢复的延误。所以发展中期照护有很高的技术成分，如应掌握老年综合评估技术和需要建立多学科团队、快速反应队伍、社区评估队伍、康复队伍和医院外展队伍等。

4. 支持自我长期管理和功能康复　在苏格兰大约有200万人至少患一种长期疾病（long term condition）或者失能，大约占成年人的1/4。75岁以上老人有2/3患有长期疾病。这种状况对卫生和社会需求将会越来越大。71000名痴呆患者每年花费在17亿英镑以上，其中6亿~7亿英镑为照护和治疗费用，其他为照护者费用和管理费用。大多数痴呆患者是在家里，少部分住在护理院和养老院，因此，社区的卫生服务和生活保障作用是非常重要的。老年痴呆患者如同时有并发症则死亡率高，一旦住院则占床日较长。支持自我长期管理和功能康复，是要鼓励患者积极配合卫生部门以及社会部门的工作，其结果是以人为本，在患者、家庭、卫生部门和社会支持之间形成有效协作。

三、中期照护的发展

中期照护的概念最初由英国健康与社会服务部门于20世纪90年代中期提出，并于2000年在"国家病床调查"中首次被正式应用，现在已成为英国卫生署发布的"老年人国家健康服务架构"的基本要点之一。中期照护形成的原因有以下几个方面：

1. 老龄化社会的出现　随着人口老龄化的发展，老年人口数量逐渐增加，衰老和疾病的同时出现给现有的医疗服务带来巨大的挑战。传统的医疗服务模式满足不了老人的医疗和生活的特殊需求。

2. 初级保健的发展　由于家庭医生、社区中心等全科医疗的扩大和水平的提高，已经可以在家中实施有一定水平的医疗服务。

3. 综合医院面临越来越大的床位压力　老龄化趋势对医院直接的影响是长期占床，老年病"治不了，出不了，也走不了"是临床医师最常遇到的情况。

4. 老年医学发展　近代老年医学发展不到百年，老年医学以人为本，从老人健康促进、预防疾病、急症救治、中期照护到长期照护和临终关怀都要去管理和照护。与内科学最大的区别是不仅仅诊疗疾病，更要关注患者的功能和生存质量。老年医学的核心是综合功能评估和多学科团队服务。

5. 一般诊疗技术和设备的发展　随着社会的发展，现在社区和家庭都具备了先进水平的电子医疗设备，一般的诊断和治疗在家中和社区都能够实现，为满足老年人就近急救需求的实现具备了条件。

6. 最重要的一点是卫生政府部门认识到了中期照护的必要性和可行性，并且敢于创新，大胆实施，充分论证分析，取得了良好结果（图1-2）。

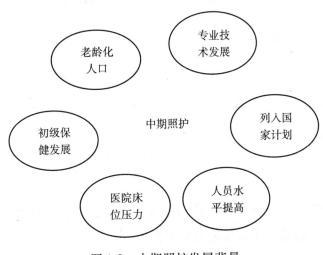

图 1-2　中期照护发展背景

在我国老年中期照护的概念还没有被老年医学工作者普遍接受，对一般的医疗事业管理者和普通老百姓来讲老年中期照护还是一个陌生的概念，更缺乏老年中期照护的服务机构及其标准规范。台湾于本世纪初也在积极推广老年中期照护服务模式，例如：

"荣民医院系统"分为"荣民总医院"、"荣民医院"和"荣民之家",其中"荣民医院"起到一定中期照护的作用,"荣民之家"是长期照护医疗单位,"荣总"也设有老年中期照护病房,取得了一定的成效。

随着人民生活水平的逐步提高,老年人的健康照护需求也在不断增长,他们期望提高健康期望寿命和生活质量,期望生活自立不拖累子女,期望在急性疾病之后能够很好地康复,而不留任何的并发症或者后遗症,他们期盼着中期照护服务机构早日诞生。

英国肯特大学标准化组织对中期照护的发展进程进行了评估,认为出现中期照护的原因是传统模式的康复病房满足不了老人的需求,中照的创新模式适应大多数老人,中照系统的出现减少了综合医院床位的压力。目前现存的体系不能适应老人生存和疾病治疗的特殊需求,中期照护解决了这个问题。但是中期照护还存在许多需要进一步解决的问题,例如,如何进入中期照护、具体的流程和关键步骤是什么;中期照护似乎忽略了智能损害患者所涉及的问题,如失智者是否可以在住宅接受心理治疗、职业治疗和护理;在中期照护中的多学科团队成员合作也存在问题,还没有形成固定的合作关系;还需要制定患者转入中照服务的一些管理性的制度和规范,尤其是对床位管理方面的具体要求;转诊的程序还需要改进;还需要改善管理和评估的过程。

四、中期照护的现状

1. 美国中期照护发展状况　美国的中期照护概念源自英国,官方正式称为"亚急性照护(subacute care)"。形式上基本同于英国的中期照护,目前已被广泛地应用于急性后期患者的医疗和康复护理服务。早期"亚急性照护"出现的原因是没有急救患者的入出标准和解决问题的办法,使许多病情已经缓解的患者特别是高龄老人仍然占据医院急性护理床位。

在实施预付费以后,急性后期患者的恢复是在急性期医院还是在护理院或家中实施,各有文献支持的报道。作为政策的制定者和医疗保险部门最关心的是照护的质量和医疗花费。因此,国家医疗保险部门也开展相应的研究工作,在综合医院设立一定的急性后期床位和将患者转到有医疗条件的护理院,比较患者的康复质量和医疗费用。目前亚急性照护基本上形成规范,是指从急性医院转到亚急性机构,并实施由医疗保险付费的服务模式。亚急性照护也有称连续照护(continuity of care)和过渡照护(transitional care)。

Burns(1993)认为亚急性照护单元收住的患者是那些不需要在急性医疗机构中治

疗,但是还不能够回家和去护理院的患者。Tellis-Nayak（1994）认为亚急性照护是对急性患者、外伤和疾病恶化的患者转诊到指定的综合性医疗机构继续照护。Burk（February 1994）认为亚急性医疗照护是一种内科加康复的治疗,时间可以是短期3~30天,中期31~90天,长期91天~2年。Anders（June 1994）认为亚急性照护是从综合医院下转,而不能从长期照护上转,应该进入的服务模式是两类,即内科治疗和康复治疗。Burns（June 1994）认为中期照护是在小医院和护理院提供的综合医疗服务。

美国卫生保健协会（American Health Care Association）对中期照护的定义:中期照护是一种综合的住院患者项目,服务的对象是有严重疾病、外伤或病程恶化的患者;有一个确定的疗程,不需要进一步诊断和做一些侵入性的治疗。对病情严重的患者,需要通过评估制定治疗计划,由跨学科团队提供综合性的临床干预措施（内科治疗和康复）。这种高度专业化的服务,使卫生资源得以充分利用,促进服务效率和照护质量的提高。

美国亚急性照护协会（American Subacute Care Association）的相关定义:亚急性照护是指患者病情稳定不再需要特别医疗照护服务,但在传统护理院处理不了。亚急性照护中心通常将患者转到另一机构实施康复治疗和内科治疗,并进行一定的生理监测。对可能需要亚急性照护的患者,医生通过评估制定治疗与照护计划,每天进行超过3小时的护理干预和康复治疗服务（即物理治疗、职业治疗、言语治疗、呼吸治疗和心理干预）;需要辅助技术服务的支持（如需要实验室、药房和营养科等的支持）和个案管理者的协调服务。在亚急性照护中,最有效和最适当的方法是以结果为导向的跨学科团队处理模式。亚急性照护重点是功能恢复、稳定临床病情、避免再次急性住院和减少医疗并发症。亚急性照护可以在各种不同的地点进行,如高级护理院、急性期医院和专科医院等。亚急性照护的目标是使照护具有较高的成本效益,创造性地使用医疗资源,使服务的效果达到最大化（表1-1）。

2. 澳洲中期照护发展状况　澳洲与美国相同,也将中期照护称为亚急性照护,国家和各州分别制定了亚急性照护框架。其策略原则是:基于循证基础上加强现有的服务,提供新的服务填补缺陷,加强多学科团队和临床员工的合作,促使服务质量的提高和实施效果的改善,大力收集支持亚急性照护服务水平提高的相关数据（图1-3）（表1-2）。

表 1-1 美国急性后期医疗机构发展数量

设施类型	美国医保认证的医疗机构数量		
	1986	1990	1994
康复机构			
医院	75	135	187
社区医院	470	687	804
长照医院	94	90	120
高级护理机构			
附属于医院的护理机构	652	1145	1953
自立的护理机构	8414	8120	10463
家庭保健机构	5907	5949	7363

SOURCE：ProPAC analysis of data from Health Care Financing Administration，Office of Survey and Certification.

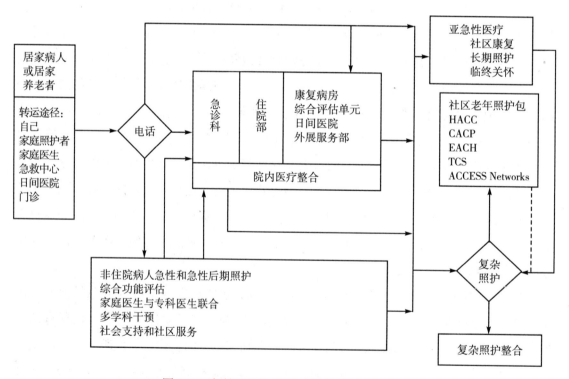

图 1-3 澳洲亚急性照护与其他机构的链接

表 1-2　西澳大利亚卫生部门关于亚急性照护计划和实施标准进度表

国家任务	计划目标	时间进度	预期标准效果
康复： 在医院和社区加强亚急性医疗服务	增加服务水平和多样化，9 个市区开展日间治疗和康复服务	2009～2010 年扩展 2013 年加强	在医院和社区设置康复服务，在 2009～2010 年达到 5% 的年增长率并逐渐达标
	在市区家庭中开展康复（RITH）	2009～2010 年扩展 2013 年加强	根据下一年的状况测出每年的进度
	支持二级卒中单元的发展，利用现有的基础设施，提供额外的专用卫生联盟和医生服务，支持提早出院计划实施	2010～2011 年启动	患者照护的质量和连续性的改进（根据多学科的照护计划的证据检查），将继续扩大在大都市地区的健康服务
	重新建立帕金森病住院服务	2009～2010 年启动	
	拓展社区联合卫生服务支持慢病照护：COPD，卒中，心衰，跌倒和脊柱疾病	2011～2012 年启动	
	建立社区联合卫生初级保健服务，支持门诊康复和慢病管理照护	2011～2012 年启动	
制定年度服务增长目标，关注亚急性照护和不断增长的需求	建立住院患者康复服务，利用现有设施提供联合卫生服务，支持尽早出院项目	2010～2012 年启动 2013 年完成	同上
	建立 RITH 服务	2010～2012 年启动 2013 年完成	
	建立日间治疗服务	2010～2012 年启动 2013 年完成	
	建立老年心理和老年康复临床训练单元，促进医务人员培训和轮转	2011～2012 年启动 2013 年完成	
	建立康复、老年和老年心理的都市节点，提供鉴定、培训和职业支持	2010～2012 年启动	

续　表

国家任务	计划目标	时间进度	预期标准效果
积极参与国家合作支持管理结构	西澳大利亚参与国家卫生信息统计和标准委员会，参与国家亚急性照护工作组	2009 年启动	西澳大利亚同意年度目标实施报告
老年评估和管理单元（GEMU）	略		
老年心理			
在医院和社区增加亚急性照护服务	协同定位老年心理床位	2009 年启动	加强老年心理卫生服务，满足亚急性标准，每年 5% 幅度增加
	加强康复训练单元的老年心理服务培训	2011~2012 年启动 2013 年完成	根据每年状况监测
关注亚急性照护需求，努力完成年度增长目标	在老年医生咨询服务中应有老年心理服务，高级心理医生将形成区域资源中心的智能健康节点	2010 年启动 2013 年完成	同上

目前我国重急性期的治疗而轻亚急性、急性后期的医疗和康复护理。现有医疗服务机构的设置也多是按急性期医疗资源进行配置，致使该从急性期医院出院的患者，要么继续待在急性期医院长期占床，造成极大的医疗资源浪费和急性期医院床位的紧缺；要么患者直接回家，失去康复机会，造成生活自理能力的下降，甚至导致严重的残疾或死亡。所以需要创建一套新的中期照护服务模式，改建或扩建中期照护服务机构，以便提升老年急性疾病之后的健康照护能力，也有助于急性医疗服务机构及时而安全地让老年患者出院，并能为其提供连续而有效的康复治疗，避免老年患者功能丧失，减少入住长期护理机构的机会，提高患者的生活质量，全面应对快速老龄化所带来的冲击。

五、中期照护的展望

英国中期照护已经纳入到国家老人照护计划中（RESHAPING CARE FOR OLDER PEOPLE：A PROGRAMME FOR CHANGE 2011~2021）。通过实践，使照护患者的质量和照护者的技术水平得到显著提高；增强了自我管理的力度，保持了老年人的尊严和自主独立，避免或减少了再次入院；重点强调早期预防，支持照护者和被照护者的合作，共同预防疾病恶化。通过创新和发展，以循证医学结果为支持使得效益最大化。中期照护服务框架对提供中期照护的机构、社区和家庭都有显著的促进作用，给国家和个人带来实惠。

中期照护是老年医疗服务体系建设中至关重要的一个中间环节，必将在老年医疗服务中发挥越来越重要的作用，会对缓解看病难、看病贵的现状产生积极的影响。在大陆目前有关老年中期照护的研究正在逐步展开，如北京老年医院2012年承担了首都卫生发展行业重点专项《老年患者中期照护的临床对照研究》、北京市科委在2011年老年重点专项《老年慢病社区关键技术的研究》中也设立了《老年中期照护关键技术研究》的分课题。老年中期照护服务是今后我国老年医疗服务的主要发展方向之一。

设立中期医疗照护机构可以弥补急性医疗机构和长期照护服务机构之间的不足，高效率的老年中期照护，不仅可以减少住院老人的功能退化和医疗资源的浪费，也可避免老人因失能进入护理之家的安置，提高病患的满意度，改善患者生活品质，并可降低死亡率。

中期照护是我国未来健康照护的发展趋势，但因目前体制不一，我们需要做的是不论在老年专科医院、区县医院、居家照护和护理机构，都需统一机制；医疗卫生与社会支持部门联合组成老年跨学科的照护小组；医疗保险覆盖或者建立长期护理保险，建立相应的质量控制体系。应整合三级医院、区县医院、专科医院和社区服务中心的资源，建立无缝隙衔接的连续性服务，打造具有中国特色的中期照护服务模式。今后努力的方向是：

1. 继续改善基层医疗服务机构的条件，扩大社区医疗的服务范围，建立家庭病床，进行家庭医生服务模式的推广。

2. 建立以人为本的医疗保险制度，满足患者需求，进行精细化的费用管理，设立各种类型的服务包，加大中长期医疗照护的覆盖范围。整合医疗资源，降低医疗成本和医疗支出。

3. 医疗服务部门应当重建服务流程，改善各级各类医疗服务机构的整合与分工，加强急性期医疗、中期康复、长期照护和临终关怀医疗机构的建设工作，鼓励个人及社会广泛参与，完善分级医疗和有序衔接的老年健康服务体系。

4. 加大对功能康复的支持力度，把提高老人生存质量作为医疗服务的考核目标，大力支持中期康复和长期照护进入社区和家庭。

5. 增加老年医疗卫生研究与教育训练经费,加大对各级医务人员进行老年医学相关知识的培训力度。

六、中期照护的关键点

1. 所有的团队成员都应该有清晰明确的工作重点和工作范围,注重预防和康复,避免疾病的加剧和复发的可能性。目的是防止老人急诊入院和出院后再次入院,避免因失能过早入住长照机构。帮助老人训练必要的生活技能,树立老人回归家庭或社会的生活信心。预期照护计划(anticipatory care plan)是通过谈话评估、整合干预和共同决策的动态记录,也是患者、相关人员和医护人员的工作总结。对于有些老人要考虑到其特殊需求,例如,一个极度衰弱的老人在家中跌倒,会加重许多长期疾病的病情,需要进行综合性地诊治。中期照护要根据患者的需求和照护原则制定照护方案,实施医疗、康复、护理和生活照护全方位的服务。

2. 中期照护有明确的时段限制性,是现有服务的补充 中期照护提供的是一段特定时间内进行的有效干预,关注点落在患者功能和信心的恢复、减少住院日、避免再次入院和避免因失能入住长照医院上。中期照护应该是免费提供,反映了对老人的优惠政策。无论中照在哪里实施,必须是平稳过渡和无缝隙衔接。特别是在一些服务包或项目的连接上更是如此。

3. 中期照护具有可行性、灵活性和反应性 进入中期照护应当直接、快速和方便,避免繁琐和延误,所以中期照护应当每周7天,每天24小时接收患者和进行支持服务。患者可能来自综合医院的急诊或住院病房、社区家庭病房和急诊急救服务机构等。大多数患者的进入是被动的,应根据需求进行收治。有许多是主动的,这部分来自于多学科团队的评估。由于不同来源和不同接受地点,要求区域卫生体系建立标准清晰的转入规则,以便合理便捷地安排患者转入。

4. 寻求个体最大的独立性、信心和效果 在进入中照系统前,每名患者的需求和潜在功能状况应当被全面评估。应当建立评估的方法和标准,体现公正和准确。同时在当地合作基础上达到个体化服务水准,满足个体对服务的选择需求,符合个体疾病的复杂特点和个体化服务的管理要求。评估最大的挑战是老人的认知问题,如果是在家庭进行中期照护,则难以应付那些智能损害并伴有其他严重疾患者。

5. 多专业多部门合作,满足老人的复杂需求 合作一般分为两个层面:一是策略方面的系统水平的合作，二是操作层面的个体化的中期照护服务包。无论哪一层面出现问题，都不能达到预期效果和实现服务质量的目标。多部门和多专家共同服务于一个有不同需求的老年患者，只有整合资源与达成协调一致的意见才能有好的结果，这就需要改善服务质量和保障信息可靠，需要建立正确的路径、措施和标准，需要建立部门与组织之间的合作协议，需要有合适的资金和使用安排，需要有出现问题和争议时的解决办法。责任、义务、权利和分工等都必须写入协议。在不同的服务包里，要规定具体的任务和服务内容，要有每个不同职业人员的服务内容，只有分工明确才能协调一致完成好工作。

6. 管理、搜集信息，促进干预和服务改进　对中期照护的管理促进分为三个层面，即个体服务利用层面、地区中照层面和整个系统层面。如何管理个体层面，需要通过信息手段获取患者进入中期照护后的数据指标。这种指标的建立有一定难度，例如，久病卧床后站立起来可能是这个老人的干预目标指标，但对另一个人来讲可能走上楼梯才是他（她）的起始指标。第二层面的管理促进，是要掌握中照服务的目标、中照体系内众多部门之间的沟通技巧、服务的标准和监督的措施等。整个系统层面的管理促进，是要获取或监测滞留于医院不出院患者身体状况的好转程度和因急诊住院患者数量减少方面的数据。

第二节　照护内容

一、选择照护对象

进入中期照护的标准：老年患者，年龄一般在 65 岁以上；住急性期医院的患者，急性病情已经稳定达到出院标准，经过多学科团队综合功能评估有潜在的功能康复可能性；患者智能基本正常，能够表达出他们的失能状况，并有意愿积极进行康复治疗或训练以恢复功能；征得患者亲属或照护者的同意。

中期照护服务关注的问题有通气问题、关节置换术后的康复、呼吸机支持、消化系统疾病、输液治疗、创伤照护、艾滋病、脑血管疾病、癌症、头颅创伤、整形手术、外科术后、临终关怀、老年痴呆、心脏康复、压疮、器官移植术后和感染性疾病等。

二、老年综合评估服务

老年综合评估（comprehensive geriatric assessment，CGA）是对老年人医学、心理和功能等多项目、多维度进行鉴定的诊断过程，已经成为老年医学实践中不可缺少的工具之一，是医疗上物理检查的有效补充手段。对于不可治愈的老年疾病患者，在评估病情和评价疗效的时候，CGA 起到了不可替代的作用，弥补了物理检查和医疗设备监测的不足。CGA 在国外已得到广泛应用，但在国内无论是医务工作者还是患者及家属群体中，对 CGA 的知晓还不普及。

CGA 的内容主要包括全面的医疗评估、躯体功能评估、认知和心理功能评估、社会与环境因素评估四个方面。与传统的内科诊治过程不同，CGA 除了评估高血压、糖尿病、冠心病等老年慢性疾病的程度外，更注重老年问题/综合征的筛查（如记忆障碍、视力和听力下降、牙齿脱落、营养不良、骨质疏松与跌倒骨折、疼痛和尿便失禁等），而这些问题常被误解为"正常衰老现象"未能得到应有的重视。另外，多重用药管理在 CGA 中不可或缺。在传统的医疗模式中，老年患者常辗转于多个专科就诊，普遍存在的问题是该用的药未用，该停的药未停，"处方瀑布"，引起药物不良反应。

全面的功能评估是 CGA 的基石，及时发现老年问题，并进行预防。例如，有平衡和步态障碍者有跌倒骨折的风险；生活不能自理者如得不到支持和帮助，其健康情况会持续恶化；痴呆的早期诊疗可延缓疾病进展；下降的视力和听力得不到纠正，会使老年人行为退缩和脱离社会。此外，社会支持系统和经济情况对衰弱多病的老年患者很重要，如了解患者的居家环境及经济基础、知晓照料者的负担情况、评估患者的居家安全、明确可以照顾与帮助老年患者的人员等，对于制定合理可行的综合干预措施具有重要的意义。

鉴于 CGA 涉及的内容宽广和繁杂，在临床实践中可采取以下措施：①由多学科团队（包括老年科医生、营养师、临床药师、语言治疗师、临床心理师、社会工作者及护士等）在门诊、住院部或社区卫生中心完成；②也可由老年科医生分步进行，在初次就诊时先处理关键问题并给出重要的建议，在随后的就诊中再完善其他筛查评估，必要时请护士、社会工作者以及其他专科的医生（如骨科、内分泌科、康复理疗科等）参与评估和治疗干预。

总之，CGA 需要医务人员、患者和家属的共同参与，目标是提高老年患者的身心健康水平，维持老年患者的躯体、认知和社会功能，提高生活质量和健康期望寿命。

三、老年中期照护服务内容

1. 中期照护的地点　根据需求可以选择医院、养老机构、社区或家庭。在养老机构、社区或家庭居住的老年患者，病情变化或者慢性病亚急性发作，但不够进入急性期医院的标准，通过附属医疗单位检查评估能够控制病情者，可以进入中期照护的服务包。无论在医院还是在家，当患者通过综合功能评估出现永久失能问题则需要直接进入长照照护机构。

2. 中期照护服务的分类　通常根据病情、住院长度、护理强度和医师访问的强度等决定。一般分为内科治疗和功能康复两种。但也可按照时间长短进行分类：短期中照在 3~30 天，大约 75% 患者属于此类，主要以内科治疗并发症和进行康复为目的。中期中照在 31~90 天，大约 22% 的患者属于此类，主要是内科治疗和功能康复并重实施。美国把一些病程长但有可能缓解或部分恢复的长时间照护也归类为中期照护。时间为 3个月~2 年，大约 3% 患者属于此类，主要为病情严重且可能恢复者。

3. 中期照护的费用　美国根据服务内容和地点费用不同，从每天 250 美元到 900 美元不等，相当于传统医院总费用的 3%。医疗保险担负医疗机构中 65%~70% 的中照费用，其他费用由私人保险机构负担。根据相关研究分析，如果患者在中期照护机构进行后续的治疗，美国医疗保险每年可以节省 70 亿~90 亿美元的费用。

中期照护的服务内容主要包括四种：

1. 针对具有康复潜能的急性后期病患（至少入住急性病床 72 小时以上），以老年综合评估为基础，由多学科团队成员共同制定个体化的治疗方案，尽可能提升患者的独立自主生活能力，协助患者重返家庭与社会。

2. 中期照护服务具有时间限制，一般以不超过 4 周为原则，个案需视个体状况在照护团队的决定之下延长至 12 周。若个案于 12 周内依旧无法达到预期目标则需转入长期照护服务。

3. 中期照护必须具备单一评估机制、单一病历记载及可共享的作业流程。

4. 中期照护需设置病房并建立老年整合式照护团队，团队中需有老年医学专科医师、康复医师和治疗师、精神心理照护师、药师、营养师、社工师与个案管理师等专业人员，以老年综合评估结果为基础，制定个体化的照护方案，以团队方式提供照护。

四、出院评估与转诊（表 1-3）

表 1-3　中期照护双向转诊示意图

急性医疗需求

家　　庭	社区卫生中心	医　　院
1. 患者感到不适，家庭医生、社工、社区护士、护工等参与照护	1. 患者不适超出家庭照护，转入社区中心	1. 从社区机构进入医院做全面综合评估和急诊治疗
2. 实施评估、诊断；护理、治疗和支持	2. 进行病史采集、检查和诊断	2. 病情好转平稳回到社区
3. 可由老年病医生、社区快速反应队伍提供上门服务	3. 由全科医生、护士参与，必要时多学科队伍参与照护	3. 由多学科团队参与照护

恢复中治疗需求

医　　院	社区卫生中心	家　　庭
1. 实时多学科团队评估	1. 根据需求转入社区	1. 在家实施中期照护
2. 识别康复需求	2. 治疗和康复	2. 康复护理促进功能恢复
3. 转入中期照护机构	3. 全科医生、护士	3. 多学科进入
4. 病情稳定适合转院	4. 多学科队伍照护	
5. 根据个人情况转入中照机构或回家		

　　出院是患者从医疗环境回归家庭及社区的过程。为了保持整体护理的系统性和连续性，护士除需按医嘱要求进行必要的解释外，还要在患者出院前对患者的身心健康状况进行全面的评估，根据患者现有和潜在的身心健康问题的反应，结合患者的病情、家庭及生活环境以及就医的条件等，为患者提供一个切实可行的自我护理计划，并对有关的护理知识和技能进行必要的指导。

第三节　照护地点和模式

一、照护地点的选择、病情评估

患者从急性期医院治疗后准备出院时需要对患者的身体状况和基本功能进行评估，目的是为了根据患者的不同情况对其后续治疗地点进行选择。

1. 患者内科病情稳定，需要康复治疗，生活有一定自理能力，可以在家实施中期照护。

2. 患者内科病情尚需要继续治疗，并且需要早期康复，无生活自理能力，就需转入医院内的中期照护床位或有能力的中期照护机构。

3. 患者病情稳定，康复不能够恢复患者基本生活能力，需要转入长期照护机构。

每名老年人的病情不同，有时不能简单地分类，需要全面检查和进行综合功能评估分析，并且需要与患者和家属商议下一步的治疗方案。

老年人的医疗评估相当复杂，不仅需要时间，还需要耐心、技巧与系统性的操作，加以老年人常见的视力障碍、听力障碍、行动不便、各种慢性病缠身、多重用药和可能带来的药物不良反应等，许多老年病患的问题时常被忽略，若能被发现并加以适当的处理，对于其生活质量的提升有莫大的助益。突发性的健康状况改变，例如跌倒、意识混乱、晕厥等都意味着其后可能有着潜在的严重疾病，但是在老年人身上并不容易迅速做出恰当的诊断，而通过老年综合评估便可以获得重要的信息。

实施中期照护地点的选择，不同的国家和地区均有所不同，澳洲多选择在医院中的老年评估和管理单元（geriatric evaluation & management，GEM），英国主要是选择在社区和家庭，美国则主要选择在社区医疗机构和高级护理院。

二、医院中期照护病房

在我国的老年医疗服务机构中，应建立老年中期照护病房。中期照护病房的建设理念、规划与设计、组织与实施，应尽可能多地吸取澳洲具有规范化和标准化特色的GEM 模式的经验。GEM 模式通过对患者体格、情感和功能状态进行多学科的老年综合评估，为具有常见老年综合征和功能障碍的患者提供有关预防和管理的治疗计划。住院GEM 模式是从疾病的照护模式向另一种恢复性照护模式的转换，即患者不再是在医院医务人员伴随下完成大部分日常活动，而是刺激患者促进功能康复、鼓励其"自食其力"。下面就 GEM 模式作一较系统的介绍。

（一）GEM 模式概述

1. GEM 模式的发展　GEM 模式的概念在 20 世纪 30 年代首先由乔玛丽·沃伦博士在英国提出。早在 1946 年，沃伦博士观察到老年照护模式在医院应用的可能性及其意义，她认为综合医院应当设立老年病区，实行多学科管理和综合评估的方式可以提高医疗水平，缩短住院时间，避免不必要的占床时间。美国对 GEM 模式的研究开始于 20 世纪 70 年代初，国家老龄化研究所（NIA）建立了研究基金用于老龄化和老年学的研究。澳大利亚医院于 20 世纪 60 年代开始成立专科老人评估单元。随着 20 世纪 80 年代多学科老年照护评估团队的引进而得到扩展。澳大利亚第一家 GEM 单元于 2002 年在皇家珀斯医院（Royal Perth hospital）成立。其积极成果包括平均住院时间减少，能够维持和改善大多数患者的功能，提高了患者对照护的满意度，提高了原有科室和 GEM 单元之间沟通交流的满意度。

2. GEM 模式的应用　GEM 照护模式是澳大利亚卫生系统中有关老年人照护的大框架的一部分，是一个有效的、多学科的早期康复干预模式，可用于急症和中期照护期对老年人综合征的评估、管理和治疗。该模式的显著特点是将老年人的照护措施早期应用于住院患者、急症照护患者等，并在患者病情稳定情况下尽快进入临床照护管理流程。GEM 照护模式能够成功应用于三级医疗服务，应归功于老年医师和多学科团队在临床医疗中的作用。随机对照试验证实，住院 GEM 模式能有效地减少老年患者的功能下降，降低死亡率和减少长期照护服务的需求。GEM 的照护模式主要用于老年患者，并依据对个人需求的评估调整治疗和管理方案，因为它提倡老年人的独立和自我管理。自我管理能使老年患者获得他们所需要的技能、知识和信心，以便更好地维持自己的身体健康。

3. GEM 模式的特点　GEM 照护模式的动机不是针对某一特定疾病或衰老疾病，而是针对所有老年综合征的一种服务模式，其特点是多学科的管理和定期评估，并在特定时间内达到预定的目标。GEM 模式有五个关键成分：①适当关注高风险的患者；②以患者为中心，关注对患者的评估和照护；③强调协作和跨学科服务；④在老年医师和全科医生参与下实施诊断和照护计划；⑤基于连续性照护服务的流程，积极参与有关治疗和照护服务的管理和协调。

（二）GEM 模式的建设构架

澳洲 GEM 模式的建设构架主要包括：在 6 级医院和具有急诊室的 5 级医院建立住

院患者 GEM 单元；在农村地区，在具有急诊室的区域资源医疗中心建立住院患者 GEM 单元；制定和实施用于教育和人员培训的跨州 GEM 训练框架；加强相关医护人员的招聘，以便弥补专职卫生人力资源的缺乏，支持 GEM 照护模式的实施；建立社区和家庭配套的康复和恢复性照护方案，用以有效支持 GEM 照护模式；确保居家康复治疗计划的建立，以便及时和适当地实施出院后的继续服务；鼓励使用过渡性照护服务（transition care services，TCS）的社区服务包；开展日间治疗中心（或日间医院）的照护服务；在农村和偏远地区建立康复治疗单元；政府部门与 6 级中心医院的老年医学部或老年照护服务部之间建立正式的合作协议，以促进老年医学专家到该区域从事医疗服务，支持 GEM 单元的发展。

（三）GEM 的主要特点

1. 关注需要康复干预的老年综合征。

2. 关注早期诊断流程。

3. 关注可康复疾病的早期干预。

4. 关注和改善老人急症情况下的照护管理。

5. 关注急症老年人多种疾病与衰老性疾病相互作用的辨别。

6. 关注医护人员对老年人的早期康复照护需求的感知能力。

7. 关注住院 GEM 有助于健康促进和恢复性照护模式的形成。

GEM 模式的目的与中期照护相同，只是因为患者的病情复杂和程度较重，所以通过评估后选择性地进入 GEM，最后的结果是减少在医院的停留时间，减少医院急诊照护床位的不适当使用，促进功能恢复和减少功能障碍，减少恶化的风险，减少患者再住院率，减少往上级医院转诊量，减少死亡率，预防压疮的发生和运动能力的降低，防止衰弱和跌倒，预防谵妄、尿便失禁和营养不良的发生，改善老年人的生活质量，使患者尽早回归家庭。

（四）建立住院 GEM 单元的关键步骤

建立住院 GEM 单元中包括许多关键步骤，具体如下：

1. 了解 GEM 的理念和设计。

2. 建立精通老人照护及康复的专职团队。

3. 创建适用于该模式的特定环境，如杂乱的病房和光线不足等，是患者功能下降的诱发因素，需要从视觉和心理上将该模式与医院现有的疾病照护模式区分开。GEM 单元可以建立在急症医院环境的特定病房内，其设置应尽可能与居家环境相似，以促进该照护模式的实施。

4. 建立和维持专职工作人员团队，配备专门空间和设备，制定必要的培训计划等，以确保模式的成功。

5. 应清楚地认识到照护康复理念是该模式必不可少的。

（五）进入 GEM 的准入标准和排除标准

进入 GEM，应有特定的准入标准和排除标准，具体见表 1-4。

表 1-4　进入 GEM 的准入标准和排除标准

准入指标	排除指标
* 65 岁及以上（ATSI 55 岁及以上）	* 重度痴呆或行为困难，无法从事相关治疗
* 有一个或多个伴有功能障碍的疾病	* 没有能力参与治疗
* 根据老年专家的评估，能从事康复锻炼、并可从中受益	* 患者有大的创伤需护理，或有相关感染风险
* 在入院前能积极从事功能活动	* 正在透析的患者
* 具有风险，需要提高社区照护或居家照护的服务水平	* 具有明显的多病共存，且在活动期内
	* 需要长期康复治疗，如截肢和脊髓疾病者
	* 不愿意等待安置的患者

（六）GEM 团队人员的组成

中期照护工作需要在老年医学专家的领导下由精通老年病及康复照护的专职专业团队完成，其住院团队的组成和规模基本取决于该单元的主要功能、单元的大小和人员的可利用性。团队成员主要包括老年病医生、照护员、社会工作者、护士、物理治疗师和职业治疗师，其他专业人员包括言语治疗师、营养师、足疗师和精神病治疗师等。在农村和偏远地区，中照机构中的患者得到老年病专家和训练有素的老年病工作人员的诊断和治疗的机会可能会受到限制，这时可使用远程相关技术，包括视频指导和电话会议培训等。

（七）GEM 模式与现有服务流程的衔接

患者急诊入院经治疗病情稳定可以出院时，医护人员应对老年患者的康复潜能和康复效果进行评估，对具有康复潜能的患者，应转诊到 GEM 单元。如出院后需要在家中做进一步康复治疗的患者，可按门诊照护计划（ambulatory care program）实施，如进行个人即时照护、居家照护、居家康复治疗、居家和社区照护（HACC）等不同服务包的康复治疗。患者也可转诊到门诊日间治疗中心（日间医院）接受服务，那里有老年照护康复单元（ageing care rehabilitation units，ACRUs）。对需要长期康复治疗的患者可以从 GEM 出院后进入康复和老年照护单元。需要 24 小时护理的老年患者，可进入居家过渡性照护服务。一些老年患者需要永久居家照护可进入长期照护机构。

GEM 单元鼓励住院患者自己穿着衣服下床吃饭，并在适当情况下鼓励他们实现自己的个人照护要求，并让其定期地、安全地做运动练习。这些应在训练有素的老年专业人员指导和监督下进行，并应有界定明确的阶段性管理和治疗计划。该单元的安排和设置，理想情况下应该与家居环境尽可能相似，这可建立老年人的能力，促进自尊心的形成，培养其自我管理日常生活的能力。

三、社区中期照护

（一）背景

"社区照护"是世界各国近年来非常关注的一个概念，这一概念的提出经历了较长的时间和较复杂的过程。社区照护的出现源于 20 世纪 50 年代，是西方国家当时为解决院舍式照护服务所产生的许多问题而产生的一个新运动。

社区照护最初是针对住院照护提出来的。在推行高福利政策的鼎盛时期，英国等高福利国家对无依无靠的老年人和有心理残障的人实施住院式照护，即国家和政府通过兴办大型的福利院来集中供养和照料这些老人和精神病患者，政府出巨资聘用专职工作人员对他们进行供养和照料。第二次世界大战以后，英国推行这种国家福利政策，即政府出钱、出人照顾那些无依无靠且日常生活有困难的人，收效较好，特别是对那些生活不能自理的老人更是如此。随着时间的推移，50 年代初期，西方社会（如英国）开始关注为老人和精神病患者提供的长期住院照护而产生的一些非人性化的后果。与此同时，亦有社会人士注意到老人和残疾人士因长期住院而产生的种种不良后果，这种住院式照顾存在的问题主要有：

1. 住院式照护使政府承受了巨大的财政压力。

2. 住院式照护有悖于人的生活环境的"正常化"。这些大型的福利院常常是与被照料者的生活社区分离的，脱离了受助人生活的社区，把他们置于一种非正常的环境之中，这些人实际上失去了同正常人进行交往、进行正常社会生活的条件，从而渐渐失去重新适应社会的能力。社会学家指出，与世隔绝的住院式照护实际上成了住院者致病的一个重要原因。

3. 住院式照护会产生一些非人性化的后果，工作人员往往会形成一种控制甚至是虐待居住成员的行为方式，致使某些住院患者受到非人的待遇，住院人员得不到尊重、剥夺了患者自由和选择的权利等。

在上述因素的共同影响下，崇尚人权的英国社会发出了"让住院者回归社区"的呼声，让服务对象尽量在家里或者在社区中正常生活。英国政府顺势倡导社区照护，放弃集中照顾的思路，鼓励基层社区发挥作用，对无依靠的老年人及精神残障者施以援手、予以照顾。在这种背景下，"社区照护"的概念应运而生。由此可见，最初社区照护理念的产生主要是与"非住院化"运动息息相关的。

20世纪60~70年代，随着福利主义的兴起，西方社会的国家政府承担了越来越多的社会服务。例如，英国的政府就为社会提供了种类繁多、包罗万象的服务，有社区活动中心、老人公寓、家庭照顾、居家服务、暂托处和老人院等，可以说是"从摇篮到坟墓"都已涉及，满足了社会各阶层人民不同层次的需求；但是由于政府职能的不断扩大，带来了种种问题，如财政危机和官僚僵化等。自20世纪80年代以来，撒切尔政府面对日益庞大的社会福利和社会保障开支的沉重负担，不断调整福利政策，采取了一系列改革措施，其社会服务也从以机构照顾为主转为以社区照护为主，政府尝试减轻地方政府的服务负担和服务成本，试图鼓励更多非正规服务及私有化服务的发展，提倡社会服务的资源和决策权应下放至社区层面，而服务的提供应由政府和政府以外的民间组织及志愿团体共同承担，甚至进一步大力发动亲友和邻居为社区内有需要的人士提供非正规照顾。

社区照护作为一种社会服务概念和策略，经过数十年的提倡和推广，已经形成了一定的模式。社区照护提倡把需要照顾的人士留在原本居住的社区接受照顾，而以种种正规社会服务及非正规支持系统去为他们提供照顾，并努力在社区环境中改善他们的生活质量，是在福利国家政策变化下倡导的一种社会工作模式，也是各国推行社会服务的一种方法。

（二）特点

老人来自于社区，无论疾病后还是失能后经过机构治疗返回社区，以老年人原来熟悉的环境和方式向其提供照顾，修正机构照顾引起的社会问题。强调医疗、心理、社会、环境综合性照顾的作用，注重利用社区中存在的非正式的社会关系网络和医疗服务网络的结合，向老人提供帮助和服务。提倡建立相互关怀的社区，发扬社区互助精神，建设互尊互爱的社区生活。

（三）照护人员

1. 治疗者　主要由社区中的医护人员来承担。医护人员常以个案或小组的方式介入，为有需要的个人和家庭提供疾病治疗、心理治疗、家庭治疗或小组治疗，帮助老年人将其困难和需要加以归类分析，协助老人消除疾病与情绪的困扰，实现躯体功能与社会参与能力的恢复。

2. 康复治疗师　主要由康复治疗师或社区中的医护人员来承担。他们以康复治疗师的角色介入到社区机构或有需要的家庭，为需要中期照护的老人提供康复治疗和康复训练。

3. 护理者　主要由社区护士、家庭成员或护工等来承担。他们为接受中期照护的患者提供医疗护理、生活护理和心理慰藉等服务，目的是使患者逐步恢复其日常生活能力和健康的心理状态，使患者早日回归家庭与社会。

4. 社会工作者　主要由社工、义工和志愿者等来承担。他们为接受中期照护的患者寻找社会服务和社区资源，如为患者提供康复训练的场地、财政补贴申请渠道和争取老年权益和尊严的方法等。

（四）评价

社区中期服务的优点在于对老年人群的人性化关怀，把需要康复护理的老人留在社区内，解决他们的困难，强调挖掘社区的各种人力资源，建立社区支持网络，实现社区成员之间的互助，以发挥照顾的功能，增强人性化的关怀，密切社区居民之间的关系。调动社区民众参与社区照护，促进服务资源的整合，有助于建立一个关怀互助的社区环境，促进社区发展。社区中期照护服务的缺点是社区康复服务设施不够完善，康复医师、康复治疗师和社会工作者的人才资源匮乏，部分病情复杂的患者得不到有效的治疗、康复和护理。

我国现在大力推行老人社区服务，但是家庭医生制度、社会支持、社会工作者、跨学科的管理模式、医疗保险和护理保险等都有极大的局限性。如何整合卫生部门的医疗、护理、康复服务，民政部门的社会支持、家政、生活照护服务，劳动人事部门的护理保险和社会支持保险服务，需要这些部门之间的紧密协作和协调配合，需要不断改革和创新。

四、日间照护医院和日间照护中心

日间照护医院和日间照护中心的区别是地点不同，前者是照护服务在医院内实施，由医院医护人员完成；后者是照护服务在社区中心或相应的独立机构内，由社区工作人员、医务人员和社会工作者等共同完成。根据照护对象的不同各种日间照护机构也有区别，有照护精神病的，也有以能够正常生活的老人为照顾对象的，这实际上是养老院的概念。老年日间照护医院主要是照护急性后期或亚急性期的老年患者，理论上都是中期照护的范畴。

日间照护医院以英国的日间医院为代表。英国日间医院在 20 世纪 50 年代末和 60 年代有了快速的发展，主要原因是因为老龄化的挑战。其他发达国家包括北美和澳洲近 30 年日间照护的数量和照护的模式都在快速发展。日间照护医院主要为年老体弱的老人提供不同的专业服务，包括康复、管理、医疗、护理或临终关怀。医院一般接受的患者 42% 为康复，23% 维持，17% 为医疗干预，7% 为社会和心理支持，7% 为综合评估。在日间医院提供专业的服务除了康复以外，还包括跌倒防治、压疮防治、记忆减退诊室、糖尿病诊室、失禁诊室和 TIA 诊室等。

日间照护中心是在社区实施医疗、营养、社会支持，以及成人日常生活所需的专业化的和群体性的设施支持。成人日间服务中心作为出院后过渡性的照顾和短期康复的一个中转站。日间中心每天开放 10~12 小时，提供膳食、康复训练和其他方面的支持。日间照护中心通常根据侧重点不同分为社会模式（专注于社会和预防服务）和（或）医疗模式（包括功能评估、治疗和康复）。根据美国 2010 年日间照护中心的相关研究显示，每个护理员可为 6 名被照护者提供服务，可以达到以人为本的精细照护，并能基本满足病患日益复杂的需求。美国近 80% 的日间照护中心设有专职护士，有近 50% 的日间中心有社会工作者，60% 日间中心提供个案管理服务。现在美国每天有 5000 多所日间中心为 26 万老年人提供照护服务，几乎 3/4 的日间中心为非营利机构，16% 的日间中心隶属公共部门。每日服务费用低于居家照护并且几乎不到一半专业护理机构的费用。日间服务每日费用根据所提供的服务而有所不同，在全国范围内平均每天的费用约为 62 美元。日间照护中心服务费用由自费、第三方保险以及公共和慈善渠道共同支付。

五、居家中期照护病床

在 20 世纪 40 年代以前，由于以医院为地点进行治疗的设施还不普遍，医疗技术手段还不先进，交通运输也不发达，居家医疗是主要的治疗模式。但是西方国家的家庭医生体制保证了上门巡诊和老人的家庭病床服务的延续。在 90 年代以后由于医疗费用的居高不下，综合医院床位使用紧张，老龄化的发展和家庭医生诊疗技术的提高，居家医疗的数量又开始逐渐恢复。

居家照护（home care，domiciliary care，social care，or in-home care）是指患者经急性期治疗后，病情已经好转但生活自理能力没有完全康复，此时，患者就需要在家继续治疗和功能康复，也就是居家中期照护。美国医学会对居家照护的定义是：在患者家里提供广泛的设备和服务支持，使患者生活适宜，实现患者功能最大水平的恢复和保持，达到医疗问题最大化的解决。这些服务包括专业卫生服务和生活救助服务的组合。专业的居家卫生服务可能包括医疗或心理评估，伤口护理、疼痛管理、用药管理、疾病教育、物理治疗、言语治疗和职业治疗。有多学科团队，包括老年病医生、全科医生、护士、社会工作者、康复师、营养和药学师等，进入家庭实施服务，目的是促进患者日常生活能力的恢复。生活支援服务包括备餐、用药提醒、洗衣、一般家务、差使、购物、交通和陪伴等日常生活任务。家庭护理往往是住院后恢复过程的一个组成部分。他与家政服务不同，后者是生活方面的服务，行为人不是医务人员，由自己支付费用。

1990 年美国医学会建议居家医疗照护应提供以下服务内容：

1. 预防疾病　包括家庭安全评估、健康教育、提供辅助器具和监测。

2. 诊断疾病　包括居家评估、综合功能评估、能力和环境评估。

3. 治疗疾病　包括一定水平的治疗和舒缓治疗。

4. 康复治疗　由家庭成员共同参与。

5. 长期照护　通过正规人员或家庭成员对慢病和失能老人提供照护。

医师在居家中期照护中的主要作用：①管理接受中期照护者的医疗问题，识别其居家照护需求，建立和实施居家中期照护的治疗计划；②基于团队采集患者信息的基础上，诊断新发急性疾病、判断康复效果和调整照护计划，实现成本-效益的最大化；③提供从家庭到社区的连续性医疗服务；④与患者和团队成员沟通，参与家庭有关对病人中期照护召开的会议，记录医疗文件；⑤提供 24 小时电话咨询服务。

六、其他中期照护和后续服务的方法

不同的国家有不同的中期照护服务和管理模式，许多发达国家从医疗保险到管理部门协调一致地制定了整合管理服务包，从费用覆盖、医疗康复和护理、社会支持服务等方面进行充分整合，组成跨学科服务团队，开展不同形式的服务。下面是由政府、医疗保险机构和不同医疗服务部门共同制定的整合服务包内容。

1. 个人即时照护服务（personal enablement package，PEP）　出院后具有康复条件

的患者，可采用该服务，是短期为刚出院回家后的患者提供的一系列服务。该服务包的操作策略是简化任务、使用辅助设备、对慢性疾病的自我管理和训练的教育等，以便减少或消除随后的照护服务或再入院率，防止或延缓功能衰退。可持续 8 周，由卫生专业人员和照顾者组成的跨学科团队完成。

2. 老年康复单元（ageing care rehabilitation units，ACRU）　建立在社区以康复为主的医疗机构。对那些需要长期康复治疗的患者来说，经过综合功能评估可以在出院后进入老年照护康复单元。老年康复单元可为那些老龄患者提供短期的、积极的和有针对性的多学科康复治疗。

3. 临时过渡性照护（transition care services，TCS）　有些老年患者需要较长时间的慢性康复治疗，或家庭和个人照护相混合的治疗，此时可通过过渡性照护服务部门在自己家中接受康复治疗和照护。它需要在家继续康复治疗长达 12 周（最长 18 周）时间。不适合居家康复治疗但需要 24 小时护理的老年患者，可进入居家过渡性照护服务。老年患者在 GEM 康复单元治疗后或从急诊医院的病床上可直接进入。

4. 照护等待安置（care awaiting placement，CAP）　一些老年患者成为持续或永久失能，需要长期居家照护。由于长照床位紧张，为等待合适的机会进入长期照护病床，这些患者可被转移到照护等待安置（CAP）机构。现有的 CAP 模式包含了 GEM 单元的多学科的、综合性的康复理念和原则，将为老年患者提供一个康复治疗选项，以便最大限度地发挥其潜力。这将提供更多使用 TCS 的机会，减少患者住院时间，最大限度地帮助老年患者减少功能下降，减少政府开支。

5. 出院回家计划（home from hospital schemes）　为急性病缓解出院后在病人家中提供一定强度的医疗护理服务，一般由社区护士完成，有时由医院外展团队或专业医生完成。

6. 快速反应计划（rapid response schemes）　通常在家实施，目的在于预防患者再次入院。由护士或专业团队完成。任务包括静脉输液、插胃造瘘管（peg tube）、输尿管插管、心理危机干预和舒缓治疗管理等。

7. 双向转诊计划（step up/down schemes）　通常在非急性病医院的医疗设施内使用，如护理院或老年公寓。有一定时间限制，目的是预防患者再次入院或加快患者出院回到家庭。此计划有助于患者积极治疗和早期康复。这些在家里一般是难以达到的。

8. 社区医院计划（community hospital schemes）　提供类似急性期医院病房形式的照护，通常在全科医生的管理下进行。此计划提供护理、康复、双向转诊等服务，目的是进行监测和药物管理，可以在家庭或护理院中实施。

9. 复合计划（miscellaneous schemes）　与上述计划不同，它包括评估队伍、晚期护理队伍、长期行为支持队伍等。作为中期照护项目可能存在一定争议。

第四节　连续医疗服务

随着社会经济的发展，我国医院和社区卫生机构提供的医疗服务缺乏协同、前后连贯的问题日益突出。患者常自主流动于社区卫生机构和医院之间，由于这些机构间缺乏协作和联系，导致不必要的重复服务和服务等待时间的延长，甚至出现多重用药等问题，国外称呼其为"doctor shopping"。目前虽然许多医院和社区卫生机构开展了多种形式的协作尝试，但机构间传递医疗服务的理念和方式并未发生实质性变化。因此，采取有效措施来激活和完善医疗服务传递系统，弥合机构间医疗服务的割裂，成为卫生系统整体发展瓶颈突破的关键作用点之一。连续性医疗服务旨在通过卫生服务机构间良好的分工协作并促进信息、专业、服务队伍等多层面的协调连续，从而保证患者接受到无缝隙的医疗服务，因此，连续性医疗服务是老年人医疗服务的必然选择。

连续性医疗服务应在两个层面开展，一是在各种医疗机构和养老服务机构之间开展，例如，在以慢病管理为主的社区卫生服务机构、以诊治急危重症为主的急性期医院、以亚急性或急性后期康复护理为主的中期照护机构、以照护失能老人为主的长期照护机构、以照护癌症晚期或临终患者的临终关怀机构和养老服务机构之间，通过社会工作者、个案护士、现代网络和电子病历系统将各种服务有序衔接起来；二是在机构内部特别是大型医疗机构内部实行跨学科一站式服务，杜绝传统的单病单治和专科服务。在综合医院老年科内以病人为中心，医务人员围着患者转，以人为本量体裁衣式服务，满足患者各种疾病和整体康复需求。二者的目的都是为了提高效率、减少过度医疗和医源性伤害、整合医疗资源、提高服务供给和降低医疗费用。对政府和老人都有极大的好处。

在医院和社区卫生机构间构建连续性的医疗服务模式，需要基于信息连续、机构连续和专业连续几个方面的条件才能得以实现。

1. 信息连续是连续性医疗服务的基础　由两级机构共同承担对患者疾病诊疗及相关信息持续追踪、管理和传递的责任。保证满足每一个卫生服务提供者都能获得患者的基本信息，如以前的诊疗过程和结果、患者现在的情况及未来的诊疗计划等。各级医疗机构和社区都担负着信息的采集、记录、上传、更新等职责，是信息化链接的基础。

2. 机构连续是连续性医疗服务的关键　实施老年医疗服务的机构包括综合医院的老年病科、老年医院、老年康复院、老年护理院、临终关怀院、老年日托医院（或日托中心）和社区卫生服务机构等。依据患者病情发展的需要，可以在任何两级机构间互相安排转诊服务。转诊服务应选择恰当的时间和适合的医院间进行，确保转诊患者方便、及时和安全。负责转诊的人员在社区一般是由社区医生、家庭医生和社会工作者完成，在上级医疗机构一般是由其医护人员来完成。

3. 学科连续是连续性医疗服务的保证　学科连续是指诊疗服务过程中专科服务提供者，利用各自功能定位和专业优势，借助多学科团队管理等方式将其各自的技术无缝衔接和配合，满足治疗疾病所需多学科的要求。在多学科团队人员中，有医生、护士、康复师、社会工作者、临床药师和营养师等等，在医疗专科内还有内科和外科不同专业的医生，他们共同参与多学科团队的构成。不同的患者，根据病情需要决定多学科团队成员的组成。为了一个诊疗目标，大家共同制定可行的治疗和康复计划，团队分工合作共同为实现目标去履行各自的职责，这是学科连续的方式和目的。

（陈　峥　董涛）

第二章 老年综合评估技术

第一节 概 述

一、老年综合评估在中期照护中的意义

有关研究报道，经急性期医院住院治疗的老年患者，多数会发生一定程度的功能退化，其中25%~35%的患者会损失一项或一项以上的日常生活活动能力，25%的患者会出现认知功能障碍，20%~25%的患者会出现情绪障碍，20%~40%的患者会出现营养不良，住院15天以上的内科患者50%以上会出现医源性伤害，几乎所有患者均有发生活动与行走障碍的风险。由于急性期医院都有平均住院日的要求，多数老年患者从急性期医院出院前要经过多学科团队进行全面的综合功能评估，特别要考虑到此次病前的功能状况来判断是否有功能损害和康复的潜能。出院后到中期照护机构接受老年综合评估是为了制定相应的康复计划，在此基础上继续进行一段综合性的医疗、康复和护理服务，使其在急性期医院住院期间发生退化的功能得以恢复，从而降低老年人的残疾率和死亡率，提高老年患者的生活质量和健康期望寿命。老年综合评估是实施老年中期照护的关键。

二、老年综合评估的作用

入住中期照护机构的老年患者应同时满足以下两个条件：①具有一定的康复潜能；②病情基本稳定，没有必要长期入住急性期医院或是有可能转变成不需入住长期护理机构。如何判断老年患者具有一定的康复潜能，就必须对老年患者进行功能状况的综合评估。只有通过对综合评估结果的具体分析，才能为老年患者确立阶段性（2~6周）的康复治疗目标和制定个体化的康复治疗方案，尽最大努力提升老年患者的独立生活能力，使患者尽早回归家庭与社会。

三、老年综合评估的基本流程

如何对入住中期照护机构的老年患者进行功能状况的综合评估，一般应采用以下流程：①尽可能和急性期医院建立双向转诊的绿色通道，要求急性期医院对将要转诊来的老年患者做好出院评估和出院后的干预计划，在转诊患者的同时提供出院评估结果和干预指导计划；②对入住的老年患者除进行尽可能详尽的综合评估外，还应详细了解患者在本次急性疾病发生前的功能状况，以便综合分析患者功能状况可恢复的程度和潜力，从而确立康复目标和制定康复治疗计划；③根据患者的具体情况和住院时间的长短，应适时地为患者做出康复治疗效果的评价，及时调整康复目标和康复治疗措施；④对中期照护后的出院患者同样应进行出院评估，根据评估结果制定相应的出院计划，并尽可能进行出院后的跟踪随访。

四、老年综合评估的内容

中期照护机构中老年综合评估的内容应根据老年患者的具体情况来确定。概括地讲，应做以下几个方面的评估：

1. 躯体功能评估　主要包括对日常生活活动能力、平衡和步态、吞咽功能和失能等的评估，特别要对既往史做全面的评估。

2. 精神心理评估　主要包括对认知功能、谵妄、老年抑郁症和焦虑症等的评估。

3. 社会功能评估　主要包括对社会参与和社会支持等的评估。

4. 环境适应能力评估　主要包括对居家安全、老年孤独和老年歧视等方面的评估。

5. 营养状况评估　主要包括对影响营养状况的危险因素和营养不良的评估。

6. 多重用药评估　主要包括对用药的种类、剂量、时间和方式等进行评估。

7. 脏器功能评估　主要包括对心、肺功能的评估，详见心、肺功能康复相应的章节，本章不做介绍。

8. 并发症风险评估　主要包括对老年综合征和老年照护问题患病风险的评估，如对跌倒、尿失禁、晕厥、睡眠障碍、疼痛、吸入性肺炎、肺栓塞和深静脉血栓等的评估。本章只对跌倒、尿失禁和多重用药进行介绍。

9. 生活质量的评估　目前最常用的工具是"36项健康调查简表（SF-36）"。

老年综合评估多采用评估量表的方法，本章只列出评估的方法名称，具体的评估量表请参见《老年综合评估》等参考资料。

五、评估的技巧

由于临床工作的紧张和繁忙，中期照护机构中的老年医护工作者与患者交流沟通的时间有限，医护人员与患者交流沟通的技巧就显得尤为重要。建议医护人员采用以下（可以增进医患）交流沟通的方式和技巧：

1. 确保给患者和家属的交流信息一致，团队间的交流内容应统一。

2. 在光线良好的场所里进行交谈，避免患者受阳光的强烈照射或逆光。

3. 尽量减少噪音和干扰。

4. 认真进行自我介绍，建立友好的关系氛围。

5. 直接面对患者，坐在与患者视线相同的水平上。

6. 采用带患者姓氏的尊称来称呼他或她。

7. 交流时应礼貌、冷静，要精力专注，不要交流与治疗、康复和护理无关的话题；对接受能力差的患者应放慢讲话速度。

8. 询问是否有听力缺陷，根据情况相应地提高说话的声音；在评估场所，可使用简单便宜的配有重量很轻的耳机等扩放设备，对有听力受损的患者非常有效。

9. 必要时可用大的印刷体写出要问的问题。

10. 允许患者有足够的时间回答问题。

11. 在对话过程中可轻轻触摸患者的手、手臂或肩膀。

12. 要考虑到患者及家属的意见，（但不要太脱离实际而难以实现）。可询问"您希望我为您做些什么？"之类的问题，以改善医患关系和增进患者的满意度。

13. 应清楚和全面地记录每次交流的内容。

第二节　躯体功能评估

一、日常生活活动能力评估

日常生活活动能力（activities of daily living，ADL）的评估可分为基本能力评估和器具操作能力评估两种。基本能力评估，如 barthel index（BI），包括对患者尿便、穿衣、移位、修饰、如厕、吃饭、活动、上下楼梯和沐浴等能力的评估；而器具操作能力评估更加复杂，如 lawton-brody 工具性日常生活活动能力评估量表，包括对患者服药、洗衣、理财、家务、购物、做饭、使用公共交通工具和使用电话等能力的评估。在日常生活活动能力评估中，自理程度和社会支持程度是决定患者能否获得躯体功能康复的一个重要因素。进行躯体功能评估时，一是应详细询问患者是否能够独立完成这些任务，还是需要别人的帮助；二是应评估患者对辅助设备的使用情况，如手杖或助步器，包括使用辅助设施的时间长短和在什么情况下使用；三是评估应主要集中在患者的活动能力上。

二、平衡与步态的评估

一般地讲，平衡和步态的评估，对于评估老年患者躯体功能恢复的程度和预测跌倒风险具有重要的意义。常用的评估方法包括平衡试验（如并足站立、半足距站立和全足距站立）、功能性的前伸测试、起立行走试验、5次起坐试验、Berg平衡量表、Tinetti平衡与步态评估量表等。如发现患者平衡功能差或步态不稳，需用助步器如拐杖、三腿或四腿助步器、回升架、助行架（带轮或不带轮）或助行台等来重复测试。在该项评估中，还应观察患者穿的鞋子是否合适，尤其是对老年女性，应建议患者穿平跟、硬底鞋。

在平衡和步态的评估中，一个替代性的评估方法是可把测量步速作为一项重要的指标。如患者的步速在0.8m/s以上，患者可独立活动；如步速达0.6m/s，患者可以不用轮椅活动；如患者能够用20秒或更少的时间在诊室或病房的走廊里走15m，患者就能够在日常生活中独立行走。

三、吞咽功能评估

对脑卒中后的患者必须进行吞咽功能评估，而脑卒中亚急性或急性后期患者的康复治疗非常重要。因此，吞咽功能评估在老年中期照护中具有重要的意义和价值。常用吞咽功能评估的方法有饮水试验、医疗床旁吞咽评估量表和吞咽困难分级量表等。

四、失能评估

经急性期医院治疗的老年患者多数具有不同程度的功能下降或功能障碍（即失能），但大多数患者经过一段中期照护服务后都具有一定的康复机会或康复潜能。康复医学科和神经病学科最常用的失能评估量表是功能独立性量表（functional independence measure，FIM）。

第三节 精神心理评估

一、认知功能评估

有研究报道，经急性期医院住院治疗的老年患者约 1/4 会出现认知功能障碍，但与痴呆引起的认知功能障碍不同，多数患者的认知能力是可以恢复的，故在中期照护服务中认知功能的评估相当重要。有效的认知功能评估工具，包括画钟试验（clock drawing test，CDT）、简易智能评估量表（mini-mental status examination，MMSE）、三件事回顾与画钟试验（Mini-Cog MMSE）、简易操作智能问卷和蒙特利尔评估量表等。画钟试验是一种对认知功能迅速而敏感的评估方法。MMSE 是一个众所周知的了解病情的工具，它费时较长但可通过得分获得特定分数段所代表的认知功能的受损情况，用于简单判断和区分谵妄、抑郁、神志昏迷和痴呆的患者。例如，谵妄的患者主要在短期记忆（5 分钟后回忆）方面有困难；抑郁患者有短期记忆障碍；神志昏迷的患者注意力不集中，连续减 7 的计算困难比较大；痴呆的患者总体情况比较差，得分也比较低。因此，在认知功能评估中，一个低的分数不一定就是痴呆，也可能是谵妄、抑郁、缺少合作、受教育水平低、智力障碍、语言障碍或精神不集中等的结果。MMSE 需要综合考虑受试者的受教育程度、种族和年龄等情况来解释评估结果，如果文盲者低于 17 分，小学者低于 20 分，中学以上者低于 24 分，则通常需要对可能存在的痴呆进行进一步的评估。另外，一个有用的评估执行功能的方法就是要求患者在 1 分钟之内尽可能多地说出四条腿动物的名称。少于 8~10 个动物名称则为异常，提示需要进行更进一步的评估。

二、谵妄的评估

谵妄是一种急性的精神混乱状态，是最常见的老年综合征之一。医护人员应当把谵妄视为危重情况对待，因为谵妄的某些原因是致命的，如果未被发现并及时处理，将使病情加重和增加死亡率。在临床工作中，当遇到一位急性精神错乱或神志处于意识模糊和间断意识障碍的波动状态的高龄患者时，医护人员一定要高度警惕，及时评估患者是否处于谵妄状态。常用谵妄评定方法（confusion assessment method，CAM）进行评估。

三、抑郁症的评估

因抑郁症通常与躯体疾病和精神心理因素密切相关，所以在住院的老年患者中抑郁症高发。抑郁症严重的患者有自残或自杀倾向，需要引起老年医护工作者足够的重视。评估抑郁症最佳的一个问题是询问患者"您是否经常或这一段时间总觉得伤心或抑郁？"如果回答是肯定的，那么就需要进一步评估其他抑郁症状。常用抑郁症的评估方法有汉密尔顿抑郁量表、抑郁自评量表和老年抑郁量表（GDS-30 或 GDS-15）等，在临床工作中可用简易格式的老年抑郁量表（GDS-5）来完成。阳性结果的患者需要作进一步的诊断评价和治疗。

四、老年焦虑评估

焦虑是老年人中最常见的情感障碍之一，尤其是在住院的老年患者中患病率甚至超过抑郁。焦虑症状可以是某些躯体疾病的临床表现，也可以是由于精神心理因素、社会因素或环境因素导致的一种情感障碍。及时发现和确诊老年焦虑，尽早给予心理干预，可以取得较好的效果。常用焦虑的评估方法有汉密尔顿焦虑量表和焦虑自评量表等。

第四节　社会功能评估

在老年中期照护机构里量化患者的社会功能比较困难，因为相关的影响因素很复杂。75 岁以上的老年人与社会隔绝很普遍，尤其当老年人变得体弱多病、残疾或生病住院时，常常需要提供护理人员。该项评估应包括老年患者的社会参与能力、经济收入、社会关系网或社会支持、社会服务的利用和特殊需要等，所有这些问题都有可能影响到中期照护管理计划的制定。虚弱的老年人，尤其是依赖性强的那些老年人应该接受详细的评估，因为他们可能受虐待、受歧视或被忽视。此外，医护人员对老年患者的个人价值观、精神寄托和护理愿望应有清楚的了解，不管在任何情况下，应尊重患者的文化和宗教信仰问题。社会支持的评估可采用由肖水源设计的社会支持评定量表（SSRS）或简化的社会支持评定量表来进行评估。

第五节　环境适应能力评估

一、居家安全评估

中期照护机构中的医护人员应尽早为老年患者做好出院计划的准备，必要时应亲自去老人家里做居家安全的评估，以便为老年患者出院后尽快适应居家环境创造一定的条件。居家安全的评估包括对居室内的光线、温度、地面、地毯、家具、床、电线、取暖设备、电话、燃气、浴室门、便器、浴盆、台阶及扶手等的评估。居家安全评估尤其对预防老年跌倒具有非常重要的意义。

二、老年孤独评估

随着老龄化社会的发展、农村城镇化的变迁和居民居住环境的改变，老年人出现一系列新的问题，如新楼综合征、高楼综合征、空巢综合征、老漂族和失独家庭等，这些问题导致老年人异常孤独，长此以往，会引发老年人的多种身心疾病。中期照护机构中的医护人员、社会工作者和志愿者应对老年患者进行细致的观察，及时发现老年患者的孤独问题，并采取有效的预防干预措施，尽可能避免其他身心疾病的发生。

三、老年歧视评估

老年人由于年龄的增长，逐渐从单位或家庭中的主导地位变成次要地位，加之居住环境和社会环境的改变，老年人受歧视、虐待或被遗弃的现象逐渐增多。中期照护机构中老年医学工作者也应对老年患者进行老年歧视的评估，及时发现问题并及时解决。

第六节　营养状况评估

一、营养状况危险因素的筛查

中期照护服务中老年患者营养状况的好坏直接影响患者的转归，对患者进行影响营养状况危险因素的筛查并施以针对性的预防干预措施有助于患者提高疗效、减少住院时间、降低残疾率和增加满意度。对患者可能造成营养状况差的危险因素主要有：①多重用药；②认知功能减退；③活动减少；④抑郁或焦虑，精神状况差；⑤因疾病或治疗导致功能活动受限；⑥经济状况不佳，进食质量差；⑦受教育程度低，不注重营养；⑧有多种疾病共存；⑨牙齿情况差；⑩节食，饮食习惯不良；⑪社会支持差，孤独寂寞；⑫脱离社会，不与他人交往。

二、营养不良的评估

经急性期医院治疗后转诊到中期照护机构的老年患者，大多出现体重下降或营养不良的现象，体重减轻常常发生于营养不良之前，可能还伴随着躯体疾病、急性或慢性疼痛、孤独、抑郁和功能异常，也可能是自己不能进食或有经济困难等情况。医护人员除应测量患者现在的体重外，还应询问患者在最近一次入住急性期医院前的体重，如患者体重减轻1周内达2%、1个月内达5%、3个月内达7.5%或6个月内达10%以上，即可诊断营养不良。不管是体重减轻还是明确诊断为营养不良，都应对患者作进一步的检查，包括血清白蛋白、全血细胞分析、肾功和肝功的检查等。综合营养状况的评估还应包括病史、人体测量（体重指数，肱三头肌皮褶厚度和中臂围）、临床检查和饮食评价等。用于营养不良的评估量表有营养初筛表（MNA-SF）、简易营养状况评估量表（MNA）和主观全面评定量表（SGA）等。

第七节　多重用药评估

目前对多重用药还没有公认的定义，多重用药通常是指患者接受药物治疗时使用了一种或多种潜在的不适当药物，或者同时服用了5种及以上的药物。然而，多重用药非常复杂，不仅仅是指一个患者所服用的药物数量，还涉及药物与药物之间的相互作用及其产生的不良反应等。为了避免老年人用药产生不良反应，医疗人员应进行完整的用药评估，包括询问完整的用药史、评估并检测用药、记录问题和拟定治疗计划等。

国际上应用较多的用于多重用药评估的工具是ARMOR：A为评估患者所用的所有药物，尤其是具有潜在不良后果的药物；R为审查可能存在的药物与药物的相互作用、疾病与药物的相互作用、体内药物药效学的相互作用、功能状态的影响和亚临床药物不良反应，权衡个人用药的益处胜过药物对主要身体功能（如食欲、体重、疼痛、情绪、视觉、听觉、膀胱、肠、皮肤、吞咽和活动水平）的影响；M为最大限度地减少不必要的药物；O为优化治疗方案；R为重新评估患者在休息和活动时的心率、血压和血氧饱和度，并重新评估日常生活活动能力、认知状态和服药的依从性（包括用药错误）等。研究表明，通过应用此工具，能够显著减少多重用药的情况，明显降低患者再住院率及医疗费用，同时发生跌倒和其他潜在危害行为的频率也呈下降趋势。

临床上，用于鉴别多重用药的标准主要包括 5 个方面：

1. 没有明确的用药指征而用药。

2. 运用与治疗手段等效的药物治疗相同的疾病。

3. 所用药物之间存在药物相互作用。

4. 使用不适当的剂量。

5. 用其他药物治疗某种药物引起的不良反应。

第八节　并发症风险评估

一、跌倒

对于处于亚急性或急性后期的老年患者来讲，他们刚刚经受老年病急性期的治疗，虽然病情基本稳定，但身体的各项功能还有待进一步恢复，跌倒可能是他们最易发生的并发症。如何评估老年跌倒的风险，具有多种有效的评估方法。下面仅介绍几种简单易行的评估方法，较常使用的跌倒风险评估量表请参见《老年综合评估》中跌倒的评估。

1. 平衡试验

（1）并足站立：两足紧贴并行站立。

（2）半足距站立：两足紧贴差半足站立。

（3）全足距站立：两足前后站成一条直线，前一足的足跟紧贴后一足的足尖。

正常参考值，站立时间均应大于 10 秒，小于 10 秒者有跌倒的风险，应做进一步平衡、步态和跌倒风险评估量表的测试。

2. 功能性的前伸测试　患者肩靠墙壁站直，保持稳定状态，上肢向前平伸，握拳，掌心向下，尽量将拳头前伸。以第三掌骨头的位置为测量起点，测量 3 次，取平均值，评估时应注意患者跌倒。

正常参考值，前伸应≥15cm，即前伸达 15cm 或以上仍保持平衡，提示患者平衡性较好，其发生跌倒的危险性较低。如前伸≥25cm，说明患者平衡功能良好；如前伸在 20~25cm 之间，说明患者平衡功能尚好；如前伸≤12cm，说明患者平衡功能差，发生跌倒的危险性很高。

3. 5 次起坐试验　要求受试者双手交叉放置胸前，从椅子（座高 46cm）上站立并坐下 5 次，尽可能快且不用手臂支撑。本试验可反映患者的下肢肌力与关节的活动能力。

正常参考值<10 秒，如 ≥ 10 秒，发生跌倒的可能性较大，应做进一步跌倒风险的评估。

4. 起立行走试验　让患者坐在有硬靠背的椅子上，保持其双臂弯曲不用力。让患者从椅子上站起、向前走 3m（10 英尺）、转身并回到椅子所在处再转身、然后坐回到椅子上。

正常参考值，如<10 秒，说明患者可自由活动；如<20 秒，说明患者可独自完成大部分活动；如在 20~29 秒之间，说明患者活动不稳定，具有较高的跌倒风险，需要做跌倒风险的进一步评估；如>30 秒，说明患者活动功能障碍。

二、尿失禁

在中期照护中的老年患者，因留置导尿管过长、泌尿系感染或自身状况等原因均会有尿失禁的风险或发生尿失禁。尿失禁是一种潜在性的功能丧失，是可治疗或可治愈的。一个有效的筛查问题是"您有过不知不觉的排尿吗？"如果回答"是"，需要做进一步的检查。评估尿失禁时，应注意以下问题：

1. 因尿失禁的原因不同，治疗也不同。因此，尿失禁评估应尽可能鉴别出是急性还是慢性。

2. 应做中段尿的检查，可提示有无感染的发生。

3. 对于男性，应用超声波进行排尿后残余尿量的检查，以明确是否有前列腺增生等问题。

4. 医护人员可用国际尿失禁咨询委员会尿失禁问卷简表（ICI-Q-SF）或尿失禁问卷表（ICI-Q-LF）进行评估。

5. 可教患者用"膀胱过度活动症症状评分表（OABSS）"进行自测。该表由日本东京大学、日本红十字医学中心 Yukio Homma 教授设计（表 2-1）。

表 2-1 膀胱过度活动症症状评分表（OABSS）

序号	症状	频率/次数	得分
1	从早晨起床到晚上入睡的时间内，排尿次数是多少	≤7	0
		8~14	1
		≥15	2
2	从晚上入睡到早晨起床的时间内，因为排尿起床的次数是多少	0	0
		1	1
		2	2
		≥3	3
3	每天或每周，您的身体是否会有突然想要排尿、同时有难以忍受的现象发生	无	0
		每周<1	1
		≥1	2
		=1	3
		2~4	4
		≥5	5
4	每天或每周，您的身体是否会有突然想要排尿、同时有无法忍受并出现尿失禁的现象发生	无	0
		每周<1	1
		≥1	2
		=1	3
		2~4	4
		≥5	5

膀胱过度活动症（OAB）诊断标准：

1. 尿急：得分在 2 分以上，且总分在 3 分以上

2. 轻度 OAB：总分≤5 分

3. 中度 OAB：6 分≤总分≤11 分

4. 重度 OAB：总分≥12

三、其他并发症的评估

在中期照护服务中，老年患者还会发生晕厥、睡眠障碍、疼痛、吸入性肺炎、肺栓塞和深静脉血栓等并发症，尤其是后三者会引发严重的临床问题，有时甚至会危及生命，应引起临床医护工作者足够的重视。具体的评估内容和评估方法请参见本书相应的章节或别的参考书，本章不再赘述。

第九节 生活质量评估

当评估生活质量时，应该询问患者对中期照护服务选择的态度及治疗的目标。老年患者在生理功能、健康状况、经济状况、社会支持、信仰体系、文化和种族背景、价值观以及个人喜好方面都有非常大的差异，老年医护工作者应该充分考虑到这些问题，以便做出比较合理的中期照护计划，有利于患者的尽早康复。成功治疗中期照护服务中的老年患者，需要患者、家属、临床医护工作者、社工和志愿者等共同合作来明确患者存在的各种问题、明确患者的个人选择并制定科学合理的康复目标与具体的治疗计划并进行综合干预。事实表明，正确合理的治疗计划，可以改善患者的依从性、增加患者的满意度和提高患者的转归。

尽管生活质量的评估目前还没有一个金标准，但大多数人们设计的衡量生活质量的工具都包括了躯体、认知、心理及社会功能等多个方面。目前评估生活质量可能最常用的工具就是"36 项健康调查简表"（short form-36 health survey，SF-36）。该量表有 36个问题，涵盖了 8 个方面，即躯体功能、躯体角色（躯体健康问题造成的功能受限）、机体疼痛、社会功能、心理卫生、情绪角色（情感健康问题所造成的功能受限）、活力和总体健康状况。还有其他常用的生活质量评估量表（表 2-2）。

表 2-2 常用生活质量评估量表简介

项目	评估内容	评估工具	常用评估量表
生活满意度评估	生活的兴趣、决心和毅力、知足感、自我概念及情绪	生活满意度指数量表	生活满意度指数（LSI）
主观幸福感评估	积极情感、消极情感、生活满意度	幸福度量表	老年幸福度量表（MUNSH）
生活质量的综合评估	躯体、心理社会功能、环境等	生活质量综合评定问卷、老年人生活质量评定表	诺丁汉健康量表、世界卫生组织生存质量测定量表（WHOQOL-100）

（宋岳涛 赵 云）

第三章　老年医疗技术

第一节　晕厥急性后期的治疗

一、发病原因和机制

1. 发病原因　晕厥的病因分类尚不统一，一般分为：①血管运动失调性晕厥：血管抑制性晕厥、直立性低血压、颈动脉窦综合征、反射性晕厥、受体功能亢进症、晕厥性癫痫及吞咽性晕厥等；②心源性晕厥：病态窦房结综合征、房室传导阻滞、阵发性室上性心动过速、预激综合征、室性心动过速、长 Q-T 综合征、致心律失常性右室发育不良、主动脉口狭窄、心脏黏液瘤、原发性心肌病、继发性心肌病、冠心病、二尖瓣脱垂综合征、病毒性心肌炎、感染性心内膜炎、心包疾病、起搏器综合征、先天性心脏病等；③血管病性晕厥：高血压、大动脉炎、主动脉夹层、原发性肺动脉高压、脑动脉硬化症、短暂性脑缺血发作、锁骨下动脉窃血综合征等；④其他：a. 代谢性晕厥：低血糖、过度换气综合征、低血钠性晕厥等；b. 药源性晕厥：奎尼丁晕厥、阿霉素性晕厥、哌唑嗪首剂综合征等；c. 其他：上消化道出血、食管裂孔疝、肺栓塞、妊娠期高血压疾病、颈心综合征、热晕厥、运动性晕厥等。

2. 发病机制　晕厥神经因素、心律失常、直立性低血压是晕厥最常见的病因，但晕厥发作可由多种原因引起。还有相当一部分晕厥患者的病因是无法解释的。神经介导性晕厥占所有病例的 35%～38%，是最常见的晕厥类型，精神疾病诱发的晕厥可占 5.6%，无法解释的晕厥占 14%～17.5%。其他一些因素也可能诱发晕厥，尽管较少见，但在临床工作中亦不能忽视。

（1）反射性晕厥：常见于单纯性晕厥（血管迷走性晕厥、血管减压性晕厥）、颈动脉窦性晕厥、直立性低血压性晕厥、排尿性晕厥、吞咽性晕厥、咳嗽性晕厥、仰卧位低血压性晕厥。

（2）心源性晕厥：常见于心律失常，如阵发性心动过速、心动过缓-过速综合征；

病态窦房结综合征及传导阻滞；心源性脑缺血综合征；先天性心脏病，如法洛四联征、肺动脉高压、动脉导管未闭等；原发性肺动脉高压；心肌病、冠心病左心房黏液瘤及左心房血栓形成等。

（3）脑源性晕厥：由于脑血管病变、痉挛、被挤压引起一过性广泛脑供血不足，或延髓心血管中枢病变引起的晕厥称为脑源性晕厥。常见于脑血管疾病、窒息、高血压病等引起的脑局部供血不足；神经组织本身病变，颅内损伤、中毒等。

（4）血液成分改变引发的晕厥：如过度换气综合征，低血糖，严重贫血、高原性或缺氧性晕厥、哭泣性晕厥等。低血糖性晕厥：若血糖低于 2.8mmol/L 便出现低糖的一系列症状，如头晕，乏力，饥饿感，冷汗，神志恍惚，甚至发生晕厥。此型晕厥发生缓慢，恢复亦慢，可见于胰岛细胞瘤、肾上腺和垂体疾病、胰岛素或降糖药物过量患者，也可能和胰岛细胞瘤有关。发作时测血糖低，注射葡萄糖可终止发作。贫血性昏厥：贫血时血中红细胞数减少，血氧浓度下降，脑处于缺氧状态。此时突然站立或用力，脑需氧量增加，造成进一步缺氧，发生晕厥。

（5）精神疾病所致晕厥：癔症、焦虑性神经症等。焦虑性神经症发作初有胸前紧压感，常伴四肢麻木、发冷，可有抽搐。以后神志模糊，有惊恐失措表现；持续 10~30 分钟，与体位无关，血压可稍下降，心率增加。一部分患者也可由于过度通气引起晕厥。

二、评估

1. 病史与临床表现　典型的晕厥发作可分为三期。

（1）前驱期：自主神经症状明显，突发面色苍白，出冷汗，恶心，上腹不适，瞳孔扩大，疲乏，头晕，耳鸣，打哈欠和视物模糊等，因肌张力减低而身体摇摆。此期经时数秒，如此时患者立即坐下或躺下，则症状逐渐消退，否则很快意识丧失进入下一期。

（2）晕厥期：意识丧失及全身肌张力消失而倒下。患者脉搏细微，血压常降低，呼吸变浅，瞳孔散大及对光反射消失，腱反射消失，肢端冷，可有尿失禁；此期经时数秒至几分钟，意识逐渐恢复而进入下一期。如意识丧失时间长达数十秒，可发生小的面部及肢体肌阵挛性抽动。

（3）恢复期：患者逐渐清醒，仍面色苍白，出汗，全身软弱；可有恶心，过度换气，但无意识模糊及头痛；休息数十分钟可完全恢复，如刚清醒就很快立起，可再次晕倒。发病后不会留下神经及躯体的后遗症。

有的发作可无前驱不适,一发病就意识丧失而跌倒,容易造成外伤。

前驱期脑电图见脑波频率减慢及波幅增高;晕厥期为普遍 2~3Hz 慢活动;恢复期脑波逐渐转为正常。

2. 检查与分型

(1)低血压性晕厥:低血压可由调节血压和心率的反射弧功能障碍所致,或由于自主神经疾病或功能不全而引起,后者晕厥仅为疾病的一个症状。

1)反射性晕厥:近年又被称为神经调节性晕厥(neural mediated syncope),包括发病机制大致相同的若干类型。

血管减压性晕厥(vasodepressor syncope):又名血管迷走性晕厥(vasovagal syncope)或单纯性晕厥。任何年龄的男女均可发病。发病均有明显诱因,常见的是疼痛、恐惧、看见流血、接受注射或小手术、天气闷热、拥挤场所、饥饿、疲劳等。发病大多都在站立时,偶尔为坐位时发生,卧位绝不会发病。

排尿性晕厥(micturition syncope):患者几乎全为男性,中年患者最多,于站立排尿中或刚排完尿时发生晕厥,常在夜间、早晨或午睡起床排尿时发病,多无前驱症状而突然晕厥,恢复期症状较轻。饮酒后、天冷、疲劳为可能诱因。

咳嗽性晕厥(tussive syncope):于剧烈咳嗽后立即意识丧失,肌张力低下,经时短暂。少数患者先感头晕、视物模糊,面色由青紫转为苍白、出汗。患者多为中老年肥胖男性,常吸烟而有支气管炎及肺气肿者、哮喘。大多数在反复咳嗽之后,偶见于单次咳嗽、呼叫、打喷嚏、打哈欠或大笑后立即晕倒。咳嗽使胸腔内压增高,静脉回流受阻及心血管反射性因素对发病起作用。

吞咽性晕厥(swallowing syncope):见于患咽、喉、食管、纵隔疾病及(或)有房室传导阻滞、病窦综合征、心动过缓、心肌梗死后患者,于吞咽冷、硬、酸、辣食物或产气饮料后发生短暂晕厥,发作前后无明显不适,也与体位无关。发病机制与上消化道受机械刺激,异常传入性冲动触发心血管反射性抑制,及心脏传导系统对迷走兴奋异常敏感有关。

舌咽神经痛或其他内脏病引起的晕厥:此型晕厥少见。舌咽神经痛、胆绞痛、肾绞痛、支气管或消化道内镜检查时发生短暂晕厥。与剧烈疼痛及内脏感受器的过度反射性反应有关。

颈动脉窦性晕厥(carotid sinus syncope):又名颈动脉窦过敏(hypersensitive carotid sinus）。晕厥时患者往往是直立位，意识丧失时间较短，前驱及发作后症状不明显。

2）直立性低血压晕厥：是指患者由卧位或久蹲很快转变为直立时血压明显下降而出现的晕厥。

（2）心源性晕厥：晕厥可因用力而诱发，多数与体位无关，意识丧失前常有心悸、胸内搏动感或胸痛，发作急速，一般经时短暂，前驱及恢复期症状不明显。常见的病因有：

1）心律失常：完全性房室传导阻滞，特别是出现阿-斯综合征、病态窦房结综合征、室性或室上性阵发性心动过速、心房纤颤等症；使用药物，如奎尼丁、洋地黄类、酒石酸锑钾等。

2）冠心病和心肌梗死：冠心病可因急性心肌缺血引起室性心律失常而发生晕厥。心肌梗死特别是左心室前壁梗死，易发生晕厥。患者多为老年高血压或冠心病患者，有的先有晕厥及心律失常，后出现心前区疼痛；另一些先有心绞痛，后才发生晕厥。心肌梗死并发的晕厥持续时间较长，醒后可有恶心、呕吐、全身无力等症状。

3）引起心排出量减低的心脏病：除冠心病及心肌梗死外，先天性心脏病特别是法洛四联症；后天的主动脉瓣狭窄、肺动脉高压症、心瓣膜病并心律失常或心功能不全、左心房黏液瘤或巨大血栓、缩窄性心包炎、心脏压塞、上腔静脉及下腔静脉闭塞以及张力性气胸等；均会引起心排出量减少，全脑缺血而晕厥。

（3）脑血管性晕厥：晕厥偶尔作为颈动脉或椎基动脉系统血流减低的后果被观察到。最常见的病因是脑动脉的粥样硬化，其次为颈部疾患，如颈椎骨关节病压迫椎动脉，多发性大动脉炎（无脉病），锁骨下动脉窃血综合征，基底动脉型偏头痛，蛛网膜下隙出血等。

（4）多因素晕厥及其他晕厥：前面提到的一些晕厥的发病机制，有的涉及一种以上的因素，如排尿性及咳嗽性晕厥，胸腔内压力增高影响静脉回流的机械因素与反射性因素共同作用；左心室前壁心肌梗死与颈动脉窦反射有关等；分类时应根据起主要作用的因素来进行。

三、治疗方法

（一）急性期处理

大多数晕厥呈自限性，为良性过程。但处理晕倒患者时，应尽早送医院，由医师诊治，以免错过急诊抢救的情况，如脑出血、大量内出血、心肌梗死、心律失常等。老年人不明原因晕厥即使检查未发现异常也应怀疑完全性心脏阻滞和心动过速。发现晕厥患者后应置头低位（卧位时使头下垂，坐位时将头置于两腿之间）保证脑部血供，解松衣扣，头转向一侧避免舌阻塞气道。向面部喷少量凉水和额头上置湿凉毛巾刺激可以帮助清醒。注意保暖，不喂食物。清醒后不马上站起。待全身无力好转后逐渐起立行走。老年人晕厥发作有时危险不在于原发疾病，而在于晕倒后的头外伤和肢体骨折。因此，建议厕所和浴室地板上覆盖橡皮布，卧室铺地毯，室外活动宜在草地或土地上进行，避免站立过久。

1. 处理原则

（1）保护脑功能：一旦发生晕厥，应该立即将患者置于平卧位，并保持患者所在场所通风，最大限度地保持大脑的血液和氧的供应，避免脑组织过度缺血造成脑功能损伤。

（2）处理原发病：突然发生晕厥后，应尽可能地识别和处理原发病。首先要及时诊断是否为严重的心血管疾病，如果诊断确立，应及时采取相应措施，如完全性房室传导阻滞所致的晕厥应及时进行人工心脏起搏治疗，避免发生心脏性猝死。

（3）防治并发症：有些晕厥患者可发生严重并发症，如外伤等，应注意防治。

2. 治疗措施

（1）一般措施：当患者发生晕厥时，既要控制发作，又要确定有无威胁其生命的问题，基本处理措施：

1）将患者置于头低足高位，保证脑组织有尽可能多的血液供应。

2）立即确定气道是否通畅，并测定呼吸和脉搏等。

3）放松衣领。

4）如果患者的意识迅速恢复，应该再休息几分钟后起立；并且在起立后再观察几分钟。

5）如果患者在住院情况下出现晕厥，应该采血检查血细胞比容、电解质和血糖。

6）对晕厥后跌倒的患者，应该仔细检查有无外伤等体征。

7）检查有无威胁患者生命的原发病，如急性出血或致命性心律失常。

（2）原发病的治疗：患者发生晕厥后，应该尽可能及时地确定原发病，积极给予相应的处理和治疗。

（3）预防晕厥反复发作：尽管积极地确定并消除晕厥的原因，但许多患者仍然有晕厥的反复发作，因此，应该注意预防晕厥的再发。主要措施包括：

1）消除诱因：许多患者的晕厥发作具有一定的诱因，如较长时间的站立、情绪波动、睡眠不足等，应予以避免。

2）积极治疗原发病：如病态窦房结综合征患者反复发生晕厥应植入永久性人工心脏起搏器等。

3）改变高危环境：如避免高空作业、驾驶交通工具等。

（二）急性后期病因治疗

1. 神经介导性晕厥　以预防为主，对患者的教育是最基本手段。患者都应认识有可能诱发晕厥的行为，如饥饿、炎热、排尿等，并尽可能避免，对可能诱发晕厥的原发病、血容量不足等应该进行相关处理。一般血管迷走性晕厥多数为良性。对于单发或无危险因素的罕发晕厥患者可不予特殊治疗。对于颈动脉窦过敏，患者应避免穿硬领衣服，转头宜慢或在转头同时逐渐转动整个身体，若存在局部病变给予相应治疗。对于情境性晕厥应尽可能避免特殊行为。对于排尿、排便等无法避免的行为可采用保持血容量，改变体位（由立位改为坐位或卧位），减慢体位改变速度等方法。另外，排便性晕厥患者使用粪便软化药，排尿性晕厥患者睡前减少饮水，特别是饮酒，吞咽性晕厥患者少食冷饮和大块食物也利于预防晕厥发作。

2. 直立性低血压　包括血容量不足时的补液和停用或减量产生低血压的药物。避免长久站立和长期卧床，戒酒有一定预防作用。其他方法，如增加盐和液体摄入量，使用弹力袜和弹力腹带，随身携带折叠椅，锻炼腿和腹部肌肉也有帮助。

3. 心源性晕厥　应针对病因，如心肌缺血、电解质紊乱等。缓慢性心律失常多需要安装起搏器。若患者存在器质性心脏病应避免剧烈运动，并给予药物治疗。有指征者尽快手术。

4. 脑源性晕厥和精神疾病所致晕厥　可由专科医师协助治疗。低血糖、贫血等可按常规处理。

5. 血管迷走性晕厥（VVS）　血管迷走性晕厥是临床常见的晕厥类型，其病理机制复杂多样，导致诊断、治疗相对困难。大多数专家认为，对于发作次数少，发作前有明显前驱症状的患者可以暂不治疗，而对于发作频繁、症状严重、影响工作和生活及高空作业、司机等特殊职业，晕厥发作无前驱症状（特别是晕厥导致外伤），或晕厥时有癫痫样发作或尿便失禁的患者，需要进行治疗干预。

（1）一般治疗：鼓励患者充分补水，适当增加钠盐摄入，避免诱因，如环境温度过高、脱水、过度疲劳、长时间站立、饮酒等；自我心理调节，消除顾虑及紧张情绪；

进行体位训练，即靠墙直立训练，逐渐延长站立时间等。临床发现，短期内（同一天或隔一天）对直立倾斜试验（HUT）阳性患者重复进行 HUT 检查，大约50%的患者对第2次 HUT 呈阴性反应。此现象提示，反复进行倾斜训练有可能恢复患者异常的压力反射活动。近年来，若干研究中心对此治疗方法进行了系统的研究，证明 HUT 训练是一种治疗血管迷走性晕厥新的有效方法。对于青少年患者以及体质虚弱的患者可以避免置入起搏器，也可以避免长期口服药物产生的不能耐受和药物不良反应。HUT 训练作为一种心血管康复训练的手段，可能成为治疗血管迷走性晕厥患者的一线治疗。

（2）药物治疗：由于 VVS 病因复杂，个体情况差异大，目前仍未能找到治疗此病的单一药物。常用的药物：①β 肾上腺素能受体阻滞剂：许多研究已证明，在自发或 HUT 诱发的 VVS 发生前血液循环中的肾上腺素水平明显升高。肾上腺素可增强心肌收缩力，增加机械感受器的敏感性，使传入神经的冲动增加，且可作用于 β 受体引起血管扩张，诱发晕厥。β 肾上腺素能受体阻滞剂的治疗基础正是基于这一点。β 受体阻滞剂治疗 VVS 的疗效报道不一，可能与对 VVS 患者未分类和未进行个体化治疗有关；②盐皮质激素：盐皮质激素可以引起水、钠潴留，增加中心血容量，增加外周血管 α 受体的敏感性、减轻迷走神经活性。虽然没有安慰剂组对照，但有研究表明盐皮质激素的疗效与 β 受体阻滞剂相似。对于需要运动的青少年而言，盐皮质激素治疗是一个有效的治疗选择；③血管紧张素转换酶抑制剂：研究表明，儿茶酚胺受突触前膜上的血管紧张素 Ⅱ（Ang Ⅱ）受体的调节，血管紧张素转换酶抑制剂可能通过抑制 Ang Ⅱ 的产生，减少对儿茶酚胺受突触前膜上的 Ang Ⅱ 受体的刺激，抑制儿茶酚胺的分泌，因此，在理论上也能预防晕厥的发生；④受体激动剂：常用药物有米多君、苯肾上腺素、利他林等。米多君主要用于血管抑制型 VVS 的防治，但存在皮疹、感觉异常、尿潴留及平卧高血压等不良反应；⑤抗胆碱能药物：双异丙吡胺是一个传统的 Ⅰa 类抗心律失常药，又具有消除迷走神经作用和负性肌力作用，后两项不良反应被人们用来治疗 VVS。Milstein 等的研究得出了肯定的结论，但 Morillo 等的随机双盲安慰剂对照实验结果却不同。该药禁用于 Ⅱ度 Ⅱ型以上房室传导阻滞、青光眼、前列腺肥大、心源性休克、严重心力衰竭等患者和哺乳期妇女；⑥5-羟色胺重吸收抑制剂：可阻断 5-羟色胺对交感活性的抑制作用，减轻 VVS 发作时的血管扩张和心动过缓，达到预防和治疗晕厥的作用。Girolamo 等对 68 例其他药物治疗无效的 VVS 患者应用随机双盲、安慰剂对照的方法给予盐酸帕罗西汀或安慰剂治疗，1 个月后 HUT 阴性率分别为 61.8% 和 38.2%，复发率 17.67% 和 52.9%。但应注意该类药有焦虑、乏力、失眠、头痛等不良反应。

（3）人工永久起搏器治疗：1991 年起，AHA/ACC 将血管迷走性晕厥列入起搏器安置的 Ⅱ 类适应证，但对其必要性尚有分歧。近年来，对混合型及心脏抑制性血管迷走性晕厥病例，起搏治疗起到良好的效果。何时进行起搏治疗要特别慎重，多数学者认为选择的依据主要是病史，而不是 HUT 的结果。对那些频繁发作晕厥，而且经多种药物治疗无效的病例，特别是年龄低于 40 岁，经各种努力均失败的病例，以及一部分恶性晕厥的病例（即发作前几乎无先兆症状、伴强直性阵挛发作者、有尿便失禁者以及有严重的心抑制情况者）宜选用起搏治疗。

四、预防原则

若患者感到晕厥即将发生，假设病因是暂时性的血压下降，可采取两种简单方法避免意识丧失：①交叉双腿、压迫腹部肌肉，通过挤压腿部静脉（腿中的静脉血流向心脏）和刺激神经系统以收缩动脉（增高血压）来增加血压；②用一只手抓住另一只手，然后将双臂伸直。

饮 2 杯水虽然不能立即生效，却可能在 30~60 分钟内防止晕厥，其原因可能是补充了血容量。坐下来能避免晕厥，将头埋在腿间能使大脑获得更多血液。

如果已经发生晕厥，应让患者平躺，使心血管系统不对抗重力，同时将患者身体翻向一侧以免误吸。

医护人员必须熟悉临床表现及鉴别诊断，以便及时识别晕厥的发生，及时采取各种预防和护理措施，将晕厥的发生率和由晕厥所致的后期损害降到最低。

1. 心源性晕厥的护理　①出现症状者立即通知医生，使患者平卧，抬高下肢，解开衣领，保持呼吸道通畅，防止其他人员围观，保持患者周围空气流通；②了解病史，熟悉病情，备好急救药品，消除诱发因素，遵医嘱行相关实验室检查及 ECG 检查；③配合医师进行急救处理：立即给予氧气吸入，建立静脉通道，根据医嘱快速有效地给予药物治疗，行心电监护监测心律、心率、血压及血氧饱和度；④病情观察：专人护理，注意有无心律失常，监测心率、血压、血氧饱和度、面色、呼吸等，并做好记录；观察发病的频率、持续时间、缓解时间、伴随症状及有无诱发因素等；观察急救处置效果；⑤护理人员应保持镇静，技术操作应熟练。操作中随时观察患者，询问有无不适症状。护理人员有序有效的操作对患者是最好的心理支持。

2. 脑源性晕厥的护理　①患者取平卧位，尽量减少头颈部活动，保持呼吸道通畅，立即给予氧气吸入；②遵医嘱行相关检查，如心电图、多普勒超声、X 线摄片等，急诊行脑 CT、MRI 对脑源性晕厥的鉴别帮助较大；③建立静脉通道，给予药物治疗，高血压者应用降血压药物，遵医嘱控制血压在合适范围；④病情观察：随时观察患者神志、心率、血压、呼吸等，并做好记录，观察治疗效果。

3. **血管舒缩功能障碍引起晕厥的护理**　①血管舒缩功能障碍引起的晕厥一般预后良好，可迅速让患者平卧并取头低足高位，解开衣领，去除有害刺激，保持呼吸道通畅，必要时给予氧气吸入；②注意保暖，患者头部偏向一侧，避免呕吐物或舌下坠堵塞呼吸道；③建立静脉通道，给予药物治疗；④病情观察：注意神志、心率、血压、呼吸等生命体征的变化，并做好记录，询问有无不适症状。

4. **血液成分异常引起晕厥的护理**　①患者取平卧位，保持呼吸道通畅，必要时给予氧气吸入；②根据临床症状迅速做出判断，遵医嘱行相关实验检查，包括静脉采血查血细胞计数及血生化，了解有无贫血、低血糖或电解质紊乱；③建立静脉通道，根据医嘱快速有效地给予药物治疗，如低血糖者静脉注射高渗葡萄糖，重度贫血者予输血治疗，一氧化碳中毒者可急诊高压氧舱治疗。行心电监护监测心律、心率、血压及血氧饱和度；④病情观察：观察神志、心率、血压、血氧饱和度、面色、呼吸等，及时向医生汇报。

5. **心理护理**　晕厥的发生常和情绪不稳定有关，特别对于曾经发生过晕厥的患者，会害怕再次发生晕厥，完成日常生活活动的自信心下降。在完成日常生活活动中，自信心在实际表现中起主要决定性作用，因此，自信心的显著下降可能成为将来功能丧失的先兆。护理人员应尊重和同情患者，通过与患者交流、观察其行为等，及时捕捉信息，因人而异地采取有效措施进行心理护理，鼓励患者多与他人交流，提高患者的自信心，加强患者对各种生活事件的应激能力，尽量给患者创造一个安全、舒适的环境。

6. **出院指导**　①向患者及家属详细讲解晕厥的发病原因、处理措施、预防方法，提高患者自我保护意识，需要药物治疗者告之服药方法及注意事项，尽可能消除其恐惧心理；②指导患者避免危险因素，包括心理方面的因素，如紧张、焦虑、烦躁、恐惧、抑郁等负性情绪；生理方面的因素，如虚弱消瘦、劳累过度、饥饿空腹、疼痛等；环境方面的因素，如闷热等；③慢性头晕与摔倒和晕厥的发生率有相关性，大多有主诉头晕的老年患者有晕厥或摔倒的发生，因此，对于慢性头晕的高危患者要做好健康教育，积极治疗原发病，警惕晕厥的发生。若早期发现晕厥先兆，立即平卧，常可终止病情发展；④定期门诊随访，出现任何不适随时就诊。

（赵剑平　陈　峥）

第二节 缺血性脑卒中急性后期的治疗

缺血性脑卒中好发于50~60岁或更大年龄的中、老年人，男性稍多于女性，常合并有动脉硬化、高血压、高脂血症、糖尿病等危险因素或对应的全身性非特异性症状。缺血性脑卒中包括短暂性脑缺血发作、脑血栓形成、脑栓塞、腔隙性脑梗死、分水岭梗死、无症状性脑梗死及颅内异常血管网征等。

一、发病原因和机制

（一）发病原因及危险因素

1. 动脉粥样硬化 是缺血性脑血管病最常见的病因。可发生于颈内动脉和椎基底动脉系统的任何部位。好发于颈内大动脉及中、小动脉分叉、弯曲和汇合处。这些部位脑动脉长期受血流冲击易出现内皮、细胞损伤、基底层断离、血流缓慢或涡流易形成血栓。

2. 高血压病 高血压早已被公认为脑血管病（包括出血性和缺血性脑血管病）最重要的危险因素，血压的水平与脑血管病危险性的增加呈线性关系。

3. 高脂血症 低密度脂蛋白、胆固醇和甘油三酯较高，其含量越高，动脉硬化的程度越重。高密度脂蛋白下降，是脑梗死的易发因素。

4. 心脏病 心脏病是脑栓塞的主要发病原因，其是通过脱落的血栓栓子进入脑动脉后导致脑栓塞性梗死。最容易形成血栓的心脏病是心房纤颤、心肌梗死后、瓣膜病及心脏黏液瘤等，且当心脏功能减弱时，可能形成血流动力不足性脑梗死。

5. 糖尿病 糖尿病可使体内大中小血管硬化、狭窄，致使缺血性脑血管病（脑梗死）发生。糖尿病患者的血液流变学异常，血液黏度增高，也是一个重要因素。此外，糖尿病患者激素调节功能异常，生长激素增多，使血小板聚集黏附性增强，胰高血糖素增多，纤维蛋白原增加，血液黏度增高，血流缓慢，均易导致脑血栓形成。

6. 短暂性脑缺血发作 短暂性脑缺血发作是因一过性脑供血不足而出现的，如果在此期内能得到及时有效的治疗，也可防止脑梗死的形成。

7. 肥胖 肥胖者多伴有内分泌紊乱，血中胆固醇、甘油三酯含量增高，高密度脂蛋白降低，容易发生动脉硬化。此外，肥胖者又易引起糖尿病、冠心病和高血压等疾病，这些都是脑血管病的危险因素。

8. 吸烟和酗酒　流行病学研究显示，吸烟者比不吸烟者的脑血管病发病率高，且每日吸烟量和吸烟持续时间长短也与脑血管病发病率成正比。

9. 血液流变学异常　血液流变学异常也是脑血管病的危险因素之一。因此，定期检查血液流变学十分必要。

10. 其他　脑动脉壁炎症，如结核、梅毒、结缔组织病、先天性血管畸形、血管壁发育不良等也可引起脑梗死。

（二）发病机制

1. 血管壁本身的病变　最常见的是动脉粥样硬化，其可导致各处脑动脉狭窄或闭塞性病变，因动脉粥样硬化好发于大血管的分叉处和弯曲处，故脑血栓形成的好发部位为颈动脉的起始部和虹吸部、大脑中动脉起始部、椎动脉及基底动脉中下段等。这些部位的血管内膜上的斑块破裂后，血小板和纤维素等血液中有形成分随后黏附、聚集、沉积形成血栓，而血栓脱落形成栓子可阻塞远端动脉导致脑梗死。脑动脉斑块也可造成管腔本身的明显狭窄或闭塞，引起灌注区域内的血液压力下降、血流速度减慢和血液黏度增加，进而产生局部脑区域供血减少或促进局部血栓形成出现脑梗死症状。

2. 血液成分改变　真性红细胞增多症、高黏血症、高纤维蛋白原血症、血小板增多症、口服避孕药等均可致血栓形成。少数病例可有高水平的抗磷脂抗体、蛋白 C、蛋白 S 或抗血栓 Ⅲ 缺乏伴发的高凝状态等。这些因素也可以造成脑动脉内的栓塞事件发生或原位脑动脉血栓形成。

3. 血流动力学异常　主要指血压下降，在动脉狭窄的基础上，由于血压急剧下降，血流缓慢，容易导致动脉病变的局部血栓形成。

4. 其他　药源性、外伤所致脑动脉夹层及极少数不明原因者。

二、评估

（一）临床表现

神经系统的症状与闭塞血管供血区域的脑组织及邻近受累脑组织的功能有关，这有利于临床工作者较准确地对其病变位置定位诊断。以下将按主要脑动脉供血分布区对应的脑功能缺失症状叙述本病的临床表现。

1. 颈内动脉闭塞综合征　病灶侧单眼黑蒙或病灶侧 Horner 征；对侧面舌瘫、偏身感觉障碍和偏盲等；优势半球受累还可有失语、失读、失算、失写等言语障碍表现；非优势半球受累可出现体像障碍等。

2. 大脑中动脉闭塞综合征　主干闭塞出现对侧中枢性面舌瘫和偏瘫（上肢重于下肢）、偏身感觉障碍和对侧偏盲；可伴有不同程度的意识障碍；若优势半球受累还可出现失语、失读、失算、失写等言语障碍，非优势半球受累可出现体象障碍。皮质支闭塞可出现病灶对侧偏瘫和感觉缺失、失语或体象障碍（非优势半球）。深穿支闭塞出现对侧中枢性上下肢均等性偏瘫，可伴有面舌瘫。

3. 大脑前动脉闭塞综合征　主干闭塞可出现运动及感觉障碍、排尿不易控制、精神障碍等；还可出现强握、摸索及吸吮反射等额叶释放症状。皮质支闭塞可出现对侧下肢远端为主的中枢性瘫痪，可伴有感觉障碍；对侧肢体短暂性共济失调、强握反射及精神症状。深穿支闭塞可出现对侧中枢性面舌瘫及上肢近端轻瘫。脉络膜前动脉出现一过性、较轻的对侧肢体瘫痪，下肢重；但对侧半身可有较持久的深、浅感觉障碍和对侧偏盲。

4. 大脑后动脉闭塞综合征　主干闭塞可出现对侧同向性偏盲、偏瘫及偏身感觉障碍，丘脑综合征，主侧半球病变可有失读症。皮质支闭塞可出现对侧同向性偏盲或象限盲，伴黄斑回避，双侧病变可有皮质盲；深穿支闭塞可出现红核丘脑综合征、丘脑综合征等。中脑支闭塞则出现大脑脚综合征（Weber 综合征）或 Benedikt 综合征。

5. 椎-基底动脉闭塞综合征　常引起广泛梗死，出现脑神经、锥体束损伤及小脑症状，如四肢瘫痪、眩晕、共济失调、瞳孔缩小、消化道出血、昏迷、高热等，病情变化迅速，患者常因病情危重而死亡。常见综合征如下：

（1）Weber 综合征：又称大脑脚综合征。表现为同侧动眼神经麻痹和对侧面舌瘫和上下肢瘫。如损害到网状结构，还可伴有意识障碍。

（2）Benedikt 综合征：又称红核综合征。表现为同侧动眼神经麻痹，对侧肢体不自主运动，对侧偏身深感觉和精细触觉障碍。

（3）Foville 综合征：又称脑桥旁正中综合征。表现为同侧周围性面瘫，双眼向病灶对侧凝视，对侧肢体瘫痪。

（4）Millard-Gubler 综合征：又称脑桥外侧综合征。表现为同侧面神经、展神经麻痹，对侧偏瘫。

（5）Locked-in 综合征：又称闭锁综合征，还称为睁眼昏迷，系双侧脑桥中下部的腹侧基底部梗死。患者意识清楚，因四肢瘫痪、双侧面瘫及球麻痹，故不能言语、不能进食、不能做各种运动，只能以眼球上下运动来表达自己的意愿。

（6）Wallenberg 综合征：又称延髓背外侧综合征，表现为眩晕，眼球震颤，吞咽困难，病灶侧软腭及声带麻痹，共济失调，面部痛温觉障碍，Horner 综合征，对侧偏身痛温觉障碍。

（7）基底动脉尖综合征：基底动脉尖综合征是椎-基底动脉供血障碍的一种特殊类型，即基底动脉顶端 2cm 内包括双侧大脑后动脉、小脑上动脉及基底动脉顶端呈"干"字形的 5 条血管闭塞所产生的综合征，常出现意识障碍、记忆障碍、瞳孔异常、眼球与眼睑活动障碍、视野缺损、共济失调等。

6. 分水岭脑梗死　系两支或以上动脉分布区的交界处或同一动脉不同分支分布区的边缘带发生的脑梗死。结合影像检查可将其分为皮质前型、皮质后型、皮质下型等。

（二）辅助检查

1. 彩色经颅多普勒超声检查　可发现颈动脉和颈内动脉狭窄、动脉粥样硬化斑形成，血栓形成和流动的栓子等，脑梗死可见病变血管顺应性减退，血管阻力增高或血流速度降低等。

2. 电生理检查　心电图可了解是否有心脏病变、心肌供血不足或心律失常。超声心电图检查有助于发现心脏附壁血栓、心房黏液瘤和二尖瓣脱垂等。

3. 血液相关检查　包括血小板功能检查、血液流变学检查等。

4. SPECT 检查　能显示脑梗死部位、程度及局部脑血流改变。

5. CT 检查　对脑梗死最具诊断意义，螺旋 CT、超高速 CT 的相继问世为脑梗死的诊断提供了有效的手段。

6. MRI 检查　可早期清晰的显示病灶。

7. 脑血管造影　广泛应用于动脉炎、Moyamoya 病、动脉瘤和血管畸形等的诊断。

（三）综合功能评估

人员包括神经内科医生、全科医师、康复师、护士、心理师、营养师、临床药师、社会工作者、护工、患者本人及家属等，主要对患者的神经功能缺损程度、体能、认知、心理、营养、多重用药、社会和经济及环境因素等多层面进行评估，以及早发现患者的功能缺陷，明确医疗和护理需求，制定可行、全面的干预措施。

三、治疗方法

脑梗死属于急症，也是一个高致残率及高致死率的疾病。治疗原则是争取超早期治疗，在发病 4~5 小时内尽可能静脉溶栓治疗，在发病 6~8 小时内有条件的医院可进行适当的急性期血管内干预；确定个体化和整体化治疗方案，依据患者自身的危险因素、病情程度等采用针对性治疗，结合神经外科、康复科及护理等多个科室的努力实现一体化治疗，以最大程度提高治疗效果和改善预后。

（一）急性期治疗

1. 溶栓　挽救缺血半暗带区神经细胞。

（1）阿替普酶（rt-PA）：0.9mg/kg（最大量 90mg），先在 1 分钟内静脉推注 10%，其余加入 0.9%盐水 100ml 中静脉点滴，1 小时滴完。如动脉内注射，则用 25 毫克/次。

（2）尿激酶（UK）：0.9%盐水 100ml+UK 100~150U，静脉点滴，1 小时滴完。

（3）动脉内溶栓：有溶栓治疗的适应证，且无禁忌证时，在做动脉血管造影的同时可考虑给予动脉内溶栓治疗，药物同上，剂量减少。

2. 降纤治疗　降低血液的纤维蛋白原和降解血块中的纤维蛋白。

（1）巴曲酶：当日首次 10BU 加入 100ml 生理盐水静脉滴注，第 3 日 5BU 加入 100ml 生理盐水静脉滴注，第 5 日 5BU 加入 100ml 生理盐水静脉滴注。3 次为 1 疗程，如再发则可重复使用。

（2）降纤酶：用法同巴曲酶，但需要做皮试。

3. 抗凝　抗凝血，阻止血栓发展和防止血栓形成。

（1）低分子肝素：低分子肝素 4000~6000U，皮下垂直注射，12 小时 1 次，7~10 天为 1 疗程。

（2）华法林：静点肝素同时开始口服抗凝药，首剂 5~10mg，次日减半，第 3 日晨取血，根据凝血酶原时间和活动度调整用量。

4. 抗血小板聚集

（1）阿司匹林：对于不符合溶栓适应证且无禁忌证的缺血性脑卒中患者应在发病后尽早给予口服阿司匹林 150~300 mg/d。急性期后可改为预防剂量 50~150mg/d；溶栓治疗者，阿司匹林等抗血小板药物应在溶栓 24 小时后开始使用；对不能耐受阿司匹林者，可考虑选用氯吡格雷等抗血小板治疗。

（2）氯吡格雷：在发病期，75 毫克/次，口服，2~3 次/日；1 周后，1 次/日，可长期服用。

（3）奥扎格雷：40~80 毫克/次，1~2 次/日，溶于 500ml 生理盐水或 5%葡萄糖溶液中，静脉滴注，2 周为 1 疗程。

5. 防治脑水肿　是主要针对急性期的治疗，对于腔隙性脑梗死或比较小的梗死不主张脱水治疗。防治脑水肿的方法包括使用高渗脱水剂、利尿剂、肾上腺皮质激素和白蛋白等，如甘露醇、甘油果糖、七叶皂苷钠、呋塞米、地塞米松等。

6. 扩容治疗 增加血容量，降低血液黏稠度，改善脑循环。

（1）低分子右旋糖酐：10%低分子右旋糖酐500ml，静脉滴注，1次/日，10天为1疗程。也可在间隔10~20天后，再重复使用一个疗程。心功能不全者应使用半量并慢滴。

（2）706代血浆 作用与用法同低分子右旋糖酐。

（二）急性后期及并发症的治疗

1. 抗血小板聚集（同前）。

2. 神经保护剂

（1）依达拉奉：通过清除自由基，保护神经细胞。用法：30毫克/次，2次/日，可加入100ml生理盐水中滴注。14天为1个疗程。

（2）单唾液酸四己糖神经节苷脂：通过与神经细胞膜结合，促进神经细胞的修复，达到使神经细胞重塑的作用。用法：20~100毫克/次，1次/日，肌注或静脉滴注，10~20天为1疗程。

（3）神经生长因子：有促进受损神经细胞恢复的作用。用法：18~36微克/次，1次/日，10天为1疗程。

（4）胞磷胆碱：国内外公认的神经保护剂。用法：400~800mg加入5%葡萄糖注射液中，静脉滴注，1次/日，15天1个疗程。

（5）脑蛋白水解物：可通过血-脑屏障，进入神经细胞，参与细胞内蛋白质的合成。用法：20~50ml加入生理盐水500ml中，静脉点滴，1次/日，15天1个疗程。

3. 钙离子通道阻滞剂扩血管治疗

（1）尼莫地平：具脂溶性，能通过血-脑脊液屏障，为选择性的作用于脑血管平滑肌的钙离子通道阻滞剂，主要缓解缺血引起的血管痉挛，抑制血管收缩，增加脑组织葡萄糖的利用，重新分布缺血区血流量。用法：20~40毫克/次，口服，3次/日，可长期使用。

（2）桂利嗪：扩张血管平滑肌，改善心脑循环。用法：25~50毫克/次，3次/日。可长期使用。

4. 中药治疗 主要通过活血化淤作用，达到治疗缺血性脑血管病的目的，有一定的预防和治疗作用，如丹参注射液、丹红注射液、血栓通注射液、血塞通注射液、舒血宁注射液、苦碟子注射液、葛根素注射液等。在缺血性脑血管疾病急性期和急性后期均可应用。

5. 抗癫痫　在急性期，推荐使用抗惊厥药防止痫性发作再发。一般不用慢性抗癫痫药物。脑卒中后 2~3 个月再发的癫痫，建议按癫痫常规治疗。脑卒中后癫痫持续状态建议按癫痫持续状态治疗原则处理。

6. 抗呃逆　对孤立的持续性呃逆患者，氯丙嗪是最广泛推荐的一线用药。而在急性期患者，因为氯丙嗪的镇静作用，其耐受性较差，故更适用于急性后期的治疗。其他可选择的药物包括卡马西平、氟哌啶醇等。治疗效果因人而异。

7. 治疗吞咽困难　建议卒中患者在进食前进行饮水试验以进行吞咽功能的评估。对轻度吞咽困难的患者，可谨慎地在直立位喂食，食物要有适当的黏稠度。严重患者应经鼻胃管或经胃十二指肠管进食和服药。吞咽困难长期不能恢复者可行胃造瘘。

8. 抗感染　在脑卒中住院患者中，12%~31%的患者有肺部感染，尤其是有意识障碍或吞咽困难的患者更易发生。在最初的 1 个月，肺部感染导致了 1/4 的死亡。泌尿系感染主要发生在尿失禁或尿潴留留置导尿管的患者，对感染必须给予适当的处理，可常规使用广谱抗生素，静脉滴注，及时进行痰培养和药物敏感试验。对于严重的延髓性麻痹和意识障碍自己不能咳嗽排痰者，应尽早做气管切开，以利于排痰。为了避免感染，患者应尽早地开始活动，进食时要防止误吸，并尽量避免留置导尿。

9. 静脉血栓形成和肺栓塞治疗　深静脉血栓形成是缺血性卒中最常见的并发症之一，主要发生在瘫痪的下肢。预防深静脉血栓形成，鼓励患者尽早活动，抬高下肢。避免下肢（尤其是瘫痪侧肢体）静脉输液。入院时预防性使用肝素、低分子肝素等，可以减少深静脉血栓的形成。对于有抗凝禁忌证的患者可给予阿司匹林，并建议使用气压式血液循环驱动器。

10. 消化道出血治疗　消化道出血患者一般年龄较大，卒中程度严重。危险因素包括应用非甾体抗炎药（阿司匹林或皮质激素等）、抗凝时间延长和既往消化道溃疡病史等。卒中后胃肠道出血的患者可给予质子泵抑制剂，如奥美拉唑、H_2 受体阻滞剂等。严重者禁食、静脉营养、输血等。

11. 脑卒中后抑郁与焦虑状态治疗　脑卒中后抑郁症的发生在发病后 3~6 个月为高峰，2 年内发生率为 30%~60%。焦虑症在脑卒中后的发生率为 3%~11%，其存在与抑郁显著相关，脑卒中后的抑郁与焦虑情绪阻碍了患者的有效康复，严重影响脑卒中患者的生活质量。因此，临床要求注重患者的心理护理，除在积极治疗原发病、康复和处理危险因素外，还要对患者进行心理治疗（解释、安慰、鼓励、保证），增强战胜疾病的信心；一旦确诊有抑郁症和焦虑症，首选第二代新型抗抑郁药，即5-羟色胺再摄取抑制剂（SSRI）；其次为第一代经典抗抑郁药，即三环类抗抑郁药（TCA）。同时辅以心理治疗和行为治疗（主要是松弛疗法，如生物反馈疗法、音乐疗法、瑜伽、静气功等）。

12. 压疮处理 脑血管患者常因偏瘫，长期卧床不起，或较胖，不易翻身护理，骶尾部、内外踝、足跟、髋部等骨突出部位因长期受压、血液循环障碍而导致局部营养不良，发生压疮。

褥疮的治疗包括以下内容：①全身综合性治疗，消除风险因素；②压疮创面治疗，包括解除局部压迫、清洁伤口或清创术等；③手术治疗：用于长期保守治疗不愈合、创面肉芽老化、创缘有瘢痕组织且合并骨关节感染或深部窦道者。手术方法包括修刮引流、清除坏死组织、植皮修补缺损等；④中西药物外敷治疗；⑤其他物理治疗等。

13. 尿失禁处理 尿失禁是卒中的常见并发症，常伴有中度到重度的运动障碍、失语和认知功能缺损。卒中后尿失禁的主要因素有脑梗死破坏了排尿的神经通路；因认知或语言功能破坏，患者没有能力表示排尿；合并糖尿病神经病变导致膀胱反射减弱。加强护理是重要的处理措施，尽量避免留置导尿，因其存在引起泌尿系感染的可能。

14. 便秘和便失禁处理 在卒中患者，便秘是常见的，通常可能与不活动和液体及食物摄入少有关。增加纤维素和液体的摄入能改善便秘。同时也需要使用通便药物、肛门栓剂等。相反，卒中也可能导致腹泻和便失禁，可以给予止泻、调节肠道菌群等治疗，也可适当给予健脾收敛类中成药。

（三）康复治疗原则

应尽早启动脑梗死患者个体化的长期康复训练计划，因地制宜采用合理的康复措施。有研究结果提示，脑梗死发病后6个月内是神经功能恢复的"黄金时期"，对语言功能的有效康复甚至可长达数年。同时，对脑梗死患者心理和社会上的辅助治疗也有助于降低残疾率，提高生活质量，促进其早日重返社会（参见脑卒中后康复章节）。

四、预防原则

脑血管疾病的预防包括一级预防（防发病、防事件、防后果，积极控制危险因素，稳定斑块，抗血小板聚集和抗凝，预防脑卒中的发生，减少临床事件合并症，减少后遗症）、二级预防（防复发）、三级预防（积极治疗已经发病的脑卒中患者，防止病情恶化，减少并发症，降低致残程度）。

1. 血压、血糖、血脂 急性后期在参考高龄、基础血压、平时用药、可耐受性的情况下，降压目标一般应该达到≤140/90mmHg，理想应达到≤130/80mmHg。糖尿病合并高血压患者严格控制血压在130/80mmHg以下。脑卒中后低血压的患者应积极寻找和处理原因，必要时可采用扩容升压的措施。空腹血糖应<7mmol/L（126mg/dl），糖尿病血糖控制的靶目标为HbAlc<6.5%，必要时可通过控制饮食、口服降糖药物或使用胰岛素控制高血糖。胆固醇水平升高的缺血性脑卒中和TIA患者，建议使用他汀类药物，目标是使LDL-C水平降至2.59mmol/L以下或使LDL-C下降幅度达到30%~40%。伴有多种危险因素（冠心病、糖尿病、未戒断的吸烟、代谢综合征、脑动脉粥样硬化病变但无确切的易损斑块或动脉源性栓塞证据或外周动脉疾病之一者）的缺血性脑卒中和TIA患者，如果LDL-C>2.07 mmol/L，应将LDL-C降至2.07 mmol/L以下或使LDL-C下降幅度>40%。对于有颅内外大动脉粥样硬化性易损斑块或动脉源性栓塞证据的缺血性脑卒中和TIA患者，推荐尽早启动强化他汀类药物治疗，建议目标LDL-C<2.07 mmol/L或使LDL-C下降幅度>40%。

2. 心脏病　治疗心房纤颤、心脏瓣膜病、冠心病、心肌梗死、心力衰竭、左心室肥厚、心脏黏液瘤及二尖瓣脱垂的脑卒中危险因素。

3. 吸烟、酗酒　鼓励戒烟、减少饮酒。

4. 超重或肥胖　合理膳食，提倡低脂及清淡饮食，适当增加体力活动和运动，合理减肥维持适当体重。

5. 血液流变学异常　稀释、解聚和抗凝治疗，降低血清同型半胱氨酸。

6. 重视短暂性脑缺血、可逆性缺血性神经功能缺失及轻度缺血性卒中的治疗，防止发生完全性卒中。

（刘晓红）

第三节　出血性脑卒中急性后期的治疗

出血性脑卒中是指非外伤性脑实质内出血，主要包括脑出血、蛛网膜下腔出血等，临床上以脑出血多见。根据有关流行病学调查，脑出血大多发生在中年以后，男多于女，北方发病率高于南方，以寒冷季节特别是气候突变时易发病，以情绪激动、过度劳累或用力为诱发因素。发病率和病死率很高。我国每年因为脑出血死亡的患者约占全部疾病死亡的20%，严重威胁人们的健康。

一、发病原因和机制

1. 发病原因　非外伤性脑出血的最常见病因是高血压，此外，脑血管淀粉样变性、脑血管畸形（如动静脉畸形、海绵状血管瘤）、脑肿瘤、抗凝药物、纤溶制剂、拟交感神经药物以及血管炎等都可引起脑出血。

2. 发病机制　长期的血压增高可以使全身动脉壁发生透明变性，使原本较为坚韧的动脉壁变薄、脆性增加，同时可以出现一些较为细小的动脉瘤或者囊状动脉壁扩张，这种变化使得动脉对血压升高的耐受性下降。骤然升高的血压可以使得内壁变薄的细小动脉发生突然破裂，出现脑出血，此后血凝块聚集在血管外脑组织内，可以释放各种血管活性物质，这些有害物质可以使得周围动脉进一步收缩，出现周围血管的再次破裂，导致恶性循环的发生，这也就解释了为何临床上多见短时间（多在首次出血3小时以内）再次出血的表现。在多次反复之后局部脑组织内形成较大的血凝块，压迫破裂的血管，形成血肿，出血才逐渐停止。临床上常见的脑出血以基底节区最为多见，研究尸检发现是因为供应此处的豆纹动脉从大脑中动脉呈直角发出，拐角较大，在原有血管病变的基础上，受到压力较高的血流冲击后易导致血管破裂。而出血发生后人体内全身凝血机制激活，血液内凝血酶浓度增加，聚集在脑组织内可以导致脑水肿，是脑出血后最为常见的继发改变，临床上甚至遇到出血量不大、症状不明显，但脑水肿最终夺取患者生命的情况。

二、评估

（一）病史与临床表现

好发于中老年人，也可发生在长期高血压的年轻人。动态发病为多，常在数分钟内病情达到高峰，部分在数小时或1～3天达到高峰。脑出血的临床表现主要取决于出血的部位、大小及继发病变的严重程度。

1. 基底节区出血　基底节区是最常见的脑出血部位，豆纹动脉的破裂出血，血肿即位于基底节。基底节出血又可以细分为壳核出血、丘脑出血、尾状核头出血等。

（1）壳核出血：临床表现与血肿的部位和血肿量有关，中大量出血时常见的症状主要表现为内囊受损引起的对侧偏瘫，可有双眼向病灶一侧凝视、偏身感觉障碍、对侧偏盲等。出血量大时影响脑脊液的循环，压迫脑组织产生短时间内昏迷、呼吸心跳受影响，甚至在短时间内死亡。

（2）丘脑出血：丘脑出血的特点除与壳核出血类似的症状，如偏身运动障碍、感觉障碍等，可出现精神障碍，临床上常见的有情绪低落、淡漠等，还可出现痴呆、记忆力下降等症状。出血量较大者为内侧型脑出血，病情重，预后不良，亦可短时间内危及生命。出血量少时，除了感觉障碍外，可无其他表现。

（3）尾状核头出血：较为少见，出血量常不大，多破入脑室，出现急性脑积水症状，如恶心、呕吐、头痛等，一般不出现典型的肢体偏瘫症状，临床表现可与蛛网膜下腔出血类似。

2. 脑叶出血　一般合并有颅内血管畸形、血液病、烟雾病等患者常见，血肿常见于一个脑叶内，有时也会累及两个脑叶，临床上以顶叶最为常见。根据不同的部位以及出血量，临床表现较为多见复杂，可有肢体偏瘫、癫痫发作、失语、头痛、尿失禁、视野缺损等。额叶出血可出现对侧偏瘫、运动性失语及精神障碍。顶叶出血者的偏瘫较轻，而偏身感觉障碍较重，可伴对侧下象限盲。颞叶出血表现为对侧面舌及上肢为主的瘫痪和对侧上象限盲，优势半球可出现混合性失语。枕叶出血表现为对侧偏盲并有黄斑回避现象。脑叶出血除上述一般表现外，尚易发生局灶或全身性癫痫。

3. 脑干出血　是旁正中动脉和短旋动脉破裂所致，其中以脑桥出血为多见，临床表现为突然头痛、眩晕、呕吐、复视、眼震、眼球不同轴、交叉性感觉障碍、交叉性瘫痪、偏瘫或四肢瘫等。出血大于 5ml 即可出现昏迷、四肢瘫痪、呼吸困难等症状，还可出现急性应激性溃疡，出现中枢性顽固高热等，多数患者在发病后不久就出现多器官功能障碍综合征，常在发病后 48 小时内死亡。

4. 小脑出血　主要系小脑上动脉、小脑下动脉或小脑后动脉破裂所致，表现为眩晕、共济失调，可出现频繁呕吐、后枕部剧烈疼痛，小脑出血量较大时可出现脑桥受压影响呼吸功能。小脑位于后颅窝，出血大于 10ml 即有手术指征。

5. 脑室出血　原发性脑室出血较为少见，多见周围部位出血破入脑室。原发性脑室出血症状较为明显，如突发头痛、呕吐、颈强直等，大量出血可很快进入昏迷症状。

（二）辅助检查

脑出血属于神经科急诊，需要在短时间内立刻明确诊断，目前辅助检查主要分为实验室检查和影像学检查两种，随着目前医疗水平的逐渐提高，影像学检查因为其具有时间短、无创、结果准确等优点，已逐渐成为首选的检查方法。

1. 脑 CT 检查　临床疑诊脑出血时首选 CT 检查，可显示圆形或卵圆形均匀高密度血肿，发病后即可显示边界清楚的新鲜血肿，并可确定血肿部位、大小、形态以及是否破入脑室，血肿周围水肿带和占位效应等。1周后血肿周围可见环形增强，血肿吸收后变为低密度或囊性变，CT动态观察可发现脑出血的病理演变过程，并在疾病治疗过程中的病情变化时第一时间指导临床治疗。

2. MRI检查　可发现CT不能确定的脑干或小脑小量出血，能分辨病程4~5周后CT不能辨认的脑出血，区别陈旧性脑出血与脑梗死，显示血管畸形流空现象，还可以大致判断出血时间，是否多次反复出血等。

3. DSA全脑血管造影检查　DSA在脑出血原因的鉴别上仍意义重大，因其可直观的看到脑血管的走形及形态，当怀疑有脑血管畸形或动脉瘤破裂的患者应该需要做DSA检查明确诊断。

4. 脑脊液检查　脑出血诊断明确者一般不做脑脊液检查，以防发生脑疝，但在无条件做脑CT或脑MRI检查时，腰穿仍有一定诊断价值。

（三）综合功能评估

针对患者病情及社会家庭情况，请全科医师、康复师、护士、心理师、营养师、临床药师、社会工作者、护工等参加，评估患者功能障碍程度、用药、营养、心理、体能、社会家庭情况等，制定有针对性的综合治疗方案。

三、治疗方法

高血压脑出血的治疗可分为内科保守治疗和外科手术治疗。患者出血量不多，神经功能损害较轻，或者患者一般情况较差不能行手术治疗时可选择内科保守治疗。内科治疗的原则是脱水降颅压、减轻脑水肿；调整血压；防止再出血；减轻血肿造成的继发性损害，促进神经功能恢复；防止并发症；早期康复治疗。

（一）急性期治疗

1. 一般治疗

（1）安静休息，一般卧床休息2~4周，避免情绪激动及血压升高。

（2）保持呼吸道通畅，昏迷患者应将头歪向一侧，以利于口腔分泌物及呕吐物流出，防止舌根后坠，必要时行气管切开，有意识障碍、血氧饱和度下降的患者应予以吸氧。

（3）昏迷或有吞咽困难者在发病第2~3天即应鼻饲。

2. 控制血压　血压≥200/110mmHg时，在降颅压的同时可慎重平稳降血压治疗，使血压维持在略高于发病前水平或180/105mmHg左右；收缩压在170~200mmHg或舒张压 100~110mmHg，暂时不使用降压药，先脱水降颅压，并严密观察血压情况，必要时再用降压药。收缩压<165mmHg 或舒张压<95mmHg，不需降血压治疗。

3. 控制脑水肿，降低颅压 颅压升高是脑出血患者死亡的主要原因。根据颅压高低，调整头部位置到最佳状态，常规床头应抬高并维持在 30°。最快速降低颅压的方法是过度换气。血中 CO_2 浓度降低可导致脑血管收缩和脑血流迅速下降。脱水治疗是治疗颅压增高的首选治疗。

（1）甘露醇：20%甘露醇 125~250ml 快速静脉滴注，6~8 小时 1 次，一般情况应用 5~7 天为宜。颅压增高明显或有脑疝形成时，可加大剂量，快速静推，使用时间也可延长。

（2）呋塞米：20~40mg 静注，6~8 小时 1 次，与甘露醇交替使用可减轻二者的不良反应。

（3）甘油果糖：250~500ml 静脉滴注，每日 1~2 次，脱水作用温和，一般无反跳现象，并可提供一定的热量，肾功能不全者也可考虑使用。

（4）皮质激素：可减轻脑水肿，但易引起感染、升高血糖、诱发应激性溃疡，故不主张使用。

（5）清蛋白：大量清蛋白（20g，每日 2 次），可佐治脱水，但价格较贵，可酌情考虑使用。

4. 止血药物 一般不用，若有凝血功能障碍，可应用，时间不超过 1 周。

5. 亚低温治疗 对脑出血患者降低脑代谢、保护脑细胞有一定作用。

（二）急性后期及并发症的治疗

1. 神经保护剂 脑出血急性后期，可同时给予神经细胞营养剂。常用的神经保护剂包括依达拉奉（30mg 静点，bid）、单唾液酸四己糖神经节苷脂（40~80mg 静点，qd）、胞磷胆碱（0.2g 口服，tid）、脑蛋白水解物（10~30ml 静点，qd）等。因其价格昂贵，可根据病情及经济条件选用。

2. 中医中药治疗 根据辨证使用对应的方药，可减少并发症，降低致残率、病死率。

3. 康复治疗 脑出血稳定后，应尽早行康复治疗，以促进神经功能的恢复。康复治疗必须视病情而定，避免过度活动，防止加重或促进再次出血（见神经康复章）。

4. 癫痫 脑叶出血是引起脑卒中后癫痫发作的主要原因。脑卒中发病 2~3 个月后再发生的癫痫诊断为脑卒中引起的继发性癫痫，其发生率为 7%~14%；脑卒中急性期的癫痫发作称为痫性发作。对于有痫性发作危险性的脑卒中患者应保持气道通畅、持续吸氧、维持体温正常、纠正电解质紊乱及酸碱失衡、减轻脑水肿；但不推荐使用预防性抗痫治疗。对于脑卒中急性期的痫性发作可用抗痉治疗，孤立出现的一次痫性发作或急性期的痫性发作控制后，可以不继续长期服用抗痉药；若出现癫痫持续状态，可按癫痫持续状态的治疗原则进行处置。脑卒中发生2~3个月后再次发生痫性发作则应按癫痫的常规治疗方法进行长期药物治疗。

5. 肺部感染 肺部感染是脑出血患者最为常见的并发症。早期识别和处理卒中患者的吞咽和误吸问题，对预防吸入性肺炎有显著作用。有误吸危险时应考虑暂时禁食。吞咽困难的患者可通过鼻饲预防吸入性肺炎。有分泌物和呕吐物时应立即处理，防止误吸和窒息。患者应采用适当的体位，保持呼吸道通畅，使发生呼吸道并发症的危险性降到最低。经常改变在床上的体位，定时翻身和拍背。应用针对性的抗生素。对于感染时间较长，抗感染治疗效果不佳者，应进行痰培养并做药敏试验，以确定应用何种抗生素。必要时需要行气管切开手术。

6. 肺水肿 脑出血可并发急性肺水肿，一般对症治疗主要包括面罩吸氧，静注吗啡（1~5mg，每日1~2次）和呋塞米（0.5~1.0mg/kg）等措施。如果低氧血症严重或二氧化碳明显潴留，则需要气管插管和辅助通气。

7. 深静脉血栓形成和肺栓塞 深静脉血栓形成可出现于发病后第2天，高峰在4~7天，危险因素包括静脉血流淤滞、静脉系统内皮损伤和血液高凝状态。瘫痪重、年老及心房颤动者发生DVT的比例更高。对于瘫痪程度重，长期卧床的脑卒中患者应重视深静脉血栓形成和肺栓塞的预防，鼓励患者尽早活动、腿抬高、穿弹性长筒袜，尽量避免下肢静脉输液，特别是瘫痪侧肢体。避免用抗凝与溶栓治疗。

8. 吞咽困难 吞咽困难是脑出血的常见并发症。卒中患者病情越严重，吞咽困难越常见。此外，48%有吞咽困难的急性卒中患者产生营养不良。吞咽困难治疗的目的是预防吸入性肺炎，避免因饮食摄取不足导致的液体缺失和营养不良，以及重建吞咽功能。所有卒中患者在给予饮食前均应行饮水试验。如果患者存在营养障碍，可较早给予鼻饲。轻度和中度的吞咽困难一般可用鼻饲过渡。如系长期不能吞咽者，应选用经皮胃管进食。

9. 上消化道出血 又称应激性溃疡，是脑血管病的严重并发症之一。以下情况可考虑有上消化道出血的可能：①呕吐或从胃管内引流出大量咖啡色液体；②柏油样便；③体格检查发现腹部膨隆，叩诊呈鼓音，肠鸣音低弱或消失；④血压下降，皮肤湿冷，尿少等末梢循环衰竭等表现；⑤血红蛋白减少，血浆尿素氮增多，甚至有各重要脏器功能衰竭。上消化道出血的处理包括：①胃内灌洗：冰生理盐水100～200ml，其中50～100ml加入去甲肾上腺素1～2mg口服；仍不能止血者，将另外50～100ml加入凝血酶1000～2000U口服。对于意识障碍或吞咽困难患者，可给予鼻饲导管内注入。也可用立止血、云南白药、酚磺乙胺、止血芳酸、生长抑素等；②使用制酸止血药物：西咪替丁200～400mg/d静脉点滴；奥美拉唑20mg口服或胃管内注入或静脉注射；③防治休克，必要时输血；④胃镜下止血：上述多种治疗无效时，仍有顽固性大量出血，可在胃镜下进行高频电凝止血；⑤手术治疗：对于胃镜下止血仍无效时，因过多过久地大量出血危及生命可考虑手术止血。

10. 心脏损害　脑出血合并心脏损伤是脑心综合征的表现之一，包括急性心肌缺血、心肌梗死、心律紊乱及心力衰竭等；也是急性脑血管病的主要死亡原因之一。发病早期应密切观察心脏情况，必要时行动态心电监测及心肌酶谱测查，及时发现心脏损伤，给予治疗。避免或慎用增加心脏负担的药物。注意补液速度及控制补液量，快速静滴甘露醇溶液进行脱水治疗时，要密切观察心脏情况。对于高龄患者和原有心脏病患者，甘露醇用半量或改用其他脱水剂。

11. 肾衰竭　由于脑出血患者多为中老年人，大部分合并有肾脏受损，一旦发生急性脑血管病，则易发生急性肾衰竭。对于并发急性肾功能衰竭患者的治疗，首先减少甘露醇的用量或停止使用；同时避免应用对肾功能有损害的药物；控制补液量，保持出入量平衡。为促进体内水分的排出，首先应用呋塞米40～100mg肌内注射，每日2～4次。如仍为少尿或无尿者，应进行透析性治疗。积极纠正水、电解质和酸碱平衡紊乱。

12. 水、电解质紊乱　急性卒中并发的水、电解质紊乱，主要有低钾血症、高钠血症和低钠血症。水电解质紊乱的处理主要包括：①预防：病情较重和进行脱水治疗的急性卒中患者需监测电解质及酸碱平衡情况。不能进食的患者，每日的出入量应保持平衡，入量应根据尿量进行调整。不宜使用低渗性溶液，最好使用等渗性溶液，如生理盐水。并补充足够的钾、钠离子；②低钾血症：轻至中度的低钾血症（血钾2.7～3.5mmol/L），一般可予口服氯化钾6～8g/d，分3次口服或鼻饲。当血钾低于2.7mmol/L或血清钾虽未降至2.7mmol/L以下，但有严重肌无力症状或发生严重心律失常的患者，应在口服补钾的同时，予以静脉补钾；③低钠血症：应根据低钠的原因分别治疗。补盐速度不能过快，以免引起脑桥中央髓鞘溶解症。补盐速度限制在每小时0.7mmol/L，每天不超过20mmol/L；④高钠血症：限制钠的摄入，口服或鼻饲水分，严重的可给予5%

的葡萄糖溶液静滴。纠正高钠血症不宜过快，以免引起脑水肿。由继发性尿崩症引起的高钠血症可予皮下注射血管加压素等替代治疗。

13. 压疮　压疮是脑出血患者护理的一大难题。脑出血患者长期卧床，不能进行自主体位变更，导致局部皮肤及组织受压时间过长而发生缺血、坏死，局部出现溃烂，压疮形成，且经久不愈。

（三）康复治疗原则

脑出血患者，在神志清楚，没有严重精神、行为异常，生命体征平稳，不伴有严重的并发症、合并症时即可开始康复方法的介入。急性期患者以良肢位保持及定时体位变换为主。对于意识不清或不能进行自我主动运动者，为预防关节挛缩和促进运动功能改善，应进行被动关节活动度维持训练（具体详见脑卒中后康复章节）。

四、预防原则

1. 控制血压　脑出血最常见的原因就是高血压，控制血压相当于预防了一大部分的脑出血可能性，在医生的指导下合理应用并调整降血压药物，定期进行血压监测，血压不能过高或者过低，既可避免血压波动对血管壁的损害，又可防止血压过低可能导致的脑灌注不足。饮食疗法上限制盐的摄入量、减轻体重、降低血脂、适度运动、生物反馈疗法等，可以巩固和促进药物的降压作用。

2. 保持心情舒畅　高血压的发生因素有饮食、社会环境、生活改变、精神冲突等。高血压患者在紧张时血管收缩反应比正常人持久，精神紧张、自主神经活动及条件作用均可引起高血压。保持心情舒畅是十分必要的。

3. 注意生活规律　养成良好的生活习惯，如按时作息，保证足够的睡眠和休息时间（有午睡习惯者尤应坚持），文体活动（特别是打麻将、打桥牌、打保龄球、跳舞、爬山、竞走、观看电视和上网等）力求适度和适量，保持排便通畅，勿使劲搬抬重物。

4. 注意饮食安全，改变不良生活习惯　因一时饮酒、进食或抽烟过量而导致脑出血发病的实例时有所闻，应忌暴饮暴食、高糖高脂食物、酗酒劝酒和抽烟，同时不宜进食过于辛辣的刺激性食物和过浓的咖啡、茶等兴奋性饮料，但应多次少量地适量饮水。

5. 注意身边的症状警告　脑出血的发病虽多较突然，但部分患者在发病前数小时或数日内还是会有一些轻重不等和易被人们所忽视的先兆症状。故建议患有高血压病的中老年人，一旦突发头痛加重或由间断性变成持续性，突发头晕或原有头晕明显加重，突发一侧肢体或头面、舌部短暂性发麻、乏力或活动欠灵活，或突发口角流水漏气、舌发硬、咬字不准、吐字不清，或突发血压持续升高不降等症状时，应尽快就医和采取正确的防治措施，以确保安全。

（吴玉芙　刘晓红）

第四节　心肌梗死急性后期的治疗

一、发病原因和机制

1. 发病原因及危险因素　基本病因是冠状动脉粥样硬化（偶为冠状动脉栓塞、炎症、先天性畸形、痉挛和冠状动脉口阻塞所致）造成一支或多支血管管腔狭窄和心肌血供不足，而侧支循环未充分建立。在此基础上，一旦血供急剧减少或中断，使心肌严重而持久地急性缺血达 20～30 分钟以上，即可发生急性心肌梗死［急性心肌梗死（AMI）］。

高胆固醇血症（或低密度脂蛋白增多）、高血压、糖尿病和吸烟是重要危险因素，其中高血压和糖尿病为独立危险因素。有 1/2～2/3 的病例有诱因可寻，其中以过度劳累、情绪激动或精神紧张最为多见，其次是饱餐及上呼吸道或其他感染，少数为手术大出血或其他原因的低血压，休克与蛛网膜下腔出血、脱水、出血或严重心律失常等。亦有一部分患者是在睡眠或完全休息时发作。急性心肌梗死病例数有明显的季节性变化规律，每年 11 月至次年 1 月和 3～4 月有两个发病高峰，提示发病与气候变化有关。

2. 发病机制　大量的研究已证明，绝大多数的急性心肌梗死（AMI）是由于不稳定的粥样斑块溃破，继而出血和管腔内血栓形成，而使管腔闭塞。少数情况下粥样斑块内或其下发生出血或血管持续痉挛及高凝状态、先天冠脉异常、冠状动脉炎、心肌桥、冠状动脉栓塞、主动脉夹层瘤及心肌供养的供需失衡，也可使冠状动脉完全闭塞。

二、评估

（一）病史与临床表现

1. 临床表现　心肌梗死急性后期是指病情相对稳定，心肌标志物水平恢复正常，一般距发病 3～5 天。其临床表现与梗死的大小、部位、侧支循环情况密切有关。

（1）疼痛：与急性期相比多无明显胸部剧烈疼痛，部分患者仍存在梗死后心绞痛，含化硝酸甘油后可以缓解或自行缓解。

（2）心律失常：见于 75%～95% 的患者，多发生在起病 1～2 天，而以 24 小时内最多见，可伴乏力、头晕、昏厥等症状。各种心律失常以室性心律失常最为多见，尤其是室性期前收缩、室性心动过速或心室颤动。室颤是急性心肌梗死（AMI）早期，特别是入院前主要死因。房室传导阻滞和束支传导阻滞也较多见，室上性心律失常则较少，多发生在心力衰竭者中。

（3）低血压和休克：疼痛期常见血压下降，此时无微循环衰竭的表现，仅能称之为低血压状态。如疼痛缓解而收缩压仍低于 80mmHg，患者烦躁不安、面色苍白、皮肤湿冷、脉细而快、大汗淋漓、尿量减少（<20ml/h）、神志迟钝、甚至昏厥者则为休克的表现。休克多在起病后数小时至数日内发生，见于 20% 的患者，主要是心源性，为心肌广泛（40% 以上）坏死，心排血量急剧下降所致，神经反射引起的周围血管扩张为次要因素，有些患者尚有血容量不足的因素参与。严重的休克可在数小时内死亡，一般持续数小时至数天，可反复出现。

（4）心力衰竭：主要是急性左心衰竭，可在起病最初几天内发生，或在疼痛、休克好转阶段出现，为梗死后心脏舒缩力显著减弱或不协调所致，发生率为 32%～48%，表现为呼吸困难、咳嗽、发绀、烦躁等症状，严重者可发生肺水肿，随后可有颈静脉怒张、肝大、水肿等右心衰竭表现。右心室 MI 心肌梗死者可一开始即出现右心衰竭表现，伴血压下降。

2. 体征　根据梗死大小和有无并发症而差异很大。梗死范围不大无并发症者常无异常体征，而左室心肌细胞不可逆性损伤>40% 的患者常发生严重左心衰竭、急性肺水肿和心源性休克。

（1）心脏体征：心脏浊音界可正常，也可轻度至中度增大；心率多增快，少数也可减慢；心尖区第一心音减弱；可出现第四心音（心房性）奔马律，少数有第三心音（心室率）奔马律；10%～20% 患者在起病第 2～3 天出现心包摩擦感，为反射性纤维性心包炎所致；心尖区可出现粗糙的收缩期杂音或伴收缩中晚期喀喇音，为二尖瓣乳头肌功能失调或断裂所致；可有各种心律失常。

（2）血压：除极早期血压可增高外，几乎所有患者都有血压降低。起病前有高血压者，血压可降至正常，且可能不再恢复到起病前的水平。

（3）其他：可有与心律失常、休克或心力衰竭相关的其他特征。

（二）实验室及辅助检查

1. 实验室检查　白细胞及中性粒细胞可增多，嗜酸性粒细胞减少或消失；红细胞沉降率增快；C-反应蛋白增高、血中游离脂肪酸增多。主要诊断指标为血心肌坏死标志物特征性增多，常用的指标为肌钙蛋白、肌红蛋白、肌酸激酶同工酶以及肌酸激酶、谷丙转氨酶、谷草转氨酶。

2. 心电图常有进行性的改变　对 MI 的诊断、定位、定范围、估计病情演变和预后都有帮助。典型的 ST 段抬高性 MI 者的心电图表现特点为 ST 段抬高呈弓背向上型，宽而深的 Q 波（病理性 Q 波），T 波倒置，宽而深，在面向损伤区周围心肌缺血区的导联上出现；在背向 MI 区的导联则出现相反的改变，即 R 波增高、ST 段压低和 T 波直立并增高。非 ST 段抬高性 MI 者心电图有 2 种类型：①无病理性 Q 波，有普遍性 ST 段压低 ≥0.1mV，但 aVR 导联 ST 段抬高，或有对称性 T 波倒置为心内膜下 MI 所致；②无病理性 Q 波，也无 ST 段变化，仅有 T 波倒置改变。

3. 放射性核素检查　可观察心室壁的运动和左心室的射血分数，有助于判断心室功能，诊断梗死后造成的室壁运动失调和心室壁瘤以及观察心肌的代谢变化，判断心肌的存活。

4. 超声心动图　二维和 M 型超声心动图有助于了解心室壁的运动和左心室功能，诊断室壁瘤和乳头肌功能失调等。多巴酚丁胺负荷超声心动图检查还可用于评价心肌存活性。

5. 选择性冠脉造影　是目前诊断的"金标准"，可先行冠脉造影以协助明确病变情况，制定治疗方案。

（三）功能评估

急性心肌梗死（AMI）引起的心力衰竭称为泵衰竭，按 Killip 分级法可分为：

Ⅰ级：尚无明显心力衰竭。

Ⅱ级：有左心衰竭，肺部啰音<50%肺野。

Ⅲ级：有急性肺水肿，全肺大、小、干、湿啰音。

Ⅳ级：有心源性休克等不同程度或阶段的血流动力学变化。

三、治疗方法

对 ST 段抬高的急性心肌梗死（AMI），强调及早发现，及早住院，并加强住院前的就地处理。治疗原则是尽快恢复心肌的血液灌注（到达医院后 30 分钟内开始溶栓或 90 分钟内开始介入治疗）以挽救濒死的心肌、防止梗死扩大或缩小心肌缺血范围，保护和维持心脏功能，及时处理严重心律失常、泵衰竭和各种并发症，防止猝死，使患者不但能渡过急性期，且康复后还能保持尽可能多的功能心肌。

(一)急性期治疗

1. 一般治疗 卧床休息,保持环境安静。减少探视,防止不良刺激,解除焦虑。急性期12小时卧床休息,若无并发症,24小时内应鼓励患者在床上行肢体活动,若无低血压,第3天可在病房内走动;梗死后第4~5天,逐步增加活动直至每天3次步行100~150米。在冠心病监护室进行心电图、血压和呼吸的监测以及心功能的变化,除颤仪应随时处于备用状态。对于严重泵衰者还可监测肺毛细血压和静脉压。对有呼吸困难和血氧饱和度降低者,可间断或持续通过鼻导管面罩吸氧。建立静脉通道,保持给药途径畅通。

2. 药物治疗 无禁忌证者即服水溶性阿司匹林或肠溶阿司匹林150~300mg,然后肠溶阿司匹林每日1次,3日后改为75~150mg每日1次长期服用。氯吡格雷300~600mg嚼服,以后每日75mg服用。镇痛可选用的药物:①哌替啶50~100mg肌内注射,或吗啡5~10mg皮下注射,必要时1~2小时后再注射1次,以后每4~6小时可重复应用,注意防止对呼吸功能的抑制;②疼痛较轻者可用可待因或罂粟碱0.03~0.06g肌内注射或口服;③或再试用硝酸甘油0.3mg或硝酸异山梨酯5~10mg舌下含用或静脉滴注,要注意心率增快和血压降低。

3. 心肌再灌注疗法 可极有效地解除疼痛,起病3~6小时最多在12小时内,使闭塞的冠状动脉再通,心肌得到再灌注,濒临坏死的心肌可能得以存活或缩小坏死范围,减轻梗死后心肌重塑,改善预后,是一种积极的治疗措施。

(1)介入治疗(percutaneous coronary intervention,PCI)。

1)直接PCI:适应证:①ST段抬高和新出现左束支传导阻滞(影响ST段的分析)的MI;②ST段抬高性MI心肌梗死并发心源性休克;③适合再灌注治疗而有溶栓治疗禁忌证者;④非ST段抬高性MI心肌梗死,但梗死相关动脉严重狭窄,血流TIMI Ⅱ级。应注意:①发病12小时以上不宜施行PCI;②不宜对非梗死相关的动脉施行PCI;③要由有经验者施术,避免延误时机。有心源性休克者宜先行主动脉内球囊反搏术,待血压稳定后再施术。

2)补救性PCI:溶栓治疗后仍有明显胸痛,抬高的ST段无明显降低者,应尽快进行冠状动脉造影,如显示TIMI 0~Ⅱ级血流,说明相关动脉未再通,宜立即施行补救性PCI。

3)溶栓治疗再通者的PCI:溶栓治疗成功的患者,如无缺血复发表现,可在7~10天后行冠状动脉造影,如残留的狭窄病变适用于PCI可行PCI治疗。

（2）溶栓疗法：无条件施行介入治疗或因患者就诊延误、转送患者到可施行介入治疗的单位将会错过再灌注时机，如无禁忌证应立即（接诊患者后30分钟内）行本法治疗。

1）适应证：①两个或两个以上相邻导联ST段抬高（胸导联）≥0.2mV，肢导联≥0.1mV），或病史提示急性心肌梗死（AMI）伴左束支传导阻滞，起病时间<12小时，患者年龄<75岁；②ST段显著抬高的心肌梗死患者年龄>75岁，经慎重权衡利弊仍可考虑；③ST段抬高性心肌梗死，发病时间已达12~24小时，但如仍有进行性缺血性胸痛，广泛ST段抬高者也可考虑。

2）禁忌证：①既往发生过出血性脑卒中，1年内发生过缺血性脑卒中或脑血管事件；②颅内肿瘤；③近期（2~4周）有活动性内脏出血；④未排除主动脉夹层；⑤入院时严重且未控制的高血压（>180/110mmHg）或慢性严重高血压病史；⑥目前正在使用治疗剂量的抗凝药或已知有出血倾向；⑦近期（2~4周）创伤史，包括头部外伤、创伤性心肺复苏或较长时间（>10分钟）的心肺复苏；⑧近期（<3周）外科大手术；⑨近期（<2周）曾有在不能压迫部位的大血管行穿刺术。

3）溶栓药物的应用：以纤维蛋白溶酶原激活剂激活血栓中纤维蛋白溶酶原，使转变为纤维蛋白溶酶而溶解冠状动脉内的血栓。常用重组组织型纤维蛋白溶酶原激活剂（rt-PA）、尿激酶（UK）、链激酶（SK）。

4. 紧急主动脉-冠状动脉旁路移植术　介入治疗失败或溶栓治疗无效有手术指征者，宜争取6~8小时内施行主动脉-冠状动脉旁路移植术。

（二）急性后期及并发症治疗

1. 消除心律失常　心律失常必须及时消除，以免演变为严重心律失常甚至猝死。

（1）发生心室颤动或持续多形性室性心动过速时，尽快采用非同步直流电除颤或同步直流电复律。单形性室性心动过速药物疗效不满意时也应及早用同步直流电复律。

（2）一旦发现室性期前收缩或室性心动过速，立即用利多卡因50~100mg静脉注射，每5~10分钟重复1次，至期前收缩消失或总量已达300mg，继以1~3mg/min的速度静脉滴注维持（100mg加入5%葡萄糖液100ml，滴注1~3ml/min）。如室性心律失常反复可用胺碘酮治疗。

（3）对缓慢性心律失常可用阿托品0.5~1mg肌内或静脉注射。

（4）房室传导阻滞发展到第二度或第三度，伴有血流动力学障碍者宜用临时人工心脏起搏器治疗，待传导阻滞消失后撤除。

（5）室上性快速心律失常选用维拉帕米、地尔硫䓬、美托洛尔、洋地黄制剂或胺碘酮等药物治疗，不能控制时可考虑用同步直流电复律治疗。

2. 控制休克 根据休克属心源性，抑或尚有周围血管收缩障碍或血容量不足等因素存在给予分别处理。

（1）补充血容量：估计有血容量不足，或中心静脉压和肺动脉楔压低者，用右旋糖酐或 5%～10% 葡萄糖液静脉滴注，输液后如中心静脉压上升>18cmH$_2$O 肺毛细血管楔压>18mmHg 停止。右心室梗死时，中心静脉压升高不一定是补充血容量的禁忌

（2）应用升压药：补充血容量后血压仍不升，而肺毛细血管楔压和心排血量正常时，提示周围血管张力不足，可用多巴胺 ［起始剂量 3～5μg/（kg·min）］，或去甲肾上腺素 2～8μg/（kg·min），亦可选用多巴酚丁胺 ［起始剂量 3～10μg/（kg·min）］ 静脉滴注。

（3）应用血管扩张剂：经上述处理血压仍不升，而肺毛细血管楔压（PCWP）增高，心排血量低或周围血管显著收缩以致四肢厥冷并伴有发绀时，硝普钠 15μg/min 开始静脉滴注，每 5 分钟逐渐增量至 PCWP 降至 15～18mmHg；硝酸甘油 10～20μg/min 开始静脉滴注，每 5～10 分钟增加 5～10μg/min 直至左室充盈压下降。

（4）其他：治疗休克的其他措施包括纠正酸中毒、避免脑缺血、保护肾功能，必要时应用洋地黄制剂等。为了降低心源性休克的病死率，有条件的医院考虑用主动脉内球囊反搏术进行辅助循环，然后作选择性冠状动脉造影，随即施行介入治疗或主动脉-冠状动脉旁路移植手术，可挽救一些患者的生命。

3. 治疗心力衰竭 主要是治疗急性左心衰竭，以应用吗啡（或哌替啶）和利尿剂为主，亦可选用血管扩张剂减轻左心室的负荷，或用多巴酚丁胺 10μg/（kg·min） 静脉滴注，或用短效血管紧张素转换酶抑制剂从小剂量开始等治疗。洋地黄制剂可能引起室性心律失常，应慎用。最早期出现的心力衰竭主要是坏死心肌间质充血、水肿引起顺应性下降所致，而左心室舒张末期容量尚不增大，因此，梗死发生后 24 小时内宜尽量避免使用洋地黄制剂。有右心室梗死的患者应慎用利尿剂。

4. 其他药物治疗 下列疗法可能有助于挽救濒死心肌，防止梗死扩大，缩小缺血范围，加快愈合的作用，有些尚未完全成熟或疗效尚有争论，可根据患者具体情况考虑选用。

（1）β 受体阻滞剂和钙离子通道阻滞剂：在起病的早期，如无禁忌证可尽早使用美托洛尔、阿替洛尔或卡维地洛等 β 受体阻滞剂，尤其是前壁 MI 伴有交感神经功能亢

进者，可能防止梗死范围的扩大，改善急、慢性期的预后，但应注意其对心脏收缩功能的抑制。钙离子通道阻滞剂地尔硫䓬可能有类似效果，如有 β 受体阻滞剂禁忌证可考虑应用。

（2）血管紧张素转换酶抑制剂和血管紧张素 II 受体阻滞剂：在起病早期应用，从低剂量开始，有助于改善恢复期心肌的重塑，降低心力衰竭的发生率，从而降低病死率。不能耐受血管紧张素转换酶抑制剂者可选用血管紧张素 II 受体阻滞剂，如氯沙坦、缬沙坦、替米沙坦等。

（3）调酯治疗：他汀类药物可以稳定斑块，改善内皮细胞功能，若无禁忌证，无论血基线 LDL-C 水平和饮食控制情况如何，均应尽早使用他汀类药物。

（4）抗凝疗法：目前多用在溶解血栓疗法之后，单独应用者少。在梗死范围较广、复发性梗死或有梗死先兆者可考虑应用。有出血、出血倾向或出血既往史、严重肝肾功能不全、活动性消化性溃疡、血压过高、新近手术而创口未愈者禁用。先用肝素或低分子量肝素。维持凝血时间在正常的 2 倍左右（试管法 20~30 分钟，APTT 法 60~80 秒，ACT 法 300 秒左右）。继而口服氯吡格雷或阿司匹林。

（5）并发症的处理：并发栓塞时，用溶解血栓和（或）抗凝疗法。心室壁瘤如影响心功能或引起严重心律失常，宜手术切除或同时作主动脉-冠状动脉旁路移植手术。心脏破裂和乳头肌功能严重失调都可考虑手术治疗，但手术死亡率高。心肌梗死后综合征可用糖皮质激素或阿司匹林、吲哚美辛等治疗。

（三）特殊类型的心肌梗死治疗

1. 右心室心肌梗死　治疗措施与左心室梗死略有不同。右心室心肌梗死引起右心衰竭伴低血压，而无左心衰竭的表现时，宜扩张血容量。在血流动力学监测下静脉滴注输液，直到低血压得到纠正或肺毛细血管楔压达 15~18mmHg。如输液 1~2L 低血压未能纠正可用正性肌力药，以多巴酚丁胺为优，不宜用利尿药。伴有房室传导阻滞者可予以临时起搏。

2. 非 ST 段抬高性心肌梗死　无 ST 段抬高的 MI 其住院期病死率较低，但再梗死率、心绞痛再发生率和远期病死率则较高。治疗措施与 ST 抬高性 MI 有所区别。非 ST 段抬高性 MI 也多是非 Q 波性，此类患者不宜溶栓治疗。其中低危险组（无合并症、血流动力学稳定、不伴反复胸痛者）以阿司匹林和肝素尤其是低分子量肝素治疗为主；中危险组（伴持续或反复胸痛，心电图无变化或 ST 段压低 1mm 左右者）和高危险组（并发心源性休克、肺水肿或持续低血压）则以介入治疗为首选。其余治疗原则同上。

（四）出院前评估及出院后生活与工作安排

如病情稳定，体力增进，可考虑出院。出院前作症状限制性运动负荷心电图、24小时动态心电监测、超声心动图、放射性核素检查，发现有症状或无症状性心肌缺血和严重心律失常，了解心功能，从而估计预后，决定是否需血管重建治疗，并指导出院后活动量。出院后进行康复治疗，逐步作适当的体育锻炼，有利于体力和工作能力的增进。经 2~4 个月的体力活动锻炼后，酌情恢复部分或轻工作，再次评估后部分患者可恢复全天工作，但应避免过重体力劳动或精神过度紧张。

（五）康复治疗原则

急性心肌梗死患者，在医院渡过急性期后，对病情平稳、无并发症的患者进行康复治疗。针对患者病情及社会家庭情况，由专科医师、康复师、护士、心理师、营养师、临床药师、社会工作者、护工等参加，详细评估患者病情程度、用药、营养、心理、体能、社会家庭情况等，制定有针对性的综合康复治疗方案。详见后心脏康复篇。

四、预防原则

心肌梗死后必须做好二级预防，预防心肌梗死再发。患者应采用合理膳食（低脂肪、低胆固醇饮食）、戒烟、限酒、适度运动、心态平衡。坚持服用抗血小板药物、β受体阻滞剂、他汀类调脂药及 ACEI 制剂等药物，控制高血压及糖尿病等危险因素，定期复查。普及有关心肌梗死知识，避免可控制诱因，预防再次心肌梗死发生，万一发生能早期诊断，及时治疗。

（赵剑平 罗 智）

第五节 慢性心衰急性发作后期的治疗

一、发病原因和发病机制

（一）基本病因

1. 前负荷过重 心室舒张回流的血量过多，如主动脉瓣或二尖瓣关闭不全、室间隔缺损、动脉导管未闭等均可使左心室舒张期负荷过重，导致左心衰竭；先天性房间隔缺损可使右心室舒张期负荷过重，导致右心衰竭。贫血、甲状腺功能亢进等高心排血量疾病，由于回心血量增多，加重左、右心室的舒张期负荷导致全心衰竭。

2. 后负荷过重　如高血压、主动脉瓣狭窄或左心室流出道梗阻，使左心室收缩期负荷加重，可导致左心衰竭。肺动脉高压、右心室流出道梗阻，使右心室收缩期负荷加重，可导致右心衰竭。

3. 心肌收缩力减弱　常见的如冠状动脉粥样硬化所引起的心肌缺血或坏死、各种原因的心肌炎（病毒性、免疫性、中毒性、细菌性）、原因不明的心肌病、严重的贫血性心脏病及甲状腺功能亢进性心脏病等，心肌收缩力均可有明显减弱，导致心力衰竭。

4. 心室收缩不协调　冠心病心肌局部严重缺血导致心肌收缩无力或收缩不协调，如室壁瘤。

5. 心室顺应性减低　如心室肥厚、肥厚性心肌病，心室的顺应性明显减低时，可影响心室的舒张而影响心脏功能。

（二）诱发因素

1. 感染　上呼吸道感染和肺部感染是诱发心力衰竭的常见诱因，感染除可直接损害心肌外，发热使心率增快也加重心脏的负荷。

2. 过重的体力劳动或情绪激动。

3. 心律失常　尤其是快速性心律失常，如阵发性心动过速、心房颤动等，均可使心脏负荷增加，心排血量减低而导致心力衰竭。

4. 妊娠分娩　妊娠期孕妇血容量增加，分娩时由于子宫收缩，回心血量明显增多，加上分娩时的用力，均加重心脏负荷。

5. 输液（或输血过快或过量）　液体或钠的输入量过多，血容量突然增加，心脏负荷过重而诱发心力衰竭。

6. 严重贫血或大出血　使心肌缺血、缺氧，心率增快，心脏负荷加重。

二、评估

（一）病史与临床表现

1. 临床表现　慢性心力衰竭（chronic heart failure，CHF）是大多数心血管疾病的最终归宿，也是最主要的死亡原因。临床上左心衰竭最为常见，单纯右心衰竭较少见。左心衰竭后继发右心衰竭而致全心衰者，以及由于严重广泛心肌疾病同时波及左、右心而发生全心衰者临床上更为多见。

（1）左心衰竭：以肺淤血及心排血量降低表现为主。

1）程度不同的呼吸困难：①劳力性呼吸困难：是左心衰竭最早出现的症状；②端

坐呼吸；③夜间阵发性呼吸困难：入睡后突然因憋气而惊醒，被迫采取坐位，呼吸深快，重者可有哮鸣音，称之为"心源性哮喘"。大多于端坐休息后可自行缓解；④急性肺水肿：是左心衰呼吸困难最严重的形式。

2）一般症状：咳嗽、咳痰、咯血、乏力、疲倦、头晕、心悸。

3）少尿及肾功能损害症状。

（2）右心衰竭：以体静脉淤血的表现为主：①消化道症状：腹胀、食欲不振、恶心、呕吐等是右心衰最常见的症状；②劳力性呼吸困难：继发于左心衰的右心衰呼吸困难已存在。单纯性右心衰为分流性先天性心脏病或肺部疾患所致，也均有明显的呼吸困难。

（3）全心衰竭：右心衰继发于左心衰而形成的全心衰，当右心衰出现之后，右心排血量减少，阵发性呼吸困难等肺淤血症状反而有所减轻。扩张型心肌病等表现为左、右心室同时衰竭者，肺淤血症状往往不严重，左心衰的表现主要为心排血量减少的相关症状和体征。

（4）舒张性心力衰竭：临床表现可从症状不明显、运动耐力下降到气促、肺水肿。表现与收缩性心力衰竭相似。

2. 体征

（1）左心衰竭：患者肺部湿性啰音，重者可合并有哮鸣音。除基础心脏病的固有心脏体征外，慢性左心衰的患者一般均有心脏扩大（单纯舒张性心衰除外）、肺动脉瓣区第二心音亢进及舒张期奔马律。

（2）右心衰竭：①水肿：其特征为首先出现于身体最低垂的部位，常为对称性可压陷性。胸腔积液多见于同时有左、右心衰时，以双侧多见，如为单侧则以右侧更为多见，可能与右膈下肝淤血有关；②颈静脉征：颈静脉搏动增强、充盈、怒张是右心衰时的主要体征，肝颈静脉反流征阳性则更具特征性；③肝大：肝脏因淤血肿大常伴压痛，持续慢性右心衰可致心源性肝硬化，晚期可出现黄疸、肝功能受损及大量腹腔积液；④心脏体征：除基础心脏病的相应体征之外，右心衰时可因右心室显著扩大而出现三尖瓣关闭不全的反流性杂音。

（二）实验室及辅助检查

1. 血生化　右心衰患者血清胆红素和丙氨酸氨基转移酶水平可增高，心衰控制后常在 1~2 周恢复正常。血清尿素氮亦可轻度增高，可见蛋白尿、管型及红细胞。

2. 血浆脑钠肽（BNP）和 NT-proBNP 测定　有助于心衰诊断和预后判断。CHF 包括症状性和无症状性左室功能障碍患者血浆 BNP 水平均升高。其阴性时基本可除外心源性呼吸困难。血浆高水平 BNP 预示严重心血管事件，包括死亡的发生。心衰经治疗，血浆 BNP 水平下降提示预后改善。大多数心衰呼吸困难的患者 BNP 在 400pg/ml 以上。BNP<100pg/ml 时不支持心衰的诊断；BNP 在 100~400pg/ml 之间还应考虑其他原因，如肺栓塞、慢性阻塞性肺部疾病、心衰代偿期等。NT-proBNP 是 BNP 激素原分裂后没有活性的 N-末端片段，与 BNP 相比，半衰期更长，更稳定，其浓度可反映短暂时间内新合成的而不是贮存的 BNP 释放，因此，更能反映 BNP 通路的激活。血浆 NT-proBNP 水平也随心衰程度加重而升高，在伴急性冠脉综合征、慢性肺部疾病、肺动脉高压、高血压、心房颤动（AF）时也会升高。BNP 亦有类似改变。NT-proBNP<300pg/ml 为正常，可排除心衰，其阴性预测值为 99%。心衰治疗后 NT-proBNP<200pg/ml 提示预后良好。肾功能不全，肾小球滤过率<60ml/min 时 NT-proBNP1200pg/ml 诊断心衰的敏感性和特异性分别为 85% 和 88%。

3. 心电图检查　多无特异性表现，常见心室肥大、心肌劳损、心室内传导阻滞、期前收缩等。

4. X 线胸片　提供心影的大小及形态、肺淤血、肺水肿及原有肺部疾病的影像学证据。

5. 二维超声心动图（2DE）及多普勒超声　可用于：①诊断心包、心肌或瓣膜疾病；②定量或定性房室内径、心脏几何形状、室壁厚度、室壁运动以及心包、瓣膜和血管结构；定量瓣膜狭窄、关闭不全程度，测量 LVEF，左室舒张末期和收缩末期容量（LVEDV、LVESV）；③区别舒张功能不全和收缩功能不全；④估测肺动脉压；⑤为评价治疗效果提供客观指标。

6. 核素心室造影及核素心肌灌注显像　前者可准确测定左室容量、LVEF 及室壁运动。后者可诊断心肌缺血和 MI，并对鉴别扩张型心肌病或缺血性心肌病有一定帮助。

（三）功能评估

1. NYHA 分级　美国纽约心脏病学会（NYHA）据患者自觉症状，将心功能分为：

Ⅰ级：日常活动量不受限制，一般活动不引起疲乏、心悸、呼吸困难或心绞痛。

Ⅱ级：轻度体力活动受到限制，静息时可无不适，但低于日常活动量即出现疲乏、心悸、呼吸困难或心绞痛。

Ⅲ级：体力活动明显受限，静息时可无不适，但低于日常活动量即引起上述的症状。

Ⅳ级：不能从事任何体力活动。静息状态下也出现心衰症状，体力活动后加重。

2. 2005 年 ACC/AHA 指南将心力衰竭分为 4 期

A 期：心力衰竭高危期，尚无器质性心脏（心肌）病或心力衰竭症状，有高血压、心绞痛、糖尿病等，可发展为心脏病的高危因素。

B 期：已有器质性心脏病变，出现心室肥厚、心腔形态改变或左室功能受损，但无心力衰竭症状。

C 期：器质性心脏病，既往或目前有心力衰竭症状。

D 期：需要特殊干预治疗的难治性心力衰竭。

3. 6 分钟步行试验　是一项简单易行、安全、方便的试验，用以评定慢性心衰患者的运动耐力的方法。要求患者在平直走廊里尽可能快的行走，测定 6 分钟的步行距离，若 6 分钟步行距离<150 米，表明为重度心功能不全；150~425 米为中度；426~550 米为轻度心功能不全。本试验除用以评价心脏的储备功能外，常用以评价心衰治疗的疗效。

4. 心肺运动试验　在运动状态下测定患者对运动的耐受量，更能说明心脏的功能状态。本试验仅适用于慢性稳定性心衰患者。常用数据：①最大耗氧量［Vozmax，单位：ml/(min·kg)］，即运动量虽继续增加，耗氧量已达峰值不再增加时的值，表明此时心排血量已不能按需要继续增加。心功能正常时，此值应>20，轻至中度心功能受损时为 16~20，中至重度损害时为 10~15，极重损害时则<10；②无氧阈值，即呼气中的 CO_2 的增长超过了氧耗量的增长，标志着无氧代谢的出现，以开始出现二者增加不成比例时的氧耗量作为代表值，故此值愈低说明心功能愈差。

三、治疗方法

（一）治疗原则和目的

心衰的治疗应包括防止和延缓心衰的发生；缓解临床心衰患者的症状，改善其长期预后和降低死亡率。

（二）治疗方法

1. 病因治疗

（1）基本病因的治疗：对所有有可能导致心脏功能受损的常见疾病，如高血压、冠心病、糖尿病、代谢综合征等，在尚未造成心脏器质性改变前即应早期进行有效的治疗，例如，控制高血压、糖尿病等，药物、介入及手术治疗改善冠心病心肌缺血，慢性心瓣膜病以及先天病的介入或换瓣、纠治手术等，均应在出现临床心衰症状前进行。对于少数病因未明的疾病，如原发性扩张型心肌病等亦应早期干预，从病理生理层面延缓心室重塑过程。病因治疗的最大障碍是发现和治疗过晚，很多患者常满足于短期治疗缓解症状，拖延时日终至发展为严重的心力衰竭不能耐受手术而失去治疗机会。

（2）消除诱因：常见的诱因为感染（特别是呼吸道感染）、心律失常（特别是心房颤动）是诱发心力衰竭的常见原因，应积极治疗。潜在的甲状腺功能亢进、贫血等也可能是心力衰竭加重的原因，应注意检查并予以纠正。

2. 一般治疗

（1）休息：控制体力活动，避免精神刺激。

（2）控制钠盐摄入。

（3）吸氧：对有呼吸困难和血氧饱和度降低者，可间断或持续通过鼻导管面罩吸氧。

3. 药物治疗

（1）利尿剂的应用：利尿剂是心力衰竭治疗中最常用的药物，通过排钠排水减轻心脏的容量负荷。对慢性心衰患者原则上利尿剂应长期维持，水肿消失后，应以最小剂量长期使用。但是不能将利尿剂作单一治疗。

电解质紊乱是长期使用利尿剂最容易出现的不良反应，特别是血清钾异常均可导致严重后果，应注意监测。特别注意监测血钾、血钠变化。

常用利尿剂：①噻嗪类：氢氯噻嗪、氯噻酮等；②袢利尿剂：呋塞米、托拉塞米、利尿酸钠、布美他尼（丁苯氧酸）；③保钾利尿剂：螺内酯、氨苯蝶啶；④碳酸酐酶抑制剂：乙酰唑胺（醋氮酰胺）。

（2）肾素-血管紧张素-醛固酮系统抑制剂

1）血管紧张素转换酶抑制剂（ACEI）：除了发挥扩管作用改善心衰时的血流动力学、减轻淤血症状外，更重要的是降低心衰患者代偿性神经-体液的不利影响，限制心肌、小血管的重塑，以达到维护心肌的功能、推迟充血性心力衰竭的进展、降低远期死亡率的目的。

近年来国外已有不少大规模临床试验均证明，即使是重度心力衰竭，应用 ACE 抑制剂也可以明显改善远期预后，降低死亡率。提早对心力衰竭进行治疗，从心功能尚处于代偿期而无明显症状时，即开始给予 ACE 抑制剂的干预治疗，是心力衰竭治疗方面的重要进展。

对重症心衰在其他治疗配合下从极小量开始逐渐加量，长期维持，终生用药。ACEI 的不良反应有低血压、肾功能一过性恶化、高血钾及干咳。

2）血管紧张素受体阻滞剂：当心衰患者因 ACEI 引起的干咳不能耐受时可改用血管紧张素 II 受体阻滞剂，用药的注意事项与 ACEI 类同。

3）醛固酮受体阻滞剂（ARB）的应用：螺内酯等抗醛固酮制剂作为保钾利尿药，在心衰治疗中的应用已有较长的历史。近年来的大样本临床研究证明，小剂量的螺内酯阻断醛固酮效应，对抑制心血管的重构、改善慢性心力衰竭的远期预后有很好的作用。对中重度心衰患者可加用小剂量醛固酮受体阻滞剂，但必须注意血钾的监测。对近期有肾功能不全，血肌酐升高或高钾血症以及正在使用胰岛素治疗的糖尿病患者不宜使用。

（3）β 受体阻滞剂的应用：目前认为，临床所有有心功能不全且病情稳定的患者均应使用 β 受体阻滞剂，除非有禁忌或不能耐受。应用本类药物的主要目的并不在于短时间内缓解症状，而是长期应用达到延缓病变进展减少复发和降低猝死率的目的。

由于 β 受体阻滞剂确实具有负性肌力作用，临床应用仍应十分慎重，宜从小剂量开始逐渐加量，至适量慢性长期维持治疗。

β 受体阻滞剂的禁忌证为支气管痉挛性疾病、心动过缓、二度及二度以上房室传导阻滞。

（4）正性肌力药

1）洋地黄类药物：在利尿剂，ACEI（或 ARB）和 β 受体阻滞剂治疗过程中持续有心衰症状的患者，可考虑加用地高辛。但对不同病因所致的心力衰竭对洋地黄的治疗反应不尽相同。

对于心腔扩大舒张期容积明显增加的慢性充血性心力衰竭效果较好。这类患者如同时伴有心房颤动则更是应用洋地黄的最好指征。对于代谢异常而发生的高排血量心衰，如贫血性心脏病、甲状腺功能亢进以及心肌炎、心肌病等病因所致心衰洋地黄治疗效果欠佳。

肺源性心脏病导致右心衰，常伴低氧血症，洋地黄效果不好且易于中毒，应慎用。肥厚型心肌病主要是舒张不良，增加心肌收缩性可能使原有的血流动力学障碍更为加重，洋地黄属于禁用。

洋地黄用药安全窗很小，轻度中毒剂量约为有效治疗量的 2 倍。心肌在缺血、缺氧情况下则中毒剂量更小。低血钾是常见的引起洋地黄中毒的原因；肾功能不全以及与其他药物的相互作用也是引起中毒的因素；心血管病常用药物，如胺碘酮、维拉帕米

（异搏定）及奎尼丁等均可降低地高辛的经肾排泄率而增加中毒的可能性。

2）非洋地黄类正性肌力药：只能短期静脉应用，当慢性心衰加重时，起到帮助患者渡过难关的作用。

心衰患者的心肌处于血液或能量供应不足的状态，过度或长期应用正性肌力药物将扩大能量的供需矛盾，使心肌损害更为加重，而导致死亡率反而增高。在心衰治疗中不应以正性肌力药取代其他治疗用药。

（5）血管扩张剂：对于慢性心衰已不主张常规应用，更不能用以替代 ACEI。仅对于不能耐受 ACEI 的患者可考虑应用小静脉扩张剂和扩张小动脉的 α_1 受体阻滞剂。

值得注意的是，对于依赖升高的左室充盈压来维持心排血量的阻塞性心瓣膜病，如二尖瓣狭窄、主动脉瓣狭窄及左心室流出道梗阻的患者不宜应用强效血管扩张剂。

4. 舒张性心力衰竭的治疗　舒张性心功能不全由于心室舒张不良使左室舒张末压升高，而致肺淤血，多见于高血压和冠心病，但这两类患者也还可能同时存在收缩功能不全亦使左室舒张末压增高。最典型的舒张功能不全见于肥厚型心肌病变。治疗的原则与收缩功能不全有所差别，主要措施如下：

（1）β受体阻滞剂：改善心肌顺应性使心室的容量-压力曲线下移，表明舒张功能改善。

（2）钙离子通道阻滞剂：降低心肌细胞内钙浓度，改善心肌主动舒张功能，主要用于肥厚型心肌病。

（3）ACEI：有效控制高血压，从长远来看改善心肌及小血管重构，有利于改善舒张功能，最适用于高血压心脏病及冠心病。

（4）尽量维持窦性心律，保持房室顺序传导，保证心室舒张期充分的容量。

（5）对肺淤血症状较明显者，可适量应用静脉扩张剂或利尿剂降低前负荷，但不宜过度，因过多减少前负荷可使心排血量下降。

（6）在无收缩功能障碍的情况下禁用正性肌力药物。

5. 顽固性心力衰竭及不可逆心力衰竭的治疗　顽固性心力衰竭又称难治性心力衰竭，是指经各种治疗，心衰不见好转，甚至还有进展者，但并非指心脏情况已至终末期不可逆转者。对这类患者应努力寻找潜在的原因，并设法纠正，如风湿活动、感染性心内膜炎、贫血、甲状腺功能亢进、电解质紊乱、洋地黄类过量、反复发生的小面积肺栓塞等，或者患者是否有与心脏无关的其他疾病（如肿瘤等）；同时调整心衰用药，强效利尿剂、血管扩张剂及正性肌力药物联合应用等。对高度顽固水肿也可使用血液滤过或超滤。扩张型心肌病伴有 QRS 波增宽>120ms 的慢性心衰患者可实施心脏再同步化治疗（CRT），安置三腔心脏起搏器使左、右心室恢复同步收缩，可在短期内改善症状。中度心衰患者一半以上死于心律失常导致的猝死，因此，埋藏式心律转复除颤器（ICD）对预防心衰患者的猝死非常重要，推荐应用于全部曾有致命性快速心律失常而预后较好的心衰患者。

6. 并发症的治疗

（1）呼吸道感染：较常见，由于心力衰竭时肺部淤血，易继发支气管炎和肺炎，必要时可给予抗生素。

（2）血栓形成和栓塞：长期卧床可导致下肢静脉血栓形成，脱落后可引起肺栓塞。肺栓塞的临床表现与栓子大小有密切关系。小的肺栓塞可无症状，大的肺栓塞可表现为突发呼吸急促、胸痛、心悸、咯血和血压下降，同时肺动脉压升高，右心衰竭加重。相应肺部呈现浊音，呼吸音降低伴有湿啰音，部分患者有胸膜摩擦音或胸腔积液体征，巩膜可有黄染，或有短阵心房颤动发作。起病后 12~36 小时或数天后在下肺野出现三角形或圆形密度增深阴影。巨大的肺动脉栓塞可在数分钟内导致心源性休克和猝死。心力衰竭伴有心房颤动者，易发生心房内血栓，栓子脱落而引起脑、肾、四肢或肠系膜动脉栓塞。长期卧床的患者应注意及时翻身，按摩肢体作被动活动，预防血栓形成，对有栓子脱落引起肢体动脉栓塞者，轻症者可用尿激酶或链激酶进行溶血栓治疗，肢体缺血严重者应作外科治疗。

（3）心源性肝硬化：由于长期右心衰竭，肝脏长期淤血、缺氧，小叶中央区肝细胞萎缩和结缔组织增生，晚期出现门脉高压，表现为大量腹腔积液、脾大和肝硬化。处理：经强心利尿等治疗，腹腔积液仍不减退，大量腹腔积液影响心肺功能者，可行穿刺适量放液。

（4）电解质紊乱：常发生于心力衰竭治疗过程中，尤其多见于多次或长期应用利尿剂后，其中低血钾和失盐性低钠综合征最为多见。①低血钾症：轻者全身乏力，重者可出现严重的心律失常，常加重洋地黄毒性，必须及时补充钾盐，轻症可口服氯化钾 3~6g/d，重者可用氯化钾 1~1.5g 溶于 5% 葡萄糖液 500ml 内静脉滴注，必要时可重复给予；②失盐性低钠综合征：是大量利尿和限制钠盐摄入所致，多发生在大量利尿之后。发病较急：出现软弱无力，肌肉抽搐，口渴及食欲不振等症状，严重者可有头痛、烦躁不安、意识不清，甚至昏迷等低钠性脑病表现。患者皮肤干燥，脉细数，尿量减少，甚至血压降低。化验：血钠、氯化物、二氧化碳结合力皆低，血细胞比容增高。治疗，应不限制食盐，并可用 3%氯化钠液 100~500ml 缓慢静脉滴入。

7. 积极防治病因及诱因 对不可逆 CHF 患者大多是病因无法纠正，如扩张型心肌病、晚期缺血性心肌病患者，心肌情况已至终末状态不可逆转。其唯一的措施是心脏移植。限于我国目前的条件，尚无法普遍开展。

（三）康复治疗原则

慢性心力衰竭康复必须遵循个体化、循序渐进、持之以恒的原则，因地制宜采用合理的有效康复措施，以降低残疾率，提高生活质量，促进其早日重返社会。

四、预防原则

积极防治各种器质性心脏病。避免各种心力衰竭的诱发因素。防治呼吸道感染、风湿活动、避免过劳、控制心律失常、限制钠盐、健康的生活方式、避免应用抑制心肌收缩力的药物，对妊娠前或妊娠早期已有心功能不全者应节制生育。积极防治影响心功能的合并症，如甲状腺功能亢进、贫血及肾功能不全等。

（赵剑平　罗　智）

第六节　COPD 急性后期的治疗

一、发病原因与机制

慢性阻塞性肺疾病（chronic obstructive pulmonary disease，COPD）是一种可以预防和可以治疗的常见疾病，其特征是持续存在的气流受限。气流受限呈进行性发展，伴有气道和肺对有害颗粒或气体所致慢性炎症反应的增加。急性加重和合并症影响患者整体疾病的严重程度。

经过长期观察和研究，目前认识到基因因素、长期哮喘、空气污染、被动吸烟、生物燃料、职业因素和营养等因素都与 COPD 发病有关。

由于上述多种因素的综合作用，COPD 患病人数逐年增多，病情反复发作，每年急性发作 0.5~3.5 次，死亡率高，社会经济负担重，已成为影响人类健康重要的公共卫生问题。据世界银行/世界卫生组织预计，COPD 目前居全球死亡原因的第四位，至2020 年 COPD 将位居世界疾病经济负担的第五位。2000 年对我国 7 个地区 20245 名成年人问卷调查，结果显示，我国 40 岁以上人群 COPD 患病率为 8.2%，患病率之高十分惊人。

COPD急性发作患者经积极治疗病情稳定后，仍需要进行一系列序贯治疗，包括用药指导和康复治疗，以达到减少疾病发作、稳定健康、提高生活质量的目的。

(一) 基因因素

某些遗传因素可增加COPD发病的危险性。已知的遗传因素为α_1-抗胰蛋白酶缺乏。重度α_1-抗胰蛋白酶缺乏与非吸烟者的肺气肿形成有关。在我国α_1-抗胰蛋白酶缺乏引起的肺气肿迄今尚未见正式报道。支气管哮喘和气道高反应性是COPD的危险因素，气道高反应性可能与机体某些基因和环境因素有关。

(二) 环境因素

1. 吸烟　包括主动吸烟和被动吸烟。吸烟是COPD发病的主要危险因素，吸烟危害健康已是众所周知的事实，国外一心理研究机构的一项研究结果表明，吸烟者的智力效能比不吸烟者减低10.6%。烟草中含有3000多种对人体有害的化学物质，其中有40多种是会使人发生癌症的致癌物质，主要是焦油和一氧化碳等化学物质。经过对呼吸道的长期刺激导致癌变。特别是鳞状上皮细胞癌和小细胞未分化癌。吸烟者患肺癌的危险性是不吸烟者的13倍，如果每日吸烟在35支以上，则其危险性比不吸烟者高45倍。吸烟者肺癌死亡率比不吸烟者高10~13倍。吸烟与肺功能下降速度以及生存年龄的关系见图3-1、图3-2。

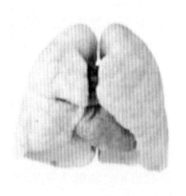 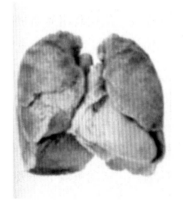

正常人的肺　　　　　　　　　　吸烟者的肺

图3-1　不同人群肺叶照片

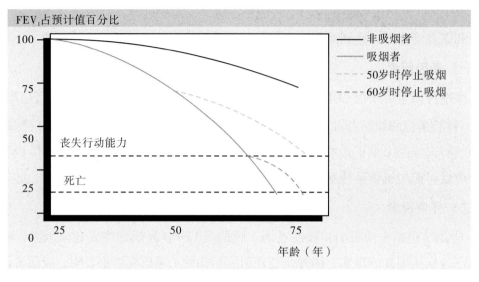

图 3-2　25 岁以后吸烟与肺功能的关系

2. 职业性粉尘和化学物质　当职业性粉尘及化学物质（烟雾、变应原、工业废气及室内空气污染等）的浓度过大或接触时间过久，均可导致与吸烟无关的 COPD。接触某些特殊的物质、刺激性物质、有机粉尘及变应原能使气道反应性增加。

3. 空气污染及生物燃料　空气中含有大量的有害物质，特别是雾霾中 PM2.5 含量极高，主要是化学气体，如氯、氧化氮、二氧化硫等，对支气管黏膜有刺激和细胞毒性作用。空气中的烟尘或二氧化硫明显增加时，COPD 急性发作显著增多。其他粉尘，如二氧化硅、煤尘、棉尘、蔗尘等也刺激支气管黏膜，使气道清除功能遭受损害，为细菌入侵创造条件。近年研究发现，烹调时产生的大量油烟和生物燃料产生的烟尘与 COPD 发病有关，尤其是农村中不吸烟的妇女 COPD 发病率较高，提示生物燃料所产生的室内空气污染可能与吸烟具有协同作用。

4. 感染　呼吸道感染是 COPD 发病和加剧的另一个重要因素。病毒感染是 COPD 急性发作的重要原因。儿童期重度下呼吸道感染和成年时的肺功能降低及呼吸系统症状发生有关。

5. 支气管哮喘　长期支气管哮喘是 COPD 的一个危险因素。成年哮喘尤其是老年患者合并气流受限时，考虑合并 COPD。

二、评估

（一）病史与临床表现

1. 临床症状

（1）慢性咳嗽：通常为首发症状。初起咳嗽呈间歇性，早晨较重，以后早晚或整日均有咳嗽，但夜间咳嗽并不显著。少数病例咳嗽不伴咳痰。也有部分病例虽有明显气流受限但无咳嗽症状。

（2）咳痰：咳嗽后通常咳少量黏液性痰，部分患者在清晨较多；合并感染时痰量增多，常有脓性痰。

（3）气短或呼吸困难：是 COPD 的标志性症状，是使患者焦虑不安的主要原因，早期仅于劳力时出现，后逐渐加重，以致日常活动甚至休息时也感气短。

（4）喘息和胸闷：不是 COPD 的特异性症状。部分患者特别是重度患者有喘息；胸部紧闷感通常于劳力后发生，与呼吸费力、肋间肌等容性收缩有关。

（5）全身性症状：在疾病的临床过程中，特别在较重患者，可能会发生全身性症状，如体重下降、食欲减退、外周肌肉萎缩和功能障碍、精神抑郁和（或）焦虑等。合并感染时可咳血痰或咯血。

（6）有长期较大量吸烟史、职业性或环境有害物质接触史（如较长期粉尘、烟雾、有害颗粒或有害气体接触史）。家族史：COPD 有家族聚集倾向。

（7）发病年龄及好发季节：多于中年以后发病，症状好发于秋冬寒冷季节，常有反复呼吸道感染及急性加重史。随病情进展，急性加重愈渐频繁。

2. **体征** COPD 早期体征可不明显。随疾病进展，常有以下体征：

（1）视诊及触诊：胸廓形态异常，包括胸部过度膨胀、前后径增大、剑突下胸骨下角（腹上角）增宽及腹部膨凸等；常见呼吸变浅，频率增快，辅助呼吸肌参加呼吸运动，重症可见胸腹矛盾运动；呼吸困难加重时常采取前倾坐位；低氧血症者可出现黏膜及皮肤发绀，伴右心衰竭者可见下肢水肿、肝增大。

（2）叩诊：由于肺过度充气使心浊音界缩小，肺肝界降低，肺叩诊可呈过度清音。

（3）听诊：两肺呼吸音可减低，呼气相延长，平静呼吸时可闻干性啰音，两肺底或其他肺野可闻湿啰音；心音遥远，剑突部心音较清晰响亮。

（二）实验室检查及其他监测指标

1. **肺功能检查** 肺功能检查是判断气流受限的客观指标，其重复性好，对 COPD

的诊断、严重程度评价、疾病进展、预后及治疗反应等均有重要意义，是诊断 COPD 的金标准。

测量方法：吸入支气管舒张剂后 $FEV_1/FVC\% < 70\%$ 者，可确定为不能完全可逆的气流受限。呼气峰流速（PEF）及最大呼气流量-容积曲线（MEFV）也可作为气流受限的参考指标，气流受限可导致肺过度充气，使肺总量（TLC）、功能残气量（FRC）和残气容积（RV）增高，肺活量（VC）减低。TLC 增加不及 RV 增加的程度大，故 RV/TLC 增高。肺泡隔破坏及肺毛细血管床丧失可使弥散功能受损，一氧化碳弥散量（DL_{CO}）降低，DL_{CO} 与肺泡通气量（V_A）之比（DL_{CO}/V_A）比单纯 DL_{CO} 更敏感。深吸气量（IC）是潮气量与补吸气量之和，IC/TLC 是反映肺过度膨胀的指标，在反映 COPD 呼吸困难程度甚至反映 COPD 生存率上具有意义（表 3-1）。

表 3-1 肺功能分级表

分　级	分级标准
Ⅰ级（轻度）	$FEV_1/FVC < 70\%$
	$FEV_1 \geqslant 80\%$ 预计值
	有或无慢性咳嗽、咳痰症状
Ⅱ级（中度）	$FEV_1/FVC < 70\%$
	$50\% \leqslant FEV_1 < 80\%$ 预计值
	有或无慢性咳嗽、咳痰症状
Ⅲ级（重度）	$FEV_1/FVC < 70\%$
	$30\% \leqslant FEV_1 < 50\%$ 预计值
	有或无慢性咳嗽、咳痰症状
Ⅳ级（极重度）	$FEV_1/FVC < 70\%$
	$FEV_1 < 30\%$ 预计值或 $FEV_1 \geqslant 50\%$ 预计值
	伴有慢性呼吸衰竭

注：FEV_1：第一秒用力肺活量；FVC：用力肺活量。

2. 胸部 X 线检查 COPD 早期 X 线胸片可无明显变化，以后出现肺纹理增多、紊乱等非特征性改变；主要 X 线征为肺过度充气：肺容积增大，胸腔前后径增长，肋骨走向变平，肺野透亮度增高，膈肌位置低平，心脏悬垂狭长，肺门血管纹理呈残根状，肺野外周血管纹理纤细稀少等，有时可见肺大疱形成。并发肺动脉高压和肺源性心脏病时，除右心增大的 X 线征外，还可有肺动脉圆锥膨隆、肺门血管影扩大及右下肺动脉增宽等。

3. 胸部 CT 检查　CT 检查一般不作为常规检查。但是在鉴别诊断时 CT 检查有益，高分辨率 CT（HRCT）对辨别小叶中心型或全小叶型肺气肿及确定肺大疱的大小和数量，有很高的敏感性和特异性，对预计肺大疱切除或外科减容手术等的效果有一定价值。

4. 血气检查　当 FEV_1<40%预计值时或具有呼吸衰竭或右心衰竭的 COPD 患者均应做血气检查。血气分析异常首先表现为轻、中度低氧血症。随疾病进展，低氧血症逐渐加重，甚至出现呼吸衰竭，并出现高碳酸血症。

5. 其他实验室检查　血氧分压（PaO_2）<55mmHg 时，血红蛋白及红细胞可增多，血细胞比容>55%可诊断为红细胞增多症。并发感染时痰涂片可见大量中性粒细胞，痰培养可检出各种病原菌，常见者为肺炎球菌、流感嗜血杆菌、卡他摩拉菌、肺炎克雷伯杆菌等。

（三）临床诊断

1. 全面采集病史进行评估　诊断 COPD 时，首先应全面采集病史，包括症状、既往史和系统回顾、接触史。

2. 诊断　COPD 的诊断应根据临床表现、危险因素接触史、体征及实验室检查等资料综合分析确定。考虑 COPD 的主要症状为慢性咳嗽、咳痰和（或）呼吸困难及危险因素接触史；存在持续可逆性气流受限是诊断 COPD 的必备条件。肺功能测定指标是诊断 COPD 的金标准。用支气管舒张剂后 FEV_1/FVC<70%可确定为不完全可逆性气流受限。COPD 早期轻度气流受限时可有或无临床症状。胸部 X 线检查有助于确定肺过度充气的程度及与其他肺部疾病鉴别。

3. 鉴别诊断　首先，COPD 应与支气管哮喘、支气管扩张症、充血性心力衰竭、肺结核等鉴别（表3-2）。

表 3-2　慢性阻塞性肺疾病与有关疾病的鉴别诊断

鉴别疾病	鉴别诊断要点
慢性阻塞性肺疾病	中年发病，症状缓慢进展，长期吸烟史，活动后气促，大部分为不可逆性气流受限
支气管哮喘	早年发病（通常在儿童期），每日症状变化快，夜间和清晨症状明显，也可有过敏性鼻炎和（或）湿疹史，哮喘家族史，气流受限大多可逆

续 表

鉴别疾病	鉴别诊断要点
充血性心力衰竭	听诊肺基底部可闻细啰音,胸部 X 线片示心脏扩大、肺水肿,肺功能测定示限制性通气障碍(而非气流受限)
支气管扩张症	大量脓痰,常伴有细菌感染,粗湿啰音、杵状指,X 线胸片或 CT 示支气管扩张、管壁增厚
结核病	所有年龄均可发病,X 线胸片示肺浸润性病灶或结节状空洞样改变,细菌学检查可确诊
闭塞性细支气管炎	发病年龄较轻,且不吸烟;可能有类风湿关节炎病史或烟雾接触史,CT 片示在呼气相显示低密度影
弥漫性泛细支气管炎	大多数为男性非吸烟者,几乎所有患者均有慢性鼻窦炎,X 线胸片和高分辨率 CT 显示弥漫性小叶中央结节影和过度充气征

(四) 功能评估

1. **呼吸困难评定** 采用 Borg 呼吸困难评分,评分范围为 0~10 分,完全无气短、安静呼吸为 0 分,极度气短为 10 分 (表 3-3)。

表 3-3 Borg 评分表

8~10	非常严重的呼吸困难
6~7	呼吸困难非常严重
5	呼吸困难严重
4	呼吸困难比较严重
3	中等呼吸困难
2	轻度呼吸困难
1	很轻的呼吸困难
0.5	非常非常轻的呼吸困难
0	完全没有呼吸困难

2. **生存质量评定 (quality of life QOL)** 采用圣乔治评分 (SGRQ)。圣乔治评分是现在运用最广泛的 COPD 特异生存质量评分量表,包含有 50 个条目,分为 3 个部分。第一部分:症状 (symptoms),共有 29 个条目,主要针对患者咳嗽的频率、痰量、喘鸣、呼吸困难等症状。第二部分:活动能力 (mobility),关注哪些活动可以引起呼吸困难或因呼吸问题的影响而不能从事某些活动。第三部分:疾病影响 (impacts),包括工

作情况、患者对疾病的自控力、是否需要就诊及治疗的不良反应等。

3. BODE 评分 BODE 评分包括营养状况（body-mass index、BMI）、肺功能［第一秒用力呼气量（first second forcedexpiratory volume，FEV_1，O）呼吸困难指数（dyspnea D）、运动能力（exercise E）］评定呼吸困难程度（表3-4）。

表 3-4 BODE 评分表

评分指标	BODE 评分的分值（各项累加，0~10 分）			
	0	1	2	3
FEV_1%（预计值）	≥ 65	50~64	36~49	≤ 35
6MWT（m）	≥ 350	250~349	150~249	≤ 149
MMRC	0~1	2	3	4
BMI	21	≤21		

注：MMRC：美国胸科学会提出的医学研究委员会呼吸困难修正评分；BMI：体重指数（kg）/身高^2（m^2）；6MWT：6 分钟步行距离；FEV_1%（预计值）：肺功能第一秒用力肺活量。

4. MMRC 呼吸困难评分（表3-5）。

表 3-5 MMRC 评分表

评分	呼吸困难严重程度
0	除非剧烈活动，无明显的呼吸困难
1	快走或上缓坡时有气短
2	由于呼吸困难比同龄人步行慢，或者以自己的速度在平地上行走时需要停下呼吸
3	在平地步行 100 米或数分钟后需要停下呼吸
4	明显的呼吸困难而不能离开房间或穿脱衣服时气短

三、治疗方法

（一）COPD 急性期的处理

COPD 急性加重是指患者以呼吸道症状加重为特征的临床事件，其症状，如呼吸困难、咳嗽、伴或不伴咳痰症状变化程度超过日常变化范围并导致药物治疗方案改变。

1. 咳嗽、呼吸困难突然加重。

2. 突然出现静息状态下的呼吸困难，出现新的体征，如发绀、外周水肿。

3. 初始药物治疗急性加重失败，有伴随的疾病（如心衰）或新出现的心律失常。

4. 家庭治疗无效。

（二）COPD 急性后期的治疗

COPD 急性后期（稳定期）的治疗主要包括持续长期低流量吸氧（LTOT）、扩张支气管、抗感染治疗、康复治疗等。

1. 治疗目的

（1）减轻症状，阻止病情发展。

（2）缓解或阻止肺功能下降。

（3）改善活动能力，提高生活质量。

（4）降低病死率及致残率。

2. 教育与管理　通过教育与管理可以提高患者及有关人员对 COPD 的认识和自身处理疾病的能力，更好地配合治疗和加强预防措施，减少反复加重，维持病情稳定，提高生活质量。

（1）教育与督促患者戒烟，迄今能证明有效延缓肺功能进行性下降的措施仅有戒烟。

（2）使患者了解 COPD 的病理生理与临床基础知识，如发病原因、临床症状及常规治疗方法。

（3）掌握一般和某些特殊的治疗方法，如咳嗽方式及体位排痰引流等。

（4）学会自我控制病情的技巧，如呼吸体操、腹式呼吸及缩唇呼吸锻炼等。

（5）了解赴医院就诊的时机。

（6）社区医生定期随访管理。

3. 控制职业性或环境污染　加强职业保护及环境保护，避免或防止粉尘、烟雾及有害气体吸入，特别是 PM 2.5 的吸入。避免吸二手烟或三手烟。

4. 药物治疗

（1）支气管舒张剂：包括 β_2 受体激动剂及胆碱能受体阻滞剂。是控制 COPD 症状的主要治疗措施。短期按需应用可缓解症状，长期规则应用可预防和减轻症状，增加运动耐力，但不能使所有患者的 FEV_1 都得到改善。与口服药物相比，吸入剂不良反应小，故多首选吸入治疗。主要的支气管舒张剂有 β_2 受体激动剂、抗胆碱药及甲基黄嘌吟类，根据药物的作用及患者的治疗反应选用。不同作用机制与作用时间的药物联合可增强支气管舒张作用、减少不良反应。

（2）糖皮质激素：长期规律的吸入糖皮质激素适用于 $FEV_1 < 50\%$ 预计值（Ⅲ级和Ⅳ级）并且有临床症状以及反复加重的 COPD 患者。这一治疗可减少急性加重频率，改善生活质量。联合吸入糖皮质激素和 β_2 受体激动剂，比各自单用效果好，对 COPD 患者不推荐长期口服糖皮质激素治疗。今年来出现了较多的长效或短效 β_2 受体激动剂联合吸入糖皮质激素的联合制剂，如沙美特罗/氟替卡松、沙美特罗/布地奈德等复合吸入剂等。

（3）其他药物

1）祛痰药（黏液溶解剂）：应用祛痰药似有利于气道引流通畅，改善通气，但除少数有黏痰的患者获效外，总的来说效果并不十分确切。

2）抗氧化剂：应用抗氧化剂，如 N-乙酰半胱氨酸可降低疾病反复加重的频率。但目前尚缺乏长期、多中心临床研究结果，有待今后进行严格的临床研究考证。

3）免疫调节剂：对降低 COPD 急性加重严重程度可能具有一定的作用。但尚未得到确证，不推荐作常规使用。

4）疫苗：流感疫苗可减少 COPD 患者的严重程度和死亡，可每年给予 1 次（秋季）或 2 次（秋、冬）。肺炎球菌疫苗，已在 COPD 患者中应用，但尚缺乏有力的临床观察资料。

5）中医治疗：辨证施治是中医治疗的原则，对 COPD 的治疗亦应据此原则进行。实践中体验到某些中药具有祛痰、支气管舒张、免疫调节等作用，值得深入的研究。

5. 氧疗 COPD 进行长期氧疗（每日吸氧 15 小时以上），可提高慢性呼吸衰竭低氧血症患者的生存率。具体指征：①$PaO_2 \leqslant 55mmHg$，或动脉血氧饱和度（SaO_2）$\leqslant 88\%$，有或没有高碳酸血症；②PaO_2 55～60mmHg，或 $SaO_2 < 89\%$，并有肺动脉高压、心力衰竭水肿或红细胞增多症（血细胞比容>55%）。长期家庭氧疗一般是经鼻导管吸入氧气，流量 1.0～2.0L/min，吸氧持续时间>15h/d。

6. 康复治疗 康复治疗可以改善进行性气流受限、严重呼吸困难而很少活动患者的活动能力，提高其生活质量，是 COPD 患者一项重要的治疗措施。其中患者的运动能力训练及上下肢肌肉功能的训练是呼吸康复训练的基础，在呼吸康复训练中占有重要的地位。呼吸康复训练包括健康教育、放松训练、缩唇呼吸训练、腹式呼吸训练、呼吸肌功能锻炼、四肢肌肉功能训练、营养支持、精神治疗与教育等多方面措施。呼吸康复锻炼可以在医院、社区和家庭中进行，随着我国社区医疗的发展，社区康复在呼吸康复锻炼中占有越来越重要的地位。康复锻炼要做到因地制宜，可以利用现有的各种条件，随时随地开展。

目前，多学科合作模式在COPD急性后期的治疗中开展越来越广泛。多学科团队由呼吸科医师、护士、呼吸治疗师、临床康复医师、精神心理医师、营养医师、临床药师、社会医学工作者组成，必要时请相关专业医师参加。定期进行工作会议，各学科密切配合，对康复患者的治疗、护理、康复、营养、药学、精神心理等进行综合评估，总结前段工作经验，讨论目前存在的问题及处理方案，下一步工作计划等。可有效的提高呼吸康复质量。呼吸康复具体运行模式如下：

（1）对患者和家属进行健康教育：内容包括戒烟和积极进行肺功能训练等。

（2）对患者进行放松训练、呼吸方式训练和呼吸体操训练：在康复室内播放一些轻音乐或古典音乐以及一些专门用于放松的音乐，用于患者进行放松锻炼。训练患者采用缩唇呼吸和腹式呼吸相结合的方式，达到熟练的程度，使之自然地成为自己的呼吸方式。并熟练地应用到呼吸体操中，通过呼吸体操中的上下肢体运动，结合胸腹式呼吸，提高患者的潮气量和功能残气量，提高训练效果。

（3）加强患者的呼吸肌肌力和耐力训练：可采用肺功能锻炼器，每天进行呼吸肌功能锻炼，每次15分钟，每天2次。不断提高呼吸肌功能。

（4）运动能力训练和生活能力训练：患者可采用登楼梯、上下肢阻力自行车、6分钟步行训练和6分钟移圈训练、拍球锻炼等，提高患者的运动耐力。同时可通过相关训练（如做饭、如厕、做家务等），提高患者生活能力。每天锻炼2次，每次0.5~1小时。

（5）营养师：COPD患者经常患有营养不良，导致全身肌肉萎缩和免疫功能下降，营养支持是COPD患者呼吸康复的重要组成部分。营养师要定期上门指导，对患者进行有针对性的营养摄入，均衡营养等指导，提高患者营养水平。

（6）精神心理医师：COPD患者长期遭受疾病的困扰、生活质量严重下降，大多数患者思想压力较大，有的患者甚至出现精神障碍。心理治疗师可以对患者进行心理安慰、精神疏导、生活服务等，必要时给予精神心理药物治疗，鼓励患者积极配合治疗。

（7）中医辅助治疗：祖国的传统医学在慢性疾病的治疗中有独特优势。中医治疗对患者进行辨证施治，通过中医的调理，提高康复效果。

7. 外科治疗

（1）肺大疱切除术：对有指征的患者，术后可减轻患者呼吸困难的程度并使肺功能得到改善。术前胸部 CT 检查、动脉血气分析及全面评价呼吸功能对于决定是否手术非常重要。

（2）肺减容术：是通过切除部分肺组织，减少肺过度充气，改善呼吸肌做功，提高运动能力和健康状况，但不能延长患者的寿命。

（3）肺移植术：肺移植术可改善 COPD 晚期患者生活质量，改善肺功能，但技术要求高，花费大，很难推广应用。

8. 综合评估 患者在出院前需要由多学科团队或由主管医师根据相关评估量表对患者的器官功能、运动功能、营养状况等进行评估（根据评估量表），根据评估结果对患者的总体情况做出评价，制定合适的运动康复处方或康复评估包，对患者的治疗、康复、参与社会活动给予针对性的指导。

9. 中期照护 中期照护地点包括医院、社区和居家照护。

（1）医院照护：在医院进行中期照护的患者可以在医护人员的直接参与和指导下，根据评估结果和康复建议，充分利用医院的康复场所和技术进行有针对性的锻炼，包括呼吸体操、呼吸方式的训练，呼吸肌功能及四肢功能的训练，每天锻炼 2 次，每次 0.5~1 小时，对患者功能康复情况进行定期评估，调整治疗及照护方案。医务人员还可以对患者进行营养、用药安全和心理等方面的指导。经过 5~6 周指导治疗，病情好转出院。在条件允许的情况下，这是最理想的中期照护模式。

（2）社区照护：患者的中期照护工作可以在社区进行。社区在康复照护的工作中发挥着越来越重要的作用。社区卫生服务中心配备有专职的医护人员。经过专业培训后可以对患者的中期照护进行专业的管理、指导、随访及资料登记，并和上级医院保持沟通，保证患者做到及时有效地治疗。对进行院外无创机械通气的患者，要及时了解患者通气治疗效果，根据血气分析检查，及时调整呼吸机参数，保证治疗效果。

（3）居家照护：在我国，居家照护是将来中期照护的主要发展方向。在出院前，多学科团队要对患者制定科学有效的康复治疗计划，到患者的家中进行实地考察，针对患者病情和家中条件，提出整改建议，如厕所扶手、厨房防滑、庭院平整、楼梯扶手、台阶改坡道等，有利于患者康复和降低意外风险（如跌倒等），并对患者家属进行照护指导。家庭成员的参与可以给予患者无微不至的关怀和照料，对患者的心理和精神是一种安慰。患者进行相关治疗和锻炼的依从性会进一步提高。可以利用家庭现有的各种条件（如楼梯、厕所、厨房）对患者进行生活能力和生存能力的锻炼。家属要对患者的治疗及锻炼情况进行记录，并和社区医生保持有效沟通，指导患者康复治疗。

（刘前桂　张　媛）

第七节　骨关节疾病术后的治疗

人工关节置换术是指采用金属、高分子聚乙烯、陶瓷等材料，根据人体关节的形态、构造及功能制成人工关节假体，通过外科技术植入人体内，代替患病关节功能，达到缓解关节疼痛，恢复关节功能的目的。人工关节置换术是 20 世纪最成功的骨科手术之一，它让无数患有终末期骨关节疾病的患者重新恢复正常的生活。2007 年权威医学杂志《Lancet》发表的评述性文章，甚至将人工髋关节置换术称为"世纪性的手术"。尽管没有准确的统计数字，但根据保守估计，全世界每年有超过 150 万人接受人工关节置换术。随着社会人口老龄化、平均寿命的不断延长以及生活质量的进一步提高，对人工关节置换术的医疗需求也在持续增长。我国这种需求表现得更加突出。目前，膝关节置换和髋关节置换是人工关节置换术中最常见的两类手术，其十年的成功率已经超过 90%，更有 80% 以上的患者可以正常使用植入的假体长达 20 年以上，甚至伴随其终生。除此以外，肩关节、肘关节、踝关节等关节置换也在不断发展，取得了良好的中长期效果。随着生物材料与外科技术的进步，陆续出现了腕关节、指间关节、跖趾关节等小关节置换术，为患有严重小关节疾病的患者带来了希望。

一、人工关节的历史和应用

关节成形术始于 19 世纪中叶，其目的为重建关节功能活动和有关的肌肉、韧带和其他软组织的功能。开始时只限于强直对关节所作的截骨成形术。以后，为了使关节活动能力更加理想，又相继有人使用关节术、肌肉、脂肪、皮肤及带血管筋膜垫等组织的成形术，玻璃、赛璐珞等材料作为间隔物。20 世纪 30 年代末，出现了金属间隔物并形成现代人工关节，后来只被用于替代一侧关节面，即半关节置换术。随后又出现了替代关节两侧关节面的全关节置换术。

20 世纪 70 年代以来，人工关节的其他研究、设计生产及临床应用都呈现十分迅速地发展。手术的绝对人数大量增加；据不完全统计全世界每年都有 100 万人安置人工关节，如按其概率寿命为 10 年计，全世界就有约 1000 万人体内装有人工关节，2/3 为髋关节，其他为膝关节，还有肩、肘关节。

二、人工关节置换术的适应证和禁忌证

不同病症的人工关节有各自的适应证及禁忌证。除年迈患者外，人工关节置入后应要求具有 20~30 年的使用寿命。现在的人工关节并不能满足这一要求。随着植入时间的延长，可出现各种并发症，而需再次甚至多次施行翻修手术或遗留严重的病残。因此对人工关节置换术的适应证应严格掌握。特别是年轻患者，应持慎重态度。

难以控制且明显影响功能的关节疼痛，是人工关节置换术最主要的适应证。

关节及其邻近骨的假体置换，是骨肿瘤保留肢体疗法中的一个重要环节，术前术后常配合化学或放射治疗。术中广泛切除瘤段骨，然后以人工假体重建骨与关节。常使用定制型假体，以满足不同病例需要。

近年来将人工关节置换术用于感染已被控制病例的报告有增多趋势，对化脓性感染也有人在抗生素保护下手术清除病变，充分冲洗后一期行假体置换。因感染失败而作翻修手术的人工关节置换术患者，在欧洲有不少一期再置换获得成功的病例，但多数医生仍主张在感染完全控制后 1 年以上再行手术。亚洲包括国内已有人在骨关节结核病灶清除的同时，行一期人工关节置换术，近期效果较好，远期效果有待进一步观察。

三、人工关节置换术后的治疗

1. 伤口引流　关于关节置换术后引流的问题，临床上一直存在着争论。有研究表明，闭式负压引流（closed suction drainage，CSD）可以减少关节置换术后伤口内血肿形成、降低伤口张力、减少伤口疼痛和愈合不良等并发症，减少深部感染发生率，有利于关节功能早期康复。临床上，多数骨科医师也把 CSD 作为关节置换术后的常规处置。而在另一些学者认为，CSD 上述优点并未能都得到证实。反而增加了术后出血量、输血需求及感染机会等并发症。影响术后功能锻炼，并提出在初次非复杂关节置换手术后不常规应用 CSD 观点。也有认为，留置引流无明显优势，提出术后不放置引流。夹闭及间断开放引流管作为引流与否的折中选择近年来被提出，在一定程度上减少了术后引流量，有一定的应用价值。术后引流血回输系统对引流血加以回收利用，实现自体输血，具有减少术后同种异体血输血量及输血并发症等良好前景，近年来在国内外广泛开展。

2. 疼痛的治疗　研究发现，关节置换术后通常会引起持续数天至数周的中到重度

疼痛，是困扰患者的一个突出问题。关节置换术后积极有效的围手术期疼痛控制可以缓解患者的紧张情绪，利于患者积极参与早期的功能锻炼，降低下肢血栓和围手术期并发症的发生率，改善睡眠，增强免疫力，从而明显改善手术结果和患者满意度，促进机体功能的恢复。充分的术后镇痛，尤其是对运动痛的镇痛并非仅仅在于减轻疼痛，还在于帮助患者减轻应激反应，达到一个"理想"的生理状态。围手术期成功的疼痛控制，在加速关节置换术后的康复、降低患者平均住院时间等方面起着至关重要的作用。目前常用的镇痛方法主要有：

（1）传统方法：肌内注射哌替啶、吗啡、盐酸布桂嗪，或口服非甾体类药物到弱阿片类到阿片类药物。

（2）静脉镇痛。

（3）硬膜外镇痛。

（4）连续股神经阻滞。

（5）关节局部注射药物镇痛。

（6）冷冻疗法：目前临床研究对冷疗法的持续时间及温度尚无定论，需进一步研究，将来可能是多模式镇痛的有效选择。目前主要采取化学冰袋、自制冰袋（冰水混合物）及循环式冷冻装。

（7）多模式镇痛：多模式镇痛和超前镇痛的理念逐渐被接受并开始应用于临床。多模式镇痛是指联合应用不同类型的镇痛药和方法以达到缓解局部疼痛和减少全身不良反应的目的，针对的是疼痛感受的不同方面，而不仅仅强调镇痛药物。多模式镇痛用于TKA术后镇痛可提供更好的镇痛质量，患者满意率高，镇痛药物需求减少，缩短住院时间，增强手术效果，改善肢体功能，并减少并发症的发生。

3. 预防静脉血栓形成治疗　早期重视预防是防止下肢深静脉血栓形成和肺栓塞的关键，目前的预防方法通常包括基础预防、物理预防及药物预防。

（1）基本预防措施：术后抬高患肢促进静脉回流，使下肢高于心脏水平面；加强膝、踝关节的主动和被动活动及股四头肌等长收缩运动，鼓励患者尽早进行功能锻炼，促进静脉回流，减轻血液淤滞；逐日延长活动时间及增加活动幅度。如全髋关节置换术后早期主动有规律地锻炼可有效地预防深静脉血栓形成，指导患者于术后早期（2~5小时）开始进行主动规律锻炼，行跖趾关节伸屈，术后1~2天双侧踝关节运动，术后3~7天股四头肌等长收缩运动，术后8~14天在以上的基础上根据个人情况适当加大运动量等。

（2）物理预防治疗：目前比较流行的足底静脉泵、间歇充气加压装置及梯度加压弹性袜等机械预防，以及下肢关节功能康复器（CPM）促进下肢血液循环，均能降低术后下肢 DVT 发生率。其中利用间断充气加压装置（intermittent pneumatic compression）预防 DVT 的发生较为理想，用充气加压泵周期性加压设备可显著提高静脉血流速度和流量，增加血管壁剪切力，有效改善血流淤滞；预防凝血因子聚集及对血管内膜的黏附，防止血栓形成，减少 DVT 发生率。另外，环抱捏挤按摩法按摩挤压患侧下肢，模拟下肢肌肉泵促进静脉血液回心的原理，每隔 2~3 小时按摩 1 次，每次按摩 10~30 分钟，持续时间约半个月，也可降低 DVT 发生率。

（3）药物预防治疗：适当使用抗血栓药物可减少 THA 和 TKA 后 VET 发生，一些组织，如美国科学院的骨科医师学会及中华医学会骨科分会的《中国骨科大手术静脉血栓栓塞症预防指南》等制定了静脉血栓预防指南，推荐抗凝药物在骨科手术后的规范使用。

目前药物预防通常用血小板抑制剂（阿司匹林）、维生素 K 拮抗剂（华法林）、间接凝血酶抑制剂（肝素及低分子肝素）、间接 Xa 因子抑制剂（磺达肝葵钠）及直接 Xa 因子抑制剂（利伐沙班和阿哌沙班）。

1）低分子肝素：低分子肝素能促进 t-PA 的释放，发挥纤溶作用；能与血管内皮细胞结合，保护内皮细胞，可显著降低术后 DVT 发生率，术前 12 小时或术后 12~24 小时（硬膜外腔导管拔除后 2~4 小时）开始皮下给予常规剂量低分子肝素；或术后 4~6 小时开始给予常规剂量的 1/2，次日增加至常规剂量。

2）维生素 K 拮抗剂：术前或术后当晚开始应用维生素 K 拮抗剂，目前临床最常用的产品是华法林，用药剂量需作监测，维持国际标准化比值在 2.0~2.5，勿超过 3.0。用药时间一般不少于 7~10 天。

3）戊聚糖钠：戊聚糖钠是第一个纯化学合成的抗栓药物，是第一个 Xa 因子选择性抑制药物，该药国内尚未上市，用法是 2.5mg，术后 6~8 小时开始应用，最主要不良反应是严重出血。

临床应用低分子肝素、维生素 K 拮抗剂、戊聚糖钠等药物剂量时，应考虑患者的肝、肾功能和血小板计数的情况。应用抗凝药物后，如出现严重出血倾向，须根据具体情况做相应的检查，或请血液科等相关科室会诊，及时处理。

4）新药利伐沙班：可直接拮抗游离和结合的 Xa 因子；具有明显的药代动力学及药效动力学改变，试验结果显示，利伐沙班的主要疗效发生率与标准治疗相似，其危险并不增加。利伐沙班治疗剂量为每日 1 次 10mg，有望能够取代传统抗凝药物。因利伐沙班与常用药物及食物间的相互作用很小，无需调整剂量和监测凝血功能，可在任何年龄、性别、体重的患者中以固定剂量使用，对预防髋膝人工关节术后 DVT 的发生有很好的发展前景。

（4）中药预防：国内文献显示，多种中药对预防人工关节术后 DVT 的形成有良好的效果且安全性好。例如，当归有较强的抗凝血和抗血栓作用，当归多糖及其硫酸酯可显著延长凝血时间，缩短出血时间，显著延长凝血酶时间和活化部分凝血活化酶时间，其抗凝血作用主要是影响内源性凝血系统；川芎能减低血小板表面活性，抑制血小板的聚集，可预防血栓形成；桃仁和红花均能抑制血小板聚集和增加纤溶，有抗凝和较弱的溶血作用，对血流阻滞血行障碍有改善作用。

（5）联合预防措施：临床上一般采用联合预防治疗，如药物预防和机械预防的联合使用为国内外推荐使用。低分子肝素钠+足底和小腿静脉泵，并行早期活动和功能锻炼等综合措施预防下肢 DVT 的发生。

4. 关节功能的康复治疗 人工膝、髋关节置换术后的康复治疗已经成为手术后不可缺少的一部分，使得最终疗效达到了一个很高的水平。但是在我国，术后的康复尚未得到广泛开展，这将影响人工关节置换术的最终治疗效果。

（1）人工膝关节置换术后的康复治疗

1）术后当天，足跟部垫高，抬高患肢休息，避免压疮。

2）术后第 1 天，踝泵练习以促进血液循环，防止肌肉萎缩。进行股四头肌、腘绳肌的等长收缩练习。休息时抬高患肢。

3）术后第 2 天，CPM 0°～35°，患侧膝关节屈伸训练。继续上述练习。

4）术后第 3 天，CPM 0°～45°，屈伸，直腿抬高练习，训练卧位到坐位的转移。继续上述练习。

5）术后第 4 天，CPM 0°～55°，屈伸，抗阻踝泵练习，主动 ROM 练习。髌骨松动治疗，从床上到椅子转移。继续上述练习。

6）术后第 5 天，CPM 0°～65°，屈伸，开始平衡、协同性练习，下地站立练习。继续上述练习。

7）术后第 6 天，增加主动 ROM 练习，继续上述练习。

8）术后第 7 天，CPM 0°～70°，屈伸，关节本体感觉、平衡、协调性练习，练习扶双拐或步行器行走。继续上述练习并增加频度。

9）术后第 2 周，CPM 屈伸逐步增加至 0°~90°，器械抗阻进行股四头肌等收缩肌张力练习，功能自行车练习，酌情练习上下楼。继续上述练习，增加频度、力量。

（2）髋关节置换术后康复

1）目的：①防止各种并发症发生，如呼吸系统、泌尿系统感染，下肢静脉发生和水肿，髋关节脱位等；②恢复患肢关节的活动度及肌力；③平稳及步行方法训练；④日常活动能力提高；⑤预防保健教育；⑥提供所需的辅助器具。

2）早期功能训练：术后早期活动保持了关节的稳定性和肌肉的张力，防止出现关节僵硬和肌肉萎缩。术后 1 天即开始指导患者进行髋关节和踝关节的屈伸运动，由被动向主动过渡。方法：患者仰卧位，收缩股四头肌，缓慢将患肢足跟向臀部滑动，使髋屈曲，足尖保持向前。注意屈曲角度不宜过大，以免引起髋部疼痛。一般髋关节屈曲应<60°，以防活动过度致假体脱出。此动作 10 次为 1 组，每次 2~3 组，每日 3 次。同时，每日应进行深呼吸、引体向上运动，预防肺部并发症。

3）下床前准备工作：因卧床时间较长，下床时患者可能出现头晕、恶心、呕吐等现象。故首次下床前先将床头摇高 45°~60° 练习坐位，每日 4~6 次，每次 20~30 分钟，使患者有一个适应过程，以减少起床后的不良反应。继续进行患肢肌力训练和其他辅助运动。

4）下地练习：术后开始下地行走的时间受假体类型、手术操作和患者体力恢复情况等因素的影响。如果使用骨水泥固定型假体，又是初次接受 THA，且术中也未植骨、未发生骨折，则术后 3 天即可下地练习步行。如为髋关节翻修术，下地练习步行的时间则推迟至术后 3 周。患者第 1 次下床就立即行走的弊端较多，因为大多数患者在起床后都有头晕，严重时会发生晕厥。因此，可先协助患者做下床站立练习，每日 2 次，待患者适应后再练习行走。下床时，可让家属或护师及有经验的康复医师在场，使他们掌握协助患者下床的护理技巧。方法：患者双手拉住拉手或用力支撑床面，屈曲健肢，患肢保持伸直位，移动躯体至健侧床沿。护士在健侧协助，一手托住患肢足跟部，另一手托住患侧腘窝部，随着患者的移动而转动，使患肢保持轻度外展中立位，直至完成此动作。另一护士则用力扶住患者，使健侧肢体先着地，然后将患肢轻轻放于地上，递给助行器。患者用力扶助行器站稳，两腿分开，与肩同宽。询问患者有无不适感，并注意观察病情变化。站立 5~10 分钟后上床。上床时，患者双手拉住拉手，健侧肢体先上；护士托住患肢足跟和腘窝处，协助将患肢放于床上。注意使患肢始终保持外展中立位，患肢足尖向上。

（3）后期治疗（2周后）

1）防治压疮、感染、深静脉血栓和肺栓塞等并发症和失用综合征。

2）减轻关节疼痛，恢复充分的关节活动度，加强关节周围肌肉的力量和关节的稳定性。

3）加强步行训练，尽快恢复患者独立的日常生活活动能力，提高生活质量。

4）助行器行走练习：行走时健肢在前先行，患肢跟上，再移动助行器向前。注意保持两腿分开、与肩同宽，转弯时髋关节随身体一起转动，避免髋关节突然旋转。

5）家庭康复指导：THA术后2周患者就可出院回家休养，而术后肢体功能的恢复却需要较长时间。因此，应让患者及家属掌握锻炼的方法和注意事项。坚持做股四头肌等长收缩和等张收缩锻炼，以及髋关节、踝关节屈伸运动。每个运动10次为1组，每次2~3组，每日3次。注意，4周内禁止侧卧和90°坐位，患侧髋关节屈曲勿>70°。术后4周后可采取健侧卧位和坐位，但侧卧时患侧肢体下应垫厚度为30~40cm的海绵垫，防止髋关节内收。术后6周内免负重，患髋维持于外展、伸直位（尤其是术后4周内要十分注意）。术后8周后可采取各种姿势的卧位。术后6~10周可部分负重，注意纠正步行姿势。转身时，如果向患侧转，应先用患肢向外迈一步，然后移动助行器，再跟上健肢；如果向健侧转，则应先用健肢向外迈一步，然后移动助行器，再跟上患肢。上楼时健肢先上，拐随其后或同时跟进；下楼时拐先下，患肢随后，健肢最后。

为防止关节脱位，下列体位和动作必须防止：髋关节内收、内旋位时自坐位站起；双膝并拢、双足分开时身体向患侧倾斜取东西、接电话等；跷二郎腿和坐位穿鞋；如厕时坐便桶高度过低，或沙发过矮；健侧翻身不当时患侧髋关节处于伸直、内收、内旋位；6~8周内避免性生活，性生活时要防止术侧下肢极度外展，并避免受压。

6）减肥：因为髋、膝关节承受的力量大部分是人体的重力，所以减轻体重就能减少对关节的压力。手术后注意合理安排饮食，不吃油腻脂肪高的食物。

（王庆雷　杨兆义）

第八节　肿瘤切除术后的治疗

肿瘤是机体在各种致瘤因素作用下，局部组织的细胞在基因水平上失去对其生长的正常调控，导致其克隆性异常增生而形成的新生物。这种新生物常形成局部肿块，因而得名。肿瘤分为良性和恶性两大类。

一、发病原因和机制

（一）发病原因

1. 外界致癌因素

（1）化学致癌因素：①多环芳烃：存在于石油、煤焦油、烟熏和烧烤的鱼、肉等食品中，与肺癌、胃癌的发病有关；②芳香胺类与氨基偶氮染料：与膀胱癌、肝癌的发病有关；③亚硝胺类：可引起人胃肠道肿瘤等；④真菌毒素：如黄曲霉毒素可诱发肝细胞癌；⑤烷化剂和酰化剂：如环磷酰胺、氮芥与一些血液系统肿瘤的发生有关；⑥其他：如炼镍工人中鼻癌和肺癌高发；镉与前列腺癌、肾癌的发生有关；铬可引起肺癌；苯致白血病等。

（2）物理致癌因素：①离子辐射：包括 X 射线、γ 射线、亚原子微粒的辐射以及紫外线照射，与皮肤癌、白血病、骨肉瘤、甲状腺肿瘤等的发病有关；②慢性炎性刺激：皮肤慢性溃疡可致皮肤鳞癌，慢性子宫颈炎和子宫内膜增生可发生癌变；③异物：石棉和石棉制品能导致人胸膜间皮瘤。

（3）生物致癌因素：EB 病毒与鼻咽癌、伯基特淋巴瘤发病有关；人类乳头状瘤病毒感染与宫颈癌有关；乙型肝炎病毒与肝癌有关；幽门螺杆菌引起的慢性胃炎与胃 B 细胞性淋巴瘤有关。

2. 内在致癌因素

（1）遗传因素：如视网膜母细胞瘤、肾母细胞瘤呈常染色体显性遗传。乳腺癌、食管癌、鼻咽癌、子宫内膜癌等，常有家族史。

（2）内分泌因素：如雌激素和催乳素与乳腺癌有关；雌激素与子宫内膜癌有关。

（3）免疫因素：免疫缺陷者易发生恶性肿瘤，如获得性免疫缺陷综合征（艾滋病）患者易患恶性肿瘤；肾移植后长期使用免疫抑制剂者肿瘤发生率较高。

（二）发病机制

肿瘤在本质上是基因病。各种环境的和遗传的致癌因素可能以协同或序贯的方式引起细胞非致死性的 DNA 损害，从而激活原癌基因和（或）灭活肿瘤抑制基因（抑癌基因），加上凋亡调节基因和（或）DNA 修复基因的改变，继而引起表达水平的异常，使靶细胞发生转化。被转化的细胞可先呈多克隆性的增生，经过一个漫长的多阶段的演进过程，其中一个克隆相对无限制的扩增，通过附加突变，选择性地形成具有不同特点的亚克隆（异质化），从而获得浸润和转移的能力（恶性转化），形成恶性肿瘤。

二、评估

（一）病史

对某些进行性的症状，如肿块、疼痛、病理性分泌物、出血、消瘦、黄疸等应深入询问。同一器官发生的不同肿瘤，其好发年龄也不同，如乳癌好发于经绝期前后妇女，而乳腺纤维瘤则常见于20~30岁。病程长短常可提示肿瘤的性质。所以对患者的症状，应逐一询问发生的时间、性质和变化程度。了解患者职业、生活环境、有无吸烟等嗜好，有无化学致癌物接触史及癌症家族史等。既往史中应详细询问与癌可能有一定关系的疾病，如胃溃疡、结肠息肉、肝硬化、乳头渗血、便血等。肿瘤可呈现多种多样的临床表现。

（二）临床表现

1. 局部表现

（1）肿块：常是患者就诊的主要原因。

（2）疼痛：肿瘤生长引起所在器官的包膜或骨膜膨胀紧张，或肿瘤造成空腔器官（如胃肠道，泌尿道）梗阻以及侵犯神经丛等，均可发生疼痛。

（3）病理性分泌物：发生于口、鼻、咽、消化道、呼吸道及泌尿、生殖器官的肿瘤，一旦肿瘤向腔内溃破或并发感染可有血性、脓性、黏液血性或腐臭的分泌物由腔道排出。

（4）溃疡：为恶性肿瘤表面组织坏死所形成。

（5）出血：体表肿瘤出血可直接发现，体内肿瘤少量出血表现为血痰、黏液血便或血性白带。大量出血表现为呕血、咯血或便血等。

（6）梗阻：良性和恶性肿瘤都可能影响呼吸道、胃肠道、胆管或泌尿道的通畅性，引起呼吸困难、腹胀、呕吐、黄疸或尿潴留等。

（7）器官功能紊乱：颅内肿瘤除可引起头痛外，还可引起视力障碍、面瘫、偏瘫等；肝癌除有肝大或肝区疼痛外，还可引起食欲不振、腹胀等胃肠功能失调；胰岛素瘤主要表现为低血糖综合征；嗜铬细胞瘤主要表现为高血压。

（8）其他：如肺癌可引起胸腔积液，胃癌和肝癌可引起腹腔积液，骨肿瘤可引起病理性骨折等。

2. 全身改变　大多数恶性肿瘤发展到一定程度都有全身改变。

（1）乏力或（和）消瘦：可能因肿瘤生长较快而消耗能量较多，患者饮食减少，消化吸收不良，疼痛或精神因素影响休息等引起。

（2）发热：发热是肿瘤坏死分解产物被吸收或并发感染，或因肿瘤代谢率增高所致。有些肿瘤患者发热原因不明。

（3）贫血：出血、造血功能障碍、消化吸收障碍等均可引起贫血。

（4）恶病质：指机体严重消瘦、无力、贫血和全身衰竭的状态，见于肿瘤晚期。

（三）检查与分类

1. 实验室检查

（1）常规检查：包括血、尿及粪便常规检查。胃癌患者可伴贫血及便潜血。白血病血象明显异常。大肠肿瘤可有便潜血阳性。泌尿系统肿瘤可见血尿。多发骨髓瘤尿中可出现 Bence-Jones 蛋白。

（2）血清学检查：肝癌、骨肉瘤血清碱性磷酸酶可升高；肝癌及恶性淋巴瘤血清乳酸脱氢酶增高；肺癌 α-酸性糖蛋白增高。产生激素的器官发生肿瘤时，血中相应激素分泌增加。

（3）免疫学检查：癌胚抗原（CEA），结肠癌、胃癌、肺癌、乳癌均可增高。α-胚胎抗原（AFP），肝癌及畸胎瘤均可增高。甲胎蛋白是用于肝细胞癌患者普查、诊断、判断疗效的首选。肿瘤相关抗原，抗 EB 病毒壳抗原的 IgA 抗体（VCA-IgA 抗体）对鼻咽癌较特异。

（4）流式细胞分析术：分析染色体特性，了解肿瘤细胞恶变程度。

（5）基因诊断：确定是否有肿瘤或癌变的特定基因存在。

2. 影像学检查

（1）X 线检查：①普通 X 线透视和摄片；②造影检查：如钡餐、钡灌肠或碘制剂以静注、口服等方法造影；③特殊造影：包括钼靶 X 线球管摄影、体层摄影、荧光摄影、计算机体层扫描（CT）和数字减影血管造影（DSA）等。

（2）磁共振（MRI）显像：可进行横断面、矢状面、冠状面和各种斜面的体层图像。

（3）超声波检查：常用于肝、胆、脾、胰、肾、脑、子宫和卵巢等肿瘤的诊断和定位。

（4）放射性核素扫描：常用的仪器有 γ 照相机、单光子发射计算机体层（SPECT）显像、正电子发射计算机体层显像（PET）及 PET/CT。

3. 内镜检查 常用的有食管镜、胃镜、支气管镜、结肠镜、直肠镜、喉镜、鼻咽镜、膀胱镜、腹腔镜、纵隔镜、子宫腔镜、胆管镜等，可肉眼直视肿瘤、取组织活检行病理检查。

4. 病理检查　是确诊性检查。包括脱落细胞检查、组织印片染色检查、病理切片检查。

（四）肿瘤的分类

1. 上皮性肿瘤

（1）良性上皮组织肿瘤：①乳头状瘤：肿瘤表面覆盖增生的上皮因起源部位的不同而异，可为鳞状上皮、柱状上皮或移行上皮；②腺瘤：由腺上皮发生的良性肿瘤。

（2）恶性上皮组织肿瘤：由上皮发生的恶性肿瘤统称为癌。常见类型：①鳞状细胞癌（鳞癌）：常发生在原有鳞状上皮覆盖的部位；②基底细胞癌；③移行上皮癌：来自膀胱或肾盂等的移行上皮；④腺上皮癌：从腺上皮发生的恶性肿瘤。

2. 间叶组织肿瘤

（1）良性间叶组织肿瘤：常见类型有纤维瘤、脂肪瘤、脉管瘤、平滑肌瘤、骨瘤和软骨瘤。

（2）恶性间叶组织肿瘤：该类肿瘤统称为肉瘤。常见类型有纤维肉瘤、恶性纤维组织细胞瘤、脂肪肉瘤、横纹肌肉瘤、平滑肌肉瘤、血管肉瘤、骨肉瘤和软骨肉瘤。

3. 神经外胚叶源性肿瘤　如视网膜细胞瘤、黑痣与黑色素瘤等。

4. 多种组织构成的肿瘤　如畸胎瘤、肾胚胎瘤、癌肉瘤。

三、治疗方法

（一）一般治疗

迄今为止手术仍为治疗肿瘤的首选方法，但手术无法防止癌细胞的远处转移及消灭循环血液中的癌细胞，几乎 1/2 的患者在发现癌症时已经出现局部或远处转移。某些患者术前未发现可见的转移，但实际上已经有肉眼或影像学检查发现不了的亚临床转移。目前最好的肿瘤治疗方法就是综合治疗，简单的说就是将手术、放疗、药物（化疗）、免疫治疗、内分泌治疗及基因治疗等手段有机地结合在一起，以更进一步提高疗效。肿瘤切除术后仍有很多后续治疗，以下进行简述。

1. 化疗　肿瘤的特点是易播散，化疗的最大优点是全身治疗，只要该药对相应的肿瘤有效，不论肿瘤生长在哪里基本上都会有效，有着手术和放疗没有的优势。术后化疗是最常用的方法。肿瘤术后复发主要是术前已存在的微小转移灶或由于手术操作所致，因而术后化疗尤为重要。术后化疗宜于术后早期、足量应用。疗效较好的有乳腺癌、卵巢癌、睾丸肿瘤、胃癌、骨肉瘤等。

2. 放疗 放疗是放射治疗的简称，放射线是由放射源发出的射线，主要有 α、β、γ 三种，这些射线都具有不同强度的能量，使癌细胞内的核糖核酸长链遭受致命性的破坏而死亡。术后放疗主要用于手术切除后可能有残留肿瘤的部位，局部常见淋巴结转移的引流区。临床疗效较好的有食管癌的瘤床术后放疗，肺癌术后的瘤床及淋巴引流区放疗等。

3. 分子靶向治疗 是指利用肿瘤细胞特异性的靶点，应用针对该靶点的药物进行治疗的一种新方法，相对于手术、放疗、化疗手段更具有治本功效。分子靶向治疗具有较好的分子选择性，能高效并选择性的杀伤肿瘤细胞，而不作用于正常细胞，可避免对正常细胞的伤害，是一种高效、低不良反应的治疗模式。肿瘤切除术后复发或维持治疗的患者都可受益。主要药物：①单抗类分子靶向药物：如贺赛普汀、美罗华和恩度等；②小分子化合物类分子靶向药物：如格列卫、易瑞沙和特罗凯等。

4. 镇痛 据联合国世界卫生组织（WHO）统计：晚期癌症约50%的人会出现癌痛，30%的人会出现严重疼痛。WHO 提出"癌症三阶梯镇痛治疗指导原则"，就是根据轻、中、重不同的疼痛程度，渐进地采用不同的镇痛药物。常用药物：①非阿片类：阿司匹林、对乙酰氨基酚、布洛芬、吲哚美辛等；②弱阿片类：可待因、右旋丙氧酚、氧可酮等；③强阿片类：吗啡、二乙酰吗啡、氧吗啡、二羟吗啡酮、哌替啶等。规范化的疼痛治疗不仅要缓解疼痛，还应将药物的不良反应降至最低，让疼痛患者无痛的生活。

5. 免疫及生物治疗 肿瘤的发病与人体的免疫功能降低有关。在经过化疗、放疗、手术后，免疫功能必然受到更多的摧残，有可能为"第二肿瘤"的发生创造条件。所以加强免疫治疗十分必要。免疫治疗的方法有两种，一是过继性免疫治疗，通过输入体外制备的能够识别和杀伤肿瘤细胞的免疫细胞，起到重建免疫系统和治疗肿瘤的作用，如使用白细胞介素-2 激活患者体内的单核细胞成为具有吞噬癌细胞能力的 LAK 细胞，再输回患者体内的疗法；二是主动免疫治疗，采用免疫治疗的手段激发机体自身的免疫系统产生抗肿瘤反应，分为特异性和非特异性两类。

（1）非特异性主动免疫：①生物反应调节剂：如云芝多糖、银耳多糖、香菇多糖、短棒菌苗等；②细胞因子：如干扰素、转移因子、白细胞介素-2、胸腺肽等。

（2）特异性主动免疫：指应用肿瘤细胞、肿瘤细胞裂解物、肿瘤细胞的 DNA、

RNA 以及肿瘤细胞来源的蛋白、多肽等携带肿瘤信息的疫苗，激发机体针对肿瘤的特异性免疫反应。

6. 中医治疗　中医治疗讲究扶正固本，实际上就是增强免疫功能的治疗，往往优于单一的免疫因子治疗。用中药辅助放、化疗，可改善机体内环境，调整免疫，增强耐受能力，减轻不良反应。当肿瘤患者已接受手术或放、化疗缓解后，运用中药防止其复发或转移等。某些天然中药中含有抗癌有效成分，能增强机体免疫功能，诱导癌细胞分化和凋亡。

7. 内分泌治疗　目前乳腺癌、卵巢癌、子宫内膜癌、甲状腺癌、前列腺癌等都可从内分泌治疗中获益。

8. 热疗　热疗是应用各种致热源的热效应，将肿瘤区加热至有效治疗温度以杀灭肿瘤细胞的方法。热疗对某些化疗、放疗也有明显的增效和互补作用。全身热疗可作为肿瘤术后的补充性治疗。

9. 超声聚焦刀治疗　高强度聚焦超声是在体外将超声束射向体内靶体，使肿瘤组织发生热变性而凝固、坏死，而对周围的正常组织创伤甚少。超声聚焦技术俗称超声聚焦刀，适用于不能耐受手术、术后有残留或复发的肿瘤患者。

10. 基因治疗　基因治疗是利用最先进的生命科学和临床技术，从体外将外源性基因或基因片段通过各种方法，转移入患者的细胞内，以达到治疗的目的。肿瘤的基因治疗尚处于研究阶段。

11. 光动力治疗　生物体组织对光化学具有敏感性，一些光敏物质能在肿瘤内积聚，并进行一系列反应而导致肿瘤细胞死亡。肿瘤外科切除术后，再施以光动力治疗，可进一步消灭残留的癌细胞，减少复发。主要应用于皮肤癌、上消化道癌、卵巢癌、膀胱癌、肺癌等。

（二）康复治疗

癌症康复的目的是为了减轻或消除癌症及其治疗给患者造成的损害和痛苦，以达到"提高生存率、延长生存期、改善生存质量"的要求。癌症康复不仅需对癌症本身进行治疗，更需要多种专业人员的密切协作，才能获得最佳的效果，为此需要有一个专门帮助每位癌症患者的康复小组，包括癌症康复医师、康复护士、体疗师、心理学家或精神保健专家、社会工作者或非专业的志愿者，这些人员专业之间互相联系，可根据患者的不同要求、愿望和社会经济状况而给予尽可能的服务。康复是临床治疗的必要延续和完善。主要内容如下：

1. 综合评估 肿瘤患者经手术治疗后，需要及时进行心肺功能及肢体康复治疗，争取早日恢复社会功能。患者在出院前需要由多学科团队根据相关评估量表、检查结果和身体状态，对患者的心肺功能、运动功能、营养状况、精神心理方面等进行评估[评估量表，如6分钟步行距离、心功能分级、肺功能分级、基本日常生活能力评定（Barthel指数）、生活质量核心问卷（QLQ-C30）、营养评分（BMI）、简易智能评定（MMSE）等]，根据评估结果对患者的总体情况做出评价，制定合适的运动康复处方或康复评估包，对患者的治疗、康复、社会参与给予针对性的指导。

2. 中期照护 积极有效的中期照护是癌症患者术后尽快恢复的重要窗口期，对患者的身体功能恢复具有重要意义。中期照护地点包括医院、社区和居家照护。

（1）医院照护：在医院进行中期照护的患者可以在医护人员的直接参与和指导下，根据评估结果和康复计划，每天锻炼2次，每次0.5~1小时，对患者功能康复情况进行定期评估，调整治疗及照护方案。医务人员还可以对患者进行营养、用药安全和心理等方面的指导。经过5~6周的指导治疗，病情好转出院。在条件允许的情况下，这是最理想的中期照护模式。

（2）社区照护：患者转入社区后，可以在社区医生的监护指导下，进行有计划的康复锻炼，并对患者进行专业的管理、指导、随访及资料登记，与上级医院保持沟通，保证患者得到及时有效的治疗。

（3）居家照护：居家照护是中期照护的主要内容。居家照护之前多学科团队要对患者制定科学有效的康复治疗计划，到患者的家中进行实地考察，针对患者病情和家中条件，提出整改建议，如厕所、厨房、庭院、楼梯、坡道等，有利于患者康复和降低意外风险。对患者家属进行照护指导，可以利用家庭现有的各种条件，如楼梯、厕所、厨房对患者进行生活能力和生存能力的锻炼。家属要对患者的治疗及锻炼情况进行记录，并和社区医生保持有效沟通，指导患者康复治疗。

中期照护工作内容主要包括：

1）定期对患者病情进行随访评估、进行必要的检查，提出康复建议和计划：肿瘤细胞能扩散到身体的任何脏器和部位，所以对好发生转移的脏器和部位，如肺、肝、骨、脑等必须定期进行检查，如超声、CT、MRI、肿瘤标志物等。医师通过一些量表，如生活质量核心问卷（QLQ-C30）、Barthel指数、抑郁量表、6分钟步行距离等评估患者的生活质量、日常生活能力、心理、活动能力等。

2）指导患者合理膳食，均衡营养，提高抵抗力：癌症患者的营养消耗大于正常人，因此，通过良好的营养维持，能够提高和巩固疗效。目前主张正确、适当的营养，是指足够的热量，动、植物蛋白比例适当的蛋白质量，丰富的维生素和微量元素，中等量的淀粉、低脂肪，足量的纤维素，调配恰当，并符合患者的饮食习惯。

3）指导患者进行规律的、足够强度的运动和锻炼，促进身体功能康复：认真进行体育锻炼，是提高生存质量和延长生存期的必由之路。长期、科学的体育锻炼能全面提高身体素质，增强心肺功能和免疫能力，改善消化功能，抑制肿瘤的发展。应坚持遵循的原则是集体行动，有说有笑；量力而行，循序渐进；各有所异，不可划一；纯为健身，警惕竞赛；以热身、微汗为标准，切忌过累；杜绝创纪录心态；贵在坚持，绝不勉强。

4）指导患者改善睡眠质量：睡眠不仅能恢复人体的体力和脑力，消除疲劳，完成自身修复，更重要的还在于能增强免疫力。肿瘤患者因思想负担重、疼痛等原因而睡眠差，可服用一些催眠药，如艾司唑仑、地西泮等，保证每天 8 小时的睡眠。

5）引导患者保持积极、良好的心态，树立战胜疾病和追求美好生活的信心：精神状态和机体免疫功能的好坏，对癌症的发病和发展起着重要的作用。良好的心态是健康必备的条件，如果面对肿瘤精神崩溃、失去生活信心，生存率就会降低。患者应面对患有肿瘤的事实，认识到惧怕死亡是一种很正常的心理，要从害怕、恐惧的心理转入到直面现实的状态，更加积极地寻求治疗。可多参与癌症康复组织的社会活动，多与他人交流沟通，以获得心理上的支持。

6）积极治疗其他并发症：癌症患者一般体质较弱，伴有并发疾病，如上呼吸道感染、肺炎、肠炎、糖尿病、心脑血管疾病等，在康复期要进行积极治疗。

7）生活规律：既不要卧床大养，也不要过度劳累，更不要随意。无论作息时间、学习、娱乐都要有规律。规律的生活可使机体处于正常的工作状态，以减少肿瘤的复发、转移。

8）指导患者进行支持性康复：实施一些恢复性、支持性康复锻炼。例如，乳腺癌根治术后 5 天应辅助患者进行上肢功能恢复锻炼。化疗恶心、呕吐时除对症处理外，应给予必要的营养支持。肺癌术后患者进行呼吸操锻炼，喉癌患者术后进行语言训练等。

9）社会关心：医护、家庭、单位、社会都应该给予癌症患者在精神、生活、工作、经济和医疗上的热心关怀，创造一个温馨、美好的环境，保证患者无顾虑地同癌症作斗争。

四、预防原则

1. 国家层面　美国 1971 年颁布了《癌症法案》，开始对癌症防治研究投入大量资金，30 年后见到回报，美国的癌症发病率和死亡率开始下降。癌症预防必须全国人民和政府大力参与才能取得成绩。需要采取一定的强制措施保护环境、严格食品安全卫生管理。

2. 重视全民健康教育　针对不同年龄的人群，采用不同的教育方式。重视儿童的健康教育。例如，在小学，教育学生要注意健康生活和增强体质；在中学开展"健康生活-防控肿瘤"课程；高中就应当进行洁身自爱，告诉学生不正常的性行为会传播 HPV、HIV 等严重疾病。成人的肿瘤预防教育包括癌症风险因素教育、具体预防方法的教育以及定期体检争取早期诊断方面的教育。

3. 戒烟　通过任何方式吸食或使用烟草都会致癌。戒烟是减少患癌危险性最简单、最有效的方法。

4. 预防感染　宫颈癌、肝癌、鼻咽癌、淋巴瘤以及胃癌等的发生与感染因素有关。可以通过接种乙肝疫苗、HPV（人乳头瘤状病毒）疫苗，洁身自好避免多个性伙伴、远离毒品，预防乙肝病毒、HPV、HIV（艾滋病病毒）感染，避免不必要的输血和使用血制品以减少病毒感染的风险。

5. 保持合理的体重和腰围　亚洲人体重指数（BMI）健康范围是 18.5~25。女性腰围的数值应<80cm，男性腰围的数值应<90cm。

6. 科学运动　任何种类的运动都有助于减低患癌风险。

7. 合理膳食　选择健康的食物和饮料代替高脂肪、高糖分和高热量的食物。

8. 限制饮酒　尽量不要饮酒，如果饮酒，男士每天不应多于 2 杯，女士不应多于 1 杯（1 杯的定义是啤酒 250ml，葡萄酒 100ml，白酒 25ml）。

9. 母乳喂养　母乳喂养有助于母亲预防乳腺癌的发生。

10. 平衡心态，心理健康　心理健康是战胜疾病的良药，不良情绪可能是一种促癌剂。

11. 定期进行体检　通过定期体检，发现身体存在的异常以及癌症危险因素。

12. 治疗癌前病变　例如，结肠息肉是结肠癌的癌前病变，通过切除结肠息肉能够达到预防结肠癌的目的，是降低发病率的一个最重要措施。

（田银君　刘前桂）

第九节 肺栓塞的预防与治疗

一、相关定义

肺栓塞（pulmonary embolism，PE）是内源性或外源性栓子阻塞肺动脉引起肺循环功能障碍的临床和病理生理综合征，包括肺血栓栓塞症、脂肪栓塞综合征、羊水栓塞、空气栓塞、肿瘤栓塞和细菌栓塞等。

肺血栓栓塞症（pulmonary thromboembolism，PTE）：是指来自静脉系统或右心的血栓阻塞肺动脉或其分支所致疾病，以肺循环（含右心）和呼吸功能障碍为主要临床表现和病理生理特征，是最常见的肺栓塞类型，通常所称的肺栓塞即指 PTE。

肺梗死（pulmonary infarction，PI）：是指肺栓塞后，栓塞肺动脉灌注区域的肺组织因血流受阻或中断而发生坏死，大多数肺栓塞不一定会导致肺梗死。

深静脉血栓形成（deep venous thrombosis，DVT）：是引起 PTE 的主要血栓来源，DVT 多发于下肢或者骨盆腔深静脉，也可发生于上肢，血栓脱落后随血流循环进入肺动脉及其分支，PTE 常为 DVT 的合并症。

静脉血栓栓塞症（venous thromboembolism，VTE）：由于 PTE 与 DVT 在发病机制上存在相互关联，是同一种疾病病程中两个不同阶段，因此统称为 VTE。

（一）发病原因

任何可以导致静脉血液淤滞、血管内皮损伤和血液高凝状态的因素，均是 VTE 的危险因素。在静脉血栓形成中内皮损伤起着重要的初始和持续作用。静脉内皮损伤可因机械性创伤，长期缺氧及免疫复合物沉着等引起，使胶原组织暴露，刺激血小板附着和集聚，激活血凝反应链。血液淤滞能激活凝血机制，触发血栓形成。血液的高凝状态也是血栓形成的重要机制之一。绝大多数的肺栓塞患者都可能存在疾病的易发因素，但仍有部分肺栓塞找不到诱因，危险因素包括：

1. 静脉曲张、血栓性静脉炎　下肢深静脉血栓形成患者可并发肺栓塞。静脉血栓的好发部位，如髂静脉、股静脉、腓静脉、腘静脉、盆腔静脉丛等。活动期的血栓性静脉炎血栓易于脱落，发生肺栓塞。

2. 创伤、手术、制动　盆腔和髋部手术后、膝关节置换术、下肢骨折、偏瘫及健康人不适当的长期卧床或长途乘车（或飞机），肢体活动减少，血流减慢，容易诱发静脉血栓形成。

3. 心肺疾病　慢性心肺疾病是肺血栓栓塞的主要危险因素。合并房颤、心力衰竭和亚急性感染性心内膜炎者发病率较高。心脏起搏器感染也可形成病原体性栓子。

4. 妊娠、分娩和避孕药　妊娠和分娩肺栓塞在孕妇数倍于年龄配对的非孕妇，产后和剖宫产术后发生率最高。羊水栓塞也是分娩期的严重并发症。服避孕药的妇女静脉血栓形成的发生率比不服药者高 4~7 倍。

5. 肿瘤　癌症能增加肺栓塞发生的危险，可能与凝血机制异常有关。

6. 其他　如肥胖、脱水、某些血液病（镰状细胞贫血、红细胞增多症）、代谢性疾病（糖尿病等）及静脉内插管等也易发生血栓病。长骨骨折致脂肪栓塞，减压病可造成空气栓塞，寄生虫和异物可导致栓塞。没有明显的促发因素时，还应考虑遗传性抗凝因素减少或纤维蛋白溶酶原激活抑制剂的增加。

（二）发病机制

引起 PTE 的血栓可以来源于下腔静脉路径、上腔静脉路径或右心腔，其中大部分来源于下肢深静脉，特别是从腘静脉上端到髂静脉段的下肢近端深静脉（占 50%～90%）。颈内和锁骨下静脉内插入、留置导管和静脉内化疗，使来源于上腔静脉路径的血栓较以前增多。肺动脉的血栓栓塞既可以是单一部位的，也可以是多部位的。多部位或双侧性的血栓栓塞更为常见。发生栓塞后有可能在栓塞局部继发血栓形成，参与发病过程。

栓子阻塞肺动脉及其分支达一定程度后，通过机械阻塞作用，加之神经体液因素和低氧所引起的肺动脉收缩，导致肺循环阻力增加、肺动脉高压；右心室后负荷增高，右心室壁张力增高，至一定程度引起急性肺源性心脏病，右心室扩大，可出现右心功能不全，回心血量减少，静脉系统淤血；右心扩大致室间隔左移，使左心室功能受损，导致心排血量下降，进而可引起体循环低血压或休克；主动脉内低血压和右心房压升高，使冠状动脉灌注压下降，心肌血流减少，特别是心室内膜下心肌处于低灌注状态，加之PTE 时心肌耗氧增加，可致心肌缺血，诱发心绞痛、心源性休克甚至死亡。

栓塞部位的肺血流减少，肺泡无效腔量增大；肺内血流重新分布，通气/血流比例失调；右心房压升高可引起功能性闭合的卵圆孔开放，产生心内右向左分流；神经体液因素可引起支气管痉挛；毛细血管通透性增高，间质和肺泡内液体增多或出血；栓塞部位肺泡表面活性物质分泌减少，肺泡萎陷，呼吸面积减小；肺顺应性下降，肺体积缩小并可出现肺不张；如累及胸膜，则可出现胸腔积液。以上因素导致呼吸功能不全，出现低氧血症，代偿性过度通气或相对性低肺泡通气。

二、评估

（一）临床表现

1. 症状　较小栓子可能无任何临床症状。较大栓子可引起呼吸困难、发绀、昏厥、猝死等。有时昏厥可能是急性 PTE 的唯一或首发症状。当 PTE 引起肺梗死时，临床上可出现"肺梗死三联征"，表现为：①胸痛：为胸膜炎性胸痛或心绞痛样疼痛；②咯血；③呼吸困难。合并感染时伴咳嗽、咳痰、高热等。由于低氧血症及右心功能不全，可出现缺氧表现，如烦躁不安、头晕、胸闷、心悸等。

2. 体征　主要是呼吸系统和循环系统体征，特别是呼吸频率增加（>20 次/分）、心率加快（>90 次/分）、血压下降及发绀。颈静脉充盈或异常搏动提示右心负荷增加；下肢静脉检查发现一侧下肢周径较对侧增加超过 1cm，或下肢静脉曲张，应高度怀疑 VTE。其他呼吸系统体征有肺部听诊湿啰音及哮鸣音，胸腔积液阳性等。肺动脉瓣区可闻第 2 心音亢进或分裂，三尖瓣区可闻及收缩期杂音。急性 PTE 致急性右心负荷加重，可出现肝大、肝颈静脉反流征和下肢水肿等右心衰竭的体征。

（二）检查与分型

PTE 的临床表现多样，有时隐匿，缺乏特异性，确诊需特殊检查。检出 PTE 的关键是提高诊断意识，对有疑似表现、特别是高危人群中出现疑似表现者，应及时安排相应检查。

1. 疑诊 PTE　如患者出现不明原因的呼吸困难、胸痛、晕厥、休克，或伴有单侧或双侧不对称性下肢肿胀、疼痛等，应进行如下检查：

（1）血浆 D-二聚体（D-dimer）：敏感性高而特异性差。急性 PTE 时升高。若其含量<500μg/L，有重要的排除诊断价值。酶联免疫吸附法（ELISA）是较为可靠的检测方法。

（2）动脉血气分析：常表现为低氧血症、低碳酸血症，肺泡-动脉血氧分压差 $[P(A\text{-}a)O_2]$ 增大，部分患者的血气结果可以正常。

（3）心电图：大多数病例表现有非特异性的心电图异常。最常见的改变为窦性心动过速。当有肺动脉及右心压力升高时，可出现 $V_1 \sim V_4$ T 波倒置和 ST 段异常、$S_I Q_{III} T_{III}$（即 I 导联 S 波加深，III 导联出现 Q/q 波及 T 波倒置）、完全或不完全性右束支传导阻滞、肺型 P 波、电轴右偏及顺时针钟向转位等。心电图需动态观察，注意与急性冠状动脉综合征相鉴别。

（4）X线胸片：可显示：①肺动脉阻塞征：区域性肺纹理变细、稀疏或消失，肺野透亮度增加；②肺动脉高压征及右心扩大征：右下肺动脉干增宽或伴截断征，肺动脉段膨隆以及右心室扩大；③肺组织继发改变：肺野局部片状阴影，尖端指向肺门的楔形阴影，肺不张或膨胀不全，肺不张侧可见膈肌抬高，有时合并少至中量胸腔积液。X线胸片对鉴别其他胸部疾病有重要帮助。

（5）超声心动图：在提示诊断和除外其他心血管疾患方面有重要价值。对于严重的PTE病例，可以发现右心室壁局部运动幅度降低；右心室和（或）右心房扩大；室间隔左移和运动异常；近端肺动脉扩张；三尖瓣反流速度增快；下腔静脉扩张，吸气时不萎陷。若在右心房或右心室发现血栓，同时患者的临床表现符合PTE，可作出诊断。超声检查偶可因发现肺动脉近端的血栓而直接确诊。若存在慢性血栓栓塞性肺动脉高压，可见右心室壁肥厚。

（6）下肢深静脉超声检查：下肢为DVT最多发部位，超声为诊断DVT最简便的方法，同时对PTE有重要提示意义。

2. 确诊PTE 当临床表现和初步检查提示PTE时，应安排PTE的确诊检查，包括四项，其中1项阳性即可明确诊断。

（1）螺旋CT：是目前最常用的PTE确诊手段。采用特殊操作技术进行CT肺动脉造影（CTPA），能够准确发现段以上肺动脉内的血栓。①直接征象：肺动脉内的低密度充盈缺损，部分或完全包围在不透光的血流之间（轨道征），或者呈完全充盈缺损，远端血管不显影；②间接征象：肺野楔形密度增高影，条带状高密度区或盘状肺不张，中心肺动脉扩张及远端血管分支减少或消失。

（2）放射性核素肺通气/血流灌注扫描：是PTE的重要诊断方法。典型征象是呈肺段分布的肺血流灌注缺损，并与通气显像不匹配。一般可将扫描结果分为三类：①高度可能：其征象为至少2个或更多肺段的局部灌注缺损，而该部位通气良好或X线胸片无异常；②正常或接近正常；③非诊断性异常：其征象介于高度可能与正常之间。若结果呈高度可能，具有诊断意义。

（3）磁共振显像（MRI）：MRI肺动脉造影（MRPA）对段以上肺动脉内血栓的诊断敏感性和特异性均较高。另可用于对碘造影剂过敏的患者。

（4）肺动脉造影：为诊断PTE的经典方法。直接征象有肺动脉内造影剂充盈缺损，伴或不伴轨道征的血流阻断；间接征象有肺动脉造影剂流动缓慢，局部低灌注，静脉回流延迟等。

3. PTE 的临床分型

（1）急性肺血栓栓塞症

1）大面积 PTE：临床上以休克和低血压为主要表现，即体循环动脉收缩压<90mmHg，或较基础值下降幅度≥40mmHg，持续 15 分钟以上。须除外新发生的心律失常、低血容量或感染中毒症等其他原因所致的血压下降。

2）非大面积 PTE：不符合以上大面积 PTE 的标准，未出现休克和低血压的 PTE。非大面积 PTE 中有一部分病例临床上出现右心功能不全，或超声心动图表现有右心室运动功能减弱（右心室前壁运动幅度<5mm），属次大面积 PTE 亚型。

（2）慢性血栓栓塞性肺动脉高压（CTEPH）：多可追溯到呈慢性、进行性发展的肺动脉高压的相关临床表现，后期出现右心衰竭；影像学检查证实肺动脉阻塞，经常呈多部位、较广泛的阻塞，可见肺动脉内贴血管壁、环绕或偏心分布、有钙化倾向的团块状物等慢性栓塞征象；常可发现 DVT 的存在；右心导管检查示静息肺动脉平均压>25mmHg，活动后肺动脉平均压>30mmHg；超声心动图检查示右心室壁增厚（右心室游离壁厚度>5mm），符合慢性肺源性心脏病的诊断标准。

三、治疗方法

（一）急性期处理

1. 一般治疗　对高度疑诊或确诊 PTE 的患者，应严密监护，监测呼吸、心率、血压、静脉压、心电图及动脉血气的变化，对有焦虑和惊恐的患者适当使用镇静剂，胸痛者予镇痛。对合并下肢 DVT 的患者应绝对卧床至抗凝治疗达到一定强度［保持国际标准化比值（INR）在 2.0~3.0 之间］，保持排便通畅，避免用力。应用抗生素控制下肢血栓性静脉炎和治疗 PTE 并发感染。

2. 呼吸循环支持治疗　有低氧血症者给予吸氧。合并呼吸衰竭时，可使用经鼻面罩无创机械通气或经气管插管机械通气。避免其他有创检查，以免在抗凝或溶栓治疗过程中出现局部大出血。对右心功能不全、心排血量下降但血压尚正常的患者，可给予具有一定肺血管扩张作用和正性肌力作用的药物，如多巴胺或多巴酚丁胺；若出现血压下降，可增大剂量或使用其他血管加压药物，如去甲肾上腺素等。液体负荷疗法需谨慎，因过多的液体负荷可能会加重右室扩张进而影响心排血量。

3. 溶栓治疗　主要适用于大面积 PTE 病例（有明显呼吸困难、胸痛、低氧血症等），对于次大面积 PTE，若无禁忌证可考虑溶栓，但存在争议；对于血压和右心室运动功能均正常的病例，不宜溶栓。溶栓的时间窗一般定为 14 天以内，在急性 PTE 发病 48 小时内即开始溶栓能够取得最大疗效，但对于有症状的急性 PTE 患者在 6~14 天内行溶栓仍有一定作用。

溶栓治疗的绝对禁忌证：活动性内出血；有自发性脑出血或出血性卒中病史。

相对禁忌证：2 周内的大手术、分娩、器官活检或不能压迫止血部位的血管穿刺；2 个月内的缺血性卒中；10 日内的胃肠道出血；15 日内的严重创伤；1 个月内的神经外科或眼科手术；难于控制的重度高血压（收缩压>180mmHg，舒张压>110mmHg）；近期曾行心肺复苏；血小板计数<$100×10^9$/L；妊娠；感染性心内膜炎；严重肝肾功能不全；糖尿病出血性视网膜病变；出血性疾病；动脉瘤；左心房血栓；年龄>75 岁。

常用的溶栓药物：尿激酶（UK）、链激酶（SK）和重组组织型纤溶酶原激活剂（rt-PA）。溶栓方案与剂量：①尿激酶：负荷量 4400U/kg，静注 10 分钟，随后以 2200U/（kg·h）持续静滴 12 小时；另可考虑 2 小时溶栓方案：按 20000U/kg 剂量，持续静滴 2 小时；②链激酶：负荷量 25 万 U，静注 30 分钟，随后以 10 万 U/h 持续静滴 24 小时。链激酶具有抗原性，故用药前需肌注苯海拉明或地塞米松，以防止过敏反应。链激酶 6 个月内不宜再次使用；③rt-PA：我国专家推荐 rt-PA 50~100mg 持续静脉滴注 2 小时。

尿激酶与 rt-PA 溶栓 12 小时疗效相当，但 rt-PA 发挥作用更快，降低早期病死率，减少血栓在肺动脉内停留时间而造成的动脉内皮损伤，并减少血栓附着在静脉瓣上的时间。理论上可降低远期慢性血栓栓塞性肺高压及下肢深静脉瓣功能不全后遗症的危险，建议首选 rt-PA 方案。

溶栓过程中注意事项：①溶栓前应查血常规、血型、APTT、肝肾功能、动脉血气、超声心动图、X 线胸片及心电图等作为基线资料；②备血，签署溶栓知情同意书；③使用尿激酶、链激酶溶栓期间勿同时使用肝素，rt-PA 溶栓时是否停用肝素无特殊要求，一般也不使用；④溶栓使用 rt-PA 时，可在第 1 小时内泵入 50mg 观察有无不良反应，如无则序贯在第 2 小时内泵入另外 50mg。在溶栓开始后每 30 分钟做 1 次心电图，复查动脉血气，严密观察生命体征；⑤溶栓结束后，应每 2~4 小时测定 APTT，当其水平低于基线值的 2 倍（或<80 秒）时，开始规范的肝素治疗；⑥溶栓结束后 24 小时通常需行核素肺灌注扫描或肺动脉造影或 CT 肺动脉造影以观察溶栓的疗效；⑦使用普通肝素或低分子肝素后，可给予口服抗凝药，最常用的是华法林。华法林与肝素并用直到 INR

达 2.0~3.0 即可停用肝素。

4. 抗凝治疗 高度疑诊或确诊急性 PTE 的患者应立即给予抗凝治疗。

（1）普通肝素：先予 2000~5000U 或按 80U/kg 静脉注射，继以 18U/（kg·h）持续静滴。开始治疗最初 24 小时内每 4 小时测定 APTT，根据 APTT 调整剂量，尽快使 APTT 达到并维持于正常值的 1.5~2.5 倍。达到稳定治疗水平后，改为每日测定 APTT 1 次。普通肝素可能会引起血小板减少症，故在使用的第 3~5 日复查血小板计数。若血小板计数迅速或持续降低超过 50%，或血小板计数<100×10⁹/L，立即停用普通肝素。

（2）低分子肝素：根据体重给药（如每次 100U/kg 或 1mg/kg，皮下注射，每日 1~2 次），不需监测 APTT 和调整剂量。低分子肝素的分子量较小，血小板减少症发生率较普通肝素低。·

普通肝素、低分子肝素至少用 5 天，直到临床情况平稳。肝素对于肾功能影响小于低分子肝素。对有高度出血危险或严重肾功能不全者，首选普通肝素。

（3）华法林：需长期抗凝者首选华法林。初始常与肝素合用，起始剂量为 2.5~3.0mg/d，3~4 后测定 INR，当该值稳定在 2.0~3.0，停用肝素，继续华法林治疗，根据 INR 调节华法林的剂量。

5. 肺动脉血栓摘除术 风险大，病死率高，需要较高的技术条件，仅适用于经积极的内科治疗无效的紧急情况，如致命性肺动脉主干或主要分支堵塞的大面积 PTE，或有溶栓禁忌证者。

6. 肺动脉导管碎解和抽吸血栓 用导管碎解和抽吸肺动脉内巨大血栓，同时还可进行局部小剂量溶栓。适应证为肺动脉主干或主要分支的大面积 PTE，并存在溶栓和抗凝治疗禁忌、经溶栓或积极的内科治疗无效、缺乏手术条件等情况时。

（二）急性后期病因及康复治疗

1. 急性后期病因 急性 PTE 发生后，无论其是否有 DVT 症状，均应进行体检，并行深静脉超声、放射性核素或 X 线静脉造影、CT 静脉造影（CTV）、MRI 静脉造影（MRV）、肢体阻抗容积图（IPG）等检查，以明确是否存在 DVT 及栓子的来源。

急性 PTE 后期，应寻找并避免发生 DVT 和 PTE 的诱发因素，如制动、创伤、肿瘤、长期口服避孕药等。同时要注意有无易栓倾向，尤其是对于 40 岁以下的患者，应做易栓症方面的检查。对年龄小于 50 岁的复发性 PTE 或有突出 VTE 家族史的患者，应考虑易栓症的可能性，进行相应检查及防治。对不明原因的 PTE 患者，应对隐源性肿瘤进行筛查。

2. 综合评估　对患者的心肺功能、肢体功能、营养水平、用药情况、精神心理状态以及器官功能、生化指标进行评估（评估参考有关量表，如肺功能、圣乔治评分、BODE 评分等），对患者的治疗及康复作出指导性建议，并制定康复计划。

3. 康复治疗　康复期应积极治疗易导致血栓的疾病并避免出现血栓形成的危险因素，PTE 的抗凝治疗持续时间因人而异。部分病例的危险因素可短期内消除，如口服雌激素、短期制动、创伤和手术等，抗凝治疗 3 个月即可；对于栓子来源不明的首发病例，给予抗凝治疗至少 6 个月；特发性或合并凝血因子异常的 DVT 导致的急性PTE 需长期抗凝；若为复发性 PTE 或合并慢性血栓栓塞性肺高压的患者，需长期抗凝；肿瘤合并急性 PTE 患者抗凝治疗至少 6 个月，部分病例也需长期抗凝治疗。口服华法林应定期检测 INR，并调整华法林剂量，保持 INR 为 2.0~3.0，避免出现抗凝不足或过度。

为防止下肢深静脉大块血栓再次脱落阻塞肺动脉，可考虑放置下腔静脉滤器。对于上肢 DVT 病例，还可应用上腔静脉滤器。置入滤器后如无禁忌证，宜长期口服华法林抗凝，定期复查有无滤器上血栓形成。

慢性血栓栓塞性肺动脉高压患者，若血栓阻塞部位处于手术可及的肺动脉近端，可考虑行肺动脉血栓内膜剥脱术；反复下肢深静脉血栓脱落者，可放置下腔静脉滤器。

四、预防原则

对存在发生 DVT-PTE 危险因素的病例，宜根据临床情况采用相应预防措施。主要方法：①机械预防措施，包括加压弹力袜、下肢间歇序贯加压充气泵和腔静脉滤器；②药物预防措施，包括皮下注射小剂量肝素、低分子肝素和口服华法林。对重点高危人群，包括普通外科、妇产科、泌尿外科、骨科（人工股骨头置换术、人工膝关节置换术、髋部骨折等）、神经外科、创伤、急性脊髓损伤、急性心肌梗死、缺血性卒中、肿瘤、长期卧床、严重肺部疾病（慢性阻塞性肺疾病、肺间质疾病、原发性肺动脉高压等）的患者，根据病情轻重、年龄、是否合并其他危险因素等来评估发生 DVT-PTE 的危险，制订相应的预防措施。长时间乘坐交通工具（飞机、火车、汽车等），需注意适当增加活动以预防血栓形成。

（田银君　李金红）

第十节　谵妄的预防和治疗

一、发病原因和机制

谵妄并不是一种疾病，而是由多种原因导致的临床综合征，又曾被称为急性脑综合征、急性意识模糊状态、急性脑病等。表现为意识障碍、行为无章、没有目的、注意力无法集中。通常起病急，病情波动明显。患者的认知功能下降，觉醒度改变、感知觉异常、日夜颠倒。老年期谵妄是指发生在老年期的谵妄状态或意识模糊状态。伴有注意力、认知能力、精神运动和睡眠周期障碍。谵妄是一种导致老年人住院和住院老人容易发生的常见神经精神类疾病。

谵妄的危险因素：①视力、听力部分或全部丧失；②认知障碍：痴呆、谵妄先兆、抑郁；③年龄超过 65 岁；④药物：多重用药或使用、镇痛药、抗生素、抗心律失常药物、抗胆碱药、抗抑郁药、抗癫痫药、抗组胺药、苯二氮䓬类药物、β 受体阻滞剂、钙离子通道阻滞剂、强心苷、利尿剂、H_2 受体阻滞剂、皮质激素、锂盐、安定剂、抗帕金森药物、茶碱；⑤电解质紊乱：尤其是低钠血症；⑥营养不良、脱水；⑦低氧血症；⑧酒精中毒；⑨合并症/多病共存：感染性疾病、重病、多病共患、慢性肝病或肾衰、卒中、基础神经系统疾病、创伤或骨折、临终、代谢紊乱；⑩功能状态：不能自理、活动障碍、衰弱、反复跌倒、疼痛、便秘、隔离、睡眠剥夺。

老年谵妄的危险因素可以分为两类：①脑源性疾病：各种脑器质性疾病，如脑动脉硬化性精神病、老年性精神病等，在其病程中可出现急性谵妄状态；②非脑源性疾病：是指正常老年人，因感染中毒、躯体疾病、精神或躯体创伤所诱发，如"无症状性"肺炎、泌尿系感染、结核病、酒精中毒、药物过量、营养缺乏、手术、失水及电解质紊乱、心力衰竭、血压骤降并伴有"无痛性"心肌梗死，缓慢发展的前列腺肥大性尿路阻塞、贫血，外伤及骨折、精神因素等，都可导致谵妄。

二、评估

谵妄是一种导致老年人住院和住院老人容易发生的常见神经精神类疾病，发生率占住院患者的 11%~42%，占住院癌症患者的 25%，占住院艾滋病患者的 30%~40%，占临终患者的 80%。社区痴呆老人中谵妄的发生率是 0.5%~13%。髋关节手术前后谵妄的发生率分别是4%~36%和53%。心外科术后谵妄的发生率是2%~57%，脓血症的患者谵妄的发生率是9%~71%。

谵妄通常为急性或亚急性起病，有些患者在发病前可表现有前驱症状，如坐立不安、焦虑、激越行为、注意涣散和睡眠障碍等。前驱期持续1~3天。谵妄发生后患者呈意识障碍，神志恍惚，注意力不能集中，对周围环境与事物的觉察清晰度的降低等。意识障碍有明显的昼夜节律变化，表现为昼轻夜重。例如，患者白天交谈时可对答如流，晚上却出现语言错乱。定向障碍包括时间和地点的定向障碍，严重者会出现人物定向障碍，不知身在何处、不认识家人。记忆障碍以即刻记忆和近记忆障碍最明显，患者尤对新近事件难以识记。感知障碍尤其常见，包括感觉过敏、错觉和幻觉。患者对声光特别敏感。错觉和幻觉则以视错觉和视幻觉较常见，患者可因错觉和幻觉产生继发性的片段妄想、冲动行为。情绪紊乱非常突出，包括恐怖、焦虑、抑郁、愤怒甚至欣快等。

老年人谵妄的特点是起病急，病程短速。临床特征以意识障碍为主。可能出现复杂多变的精神症状和各种异常行为，如定向力障碍，记忆障碍，对周围事物理解判断障碍，思维混乱、不连贯，有视听幻觉及被害妄想等，时有兴奋、不安、易激惹，或嗜睡、缄默。对时间、地点障碍最突出，持续时间长短不等，大多数可很快缓解。谵妄状态一般是夜间加重，待意识恢复后，对出现的这些症状大部分遗忘。其临床表现与脑功能受损程度有关。

对可疑谵妄的患者，按照患者病情的需要，可进行相应的辅助检查，如血液检验、影像学检查等。谵妄患者脑电图显示弥漫性脑电波活动缓慢，可与抑郁症或其他精神疾病相鉴别。量表检查对谵妄的诊断也有一定帮助，如视觉注意范围量表和图片再认记忆量表有助于将谵妄与痴呆、精神分裂症和抑郁症加以区别。

1. 谵妄的诊断步骤

（1）谵妄诊断的第一步，是确定是否存在谵妄状态。目前通用的国际诊断标准有精神障碍诊断和统计手册第四版修订版（DSM-Ⅳ-TR）和国际疾病分类第十版（ICD-10）。

1）DSM-Ⅳ关于谵妄的诊断：需要满足四条。①意识障碍（即对环境认识的清晰度降低），伴有注意力不集中、或变换目标能力的降低；②认知的改变（如记忆缺陷、定向不全、语言障碍），或出现知觉障碍，而又不能用已有的痴呆解释；③在短时间内发生的（一般数小时或数天），并在一天内有所波动；④从病史、体检或实验室检查中可见迹象表明是一般躯体情况的直接的生理性后果。

2）ICD-10 对谵妄的诊断要点：①意识模糊，即对环境的感知清晰度下降，伴有集中、保持或转移注意的能力减退；②认知紊乱，表现为即刻回忆和近期记忆损害，远期记忆相对完整。时间、地点或人物定向障碍；③至少存在精神运动性障碍中的一项：迅速、不可预知地从活动减少转变到活动过多，反应时间延长，语流增加或减少，惊跳反应增强；④睡眠或睡眠-觉醒周期障碍，至少表现出下列中的一条：失眠（严重时睡眠可完全缺失，白天可出现也可不出现瞌睡），或睡眠-觉醒周期颠倒。症状在夜间加重。令人苦恼的梦和梦魇，可延续为觉醒后的幻觉和错觉。症状发生急，并有昼夜波动。

病史、躯体和神经系统检查或实验室检测的客观依据，说明存在大脑或全身性疾病（与精神活性物质无关），并推断它与 1~4 各项的临床表现有关。

（2）谵妄诊断的第二步，是进一步查找谵妄的躯体病因。根据病史、体格检查及实验室检查结果来判断引起患者谵妄的躯体疾病、电解质紊乱、感染、酒精或其他物质依赖等。老年人谵妄的原因可能有多种，有时不容易明确。有研究统计，住院老年患者谵妄的原因中，一般躯体疾病和感染占 45.1%，中枢神经系统疾病占 21.1%，药源性谵妄 19%，代谢紊乱占 5.6%，心肺疾患占 5.4%，其他原因（癫痫发作后，陌生环境等）占 7.7%。

衡量谵妄的严重程度可以应用谵妄评定量表——98 修订版（DRS-R-98）进行评估。此量表可以用于谵妄严重程度的初次评定和再次评定，分严重程度选项和诊断选项两个部分。其中严重程度选项 13 项，诊断选项 3 项，两者相加得总分。即使临床上不予处理，谵妄症状也可会有一定程度的波动，因此需要选择合理的评定间隔时间，以便记录下有意义的症状变化。

DRS-R-98 严重程度选项：

1）睡眠-觉醒周期紊乱：病史来源包括家庭、看护者、护士及患者自己。注意区别闭目养神与睡眠。

0 没有症状

1 夜间睡眠的连续性略有中断或白天偶有昏昏沉沉

2 睡眠-觉醒周期中度紊乱（如在与人对话时入睡；白天时常打盹；夜间数次短暂的觉醒伴有意识障碍或行为改变以及夜间睡眠明显减少）

3 睡眠-觉醒周期严重紊乱（如睡眠-觉醒周期的昼夜颠倒；无正常睡眠周期，代之以多个短程的睡眠-觉醒片段；严重失眠）

2）感知障碍（幻觉）：错觉和幻觉可出现于各种感觉形式。这些感知障碍可以为单调、非复合的"单纯型",如声响、噪音、颜色、亮点或闪光;也可以为多维度的"复杂型",如言语声、音乐声、人物、动物或场景。根据患者本人或看护者评定,亦可通过观察推断。

0 没有症状

1 轻度感知障碍(如非现实感或人格解体;患者无法分清梦境和现实)

2 存在错觉

3 存在幻觉

3)妄想:妄想的内容各异,多表现为被害妄想。可根据患者自己、家人或看护者的报告进行评定。妄想为没有事实依据,但患者坚信不疑的想法并且不能通过合理解释消除,其内容往往与患者的文化背景和宗教信仰不相符合。

0 没有症状

1 轻度的猜疑;过度警觉或有先占观念

2 尚未达到妄想程度的或貌似合理的怪异想法以及超价观念

3 存在妄想

4)情绪不稳定:该项目为评定患者情绪的外在表现,并非描述患者的内心体验。

0 没有症状

1 情绪有时与环境显得不相协调;数小时内情绪变化明显;情绪变化主要受自己控制

2 情绪常常与环境不协调;数分钟内情绪变化明显;情绪变化不完全受自己控制,但对他人的提醒能做出相应的反应

3 情绪严重抑制或波动极快,与环境不协调,并对他人的提醒无法做出相应的反应

5)言语功能异常:该项目用于评定无法用方言或口吃解释的说话、写字和肢体语言的异常。评估的内容包括言语的流利程度、语法、理解能力、语义内容和命名能力。如有必要可通过让患者完成指令来测验其理解能力。

0 言语正常

1 轻度损害,包括找词困难、命名困难或表达不够流利

2 中度损害,包括理解困难或难以进行有意义的交流(即语义内容)

3 重度损害,包括言语无法理解、语词杂拌、缄默或理解能力丧失

6)思维过程异常:通过患者的口头表达或书写内容来评价其思维过程的异常,如患者无法说话或写字则跳过此项目。

0 正常的思维过程

1 容易离题或赘述

2 有时存在联想散漫，但总体上可以理解

3 存在明显的联想散漫

7）精神运动性激越：通过临床观察来评定该项目，可通过拜访者、家人或医务人员的观察间接评定。应排除静坐不能、抽动和舞蹈病。

0 没有坐立不安或激越

1 整个精神运动存在轻度的坐立不安或烦躁

2 中度的精神运动性激越，包括肢体的夸张动作、来回踱步、明显的烦躁以及拔除输液管等行为

3 严重的精神运动性激越，如攻击行为或需要限制和隔离

8）精神运动性迟滞：可通过直接观察或家人、拜访者和医务人员的观察间接评定。需鉴别帕金森症状引起的迟滞和睡眠状态。

0 不存在自主运动的迟缓

1 运动的频率、自主性和速度轻度降低，临床上可以察觉

2 运动的频率、自主性和速度明显降低，并影响患者的日常生活

3 严重的精神运动性迟滞，缺乏自主运动

9）定向障碍：无法说话的患者可通过做多选题来评定。时间的误差不超过2天，而住院3周以上的患者的回答误差范围可延长到7天。人物的定向障碍多表现为无法认出家庭成员（包括能认出但无法说出是谁），一般出现在时间或地点定向障碍以后。自我定向障碍是人物定向障碍最严重的形式，临床上较少见。

0 人物、时间和地点定向全

1 时间定向障碍（如时间误差大于2天；月份或年份错误）或地点定向障碍（如无法说出所在机构、城市或国家），但两者不同时存在

2 时间和地点定向障碍

3 人物定向障碍

10）注意力受损：通过交谈和（或）其他特殊的测试（如数字广度试验）来评定患者说话的持续性、易转移性和改变话题的难易程度。对有感觉器官缺陷、气管插管或双手受限的患者可用其他检查方法评估（如书写）。

0 注意力集中并有一定警觉性

1 注意力较难集中或较易转移注意力，但尚能顺着原先的话题。数字广度试验仅有一个错误，并且回答速度可以

2 中度的注意力损害，难以集中和维持。数字广度试验有数个错误，并需一定的提醒才能完成试验

3 根本无法集中或维持注意力，回答错误或内容不完全甚至无法遵从指令。易被环境中的其他声音和事物吸引注意。

11）短时记忆受损：定义为回忆 2~3 分钟前记住的信息（如 3 项听到或看到的事物）。如进行正式评估，在评定之前应详细记录信息的内容，测定的次数和提示的信息均应记录在案。患者在回忆之前不得进行练习并且在此期间应转移其注意力。患者可说出或写出记住的信息。如测定正常，但在交谈过程中发现有一定的短期记忆缺陷也包括在内。

0 短期记忆完整

1 能回忆 2/3 的信息，在提示后能回忆出另外 1/3 的信息

2 能回忆 1/3 的信息，在提示后尚能回忆出另外 2/3 的信息

3 不能回忆

12）长时记忆受损：可通过让患者回忆过去的事件（如过去的病史或其他可以核实的个人经历）或与文化相关的常识。如进行正式测定，可给患者记 3 个物体（口头或书面形式呈现，并作详细的记录），在间隔至少 5 分钟后让患者回忆。在此期间患者不得进行练习。允许智力发育迟滞或文化程度低于初中的患者无法回答常识问题。评定长时记忆的损害应从临床检查和正式测定，近期记忆和远期记忆各个方面综合考虑。

0 无明显的长时记忆的损害

1 能回忆 2/3 的信息和（或）回忆其他长时记忆的内容有少许错误

2 回忆 1/3 的信息和（或）回忆其他长时记忆的内容有较多错误

3 不能回忆和（或）回忆其他长时记忆的内容有严重困难

13）视觉空间能力缺陷：可用正式或非正式的评估方法。患者在居住区中找路的能力也应考虑在内（如走失）。正式测定可让患者临摹简单地画、拼七巧板或画地图并辨认其中的主要城市等。注意排除因视力障碍所致结果错误。

0 无损害

1 轻度损害，包括正式测定中画的总体和拼图的多数细节或部分正确；和（或）在居住区中找路能力的轻微损害

2 中度损害，包括正式测定的画面变形和（或）拼图的一些细节或部分错误；和（或）在较为陌生的环境中容易迷路常需他人指路；在较为熟悉的环境中难以认路

3 正式测定无法完成；和（或）在居住区时常走失或迷路

DRS-R-98 诊断选项：以下的三项用于诊断或研究中鉴别谵妄同其他障碍，其分值与严重程度分相加可得总分，但在严重程度分仅上述各项相加，不包括选项在内。

14）症状的发生时间：评估症状首次发作或反复发作时出现的快慢，而非症状持续时间。当患者原先即有精神科疾病时，应及时辨认谵妄症状的出现，如严重抑郁患者因过量服药出现谵妄时，应评定其谵妄症状的出现时间。

0 与平时或长期行为无明显区别

1 症状逐渐出现，发生时间约数周至 1 个月

2 在数天至 1 周内，人格或行为有明显变化

3 在数小时至 1 天内，人格或行为突然发生变化

15）症状严重程度的波动性：评估一定时间内单个症状或一组症状的消退或出现的情况。通常应用于认知、情感、幻觉的严重程度、思维障碍和言语障碍。值得注意的是，感知障碍通常是间歇出现的，有时会在其他症状消退时更加严重。

0 无症状的波动

1 症状严重程度在数小时内出现波动

2 症状严重程度在数分钟内出现波动

16）躯体疾病：评估心理、医学或药物因素对所评定症状的特殊作用。患者可有一定的问题，但该问题未必与所评定的症状有因果联系。

0 无疾病或无正处于活动期的疾病

1 存在可能影响精神状态的躯体疾病

2 药物、感染、代谢异常、中枢神经系统异常和其他合并的躯体疾病可特异性的引起行为或精神状态的改变。

注：严重程度得分≥15 分，或总分≥18 分诊断为谵妄。可以根据分值评价谵妄严重程度。

2. 谵妄的分型　根据精神运行兴奋性，谵妄可以分为高兴奋性、低兴奋性和混合性谵妄。高兴奋性谵妄表现为精神运动兴奋性增强，伴有激越、自主神经功能紊乱、可有攻击行为。低兴奋性谵妄的特征是反应迟钝，患者看起来很安静，淡漠。患者的精神运动兴奋性可以在此范围内波动和变化，甚至无预兆地在高兴奋性和低兴奋性之间

转换。

三、治疗方法

老年期谵妄易导致衰竭而死亡，故支持疗法和加强护理十分重要。尽早识别患者发生了谵妄，及时预防谵妄的发展是关键。应该考虑谵妄发生的原因和类型采取有针对性的处理方法。谵妄的症状波动很显著，因此需要对患者采取连续性的密切观察来检测病程的变化和评价治疗效果。在患者病情恶化，或对自己或他人出现伤害行为的时候应该立即采取措施。如前所诉，谵妄能增加病死率，不仅要对精神症状进行对症处理，对躯体疾病的治疗和护理也很重要。

（一）急性期处理

首先是针对谵妄的病因进行治疗，如纠正脱水和电解质失衡、应用抗生素控制感染、停用抗胆碱药、应用抗癫痫药控制非痉挛性癫痫状态、治疗撤退症状。药物治疗也应根据病因，对于戒酒引起的谵妄，应用增强 γ 氨基丁酸能活性的药物，首选克罗米酚，必要时附加苯二氮䓬类药物（劳拉西泮、地西泮、咪达唑仑等）。苯二氮䓬类药物撤退引起的谵妄应该服用小剂量的咪达唑仑。抗胆碱药物引起的谵妄可以应用胆碱酯酶抑制剂。

下列情况可考虑使用镇静剂：进行必要的检查和治疗前、防止患者自伤或伤人、减轻患者高度兴奋或幻觉的应激压力。镇静药物的使用原则：从最低剂量开始、至少观察 2 小时后如有必要可考虑增加剂量、最长 24 小时复查 1 次所有药物。可以选择的药物有氟哌啶醇 0.5mg 口服或 1~2mg 肌注，每 2 小时可重复，最大剂量 5mg/24h，用药期间应检测有无心律失常，如 Q-T 间期延长；路易体小体痴呆和痴呆合并帕金森症的患者用劳拉西泮 0.5~1mg 口服或肌注或静推，每 2 小时可重复，最大剂量 3mg/24h；24~48h 内停用镇静剂。另外，对于新型的非典型抗精神病药物治疗谵妄，目前还缺乏足够的循证医学依据。

非药物治疗方面，首先告知患者家属谵妄通常缘于躯体疾病，并且是可以逆转的。家属可以反复告诉患者人物、地点和时间来纠正患者的定向力缺失。另外，应进营养膳食，多吃水果和活动，防治便秘，使大脑供氧充足（必要时吸氧使 SO_2 保持 95% 以上），纠正睡眠紊乱，避免转科或换床，尽量减少物理约束，尽量避免或少用抗胆碱药物，必要时使用导尿管。为患者创造安静、安全的环境，调整外界刺激，纠正昼夜颠倒，还可采用音乐疗法和芳香疗法，对患者进行抚触增进交流和平复情绪。

（二）急性后期处理

继续避免谵妄的诱因，进一步稳定躯体疾病，对患者进行认知康复训练，安排转归。注意预防谵妄的并发症，如跌倒、压疮、院内感染、功能减退、尿便问题、过度镇静和营养不良。

近年来国外尝试多种医疗护理模式以减少谵妄的发生率和优化谵妄患者的治疗，试图找到谵妄的最佳处理办法，结果不一。大多数文章报道经过相关教育培训和组织良好的医护照料，尤其是系统性的评估和多因素干预可以改善谵妄患者的预后，包括缩短谵妄的持续时间，减轻谵妄的严重程度，缩短住院时间和降低死亡率。

总之，对老年谵妄的诊疗流程是早发现、早诊断、查找病因、恰当处理、预防并发症。

四、预防原则

谵妄的不良预后不仅受其病理机制不明，缺乏特异的治疗手段的影响，还与医务人员对谵妄的认识能力不足，不恰当的处理（包括滥用镇静药物和物理约束）有关。衰弱的老年患者需要专业人员更多的关注，目前常规的医疗程序通常满足不了老年患者多方面的需求。据估计，高达2/3的谵妄患者被医护人员所忽视，而30%~40%的谵妄是可以预防的。

谵妄未被确诊的原因：医务人员很少注意评估患者的认知能力，缺乏谵妄可能是医疗急诊的认识，谵妄可能有很多表现症状和病因，老年患者经常表现低活动性的谵妄症状隐匿，症状波动有时表现不明显，缺乏简单易用的诊断标准和诊断手段。所有类型的谵妄中，30%~60%被漏诊。在老年人中，低兴奋性谵妄的发生率更高，也更容易被忽视，是诊断的难点。低兴奋性谵妄表现出来的注意力缺陷常常被当做认知功能障碍，容易被漏诊导致延误治疗。例如，非痉挛性癫痫是低兴奋性谵妄的原因之一，通过脑电图检查被确认病因之后，就应该开始治疗。谵妄还可能被伴随的其他临床表现而干扰和忽视，如失禁、跌倒、不合作、抵抗治疗和食物、出走等。所以，如果老人出现了交流障碍，工作人员就应该警惕谵妄的可能性。

谵妄的预防原则在于尽早处理谵妄的危险因素，老年患者发生谵妄的危险因素比较复杂，可以归类为四个方面，即视力障碍、严重疾病、认知缺陷和脱水状态。另外，对临床工作者，尤其是护理人员进行谵妄的相关知识培训，识别谵妄最早的细微症状，早期诊断也是关键。因为护士是接触患者最多的专业人员，正确的护理对早期识别谵妄，促使谵妄患者尽快恢复起着重要的作用。对老年住院患者进行谵妄的筛查和评估，可以有效地降低谵妄的漏诊率。证据表明，在老年专科，尤其是具备多学科团队服务模式的老年专科，谵妄的发生率降低、预后较好，提示多学科团队的工作模式对识别和处理谵妄更有利。

谵妄的具体预防措施：补充充足的液体和营养、合适的运动和锻炼、合适的药物（如镇痛）、检查药物配伍和剂量是否合适、避免突然停用或骤减患者已经依赖的药物、术前严密监控、避免额外的感觉刺激、对曾经发生过谵妄的患者进行更加严密地监测。

（吕继辉）

第十一节　抑郁症的预防和治疗

老年（期）抑郁症广义是指存在于老年期（≥60岁）这一特定人群的抑郁症，狭义的老年抑郁症是指首发于老年期（≥60岁）的抑郁症。临床以心境低落、焦虑、激越为主要表现。老年抑郁症不是一个独立的疾病单元，因为年龄阶段的关系，临床症状与治疗具有特殊性。也是因为在这个年龄阶段抑郁症状的普遍存在，老年抑郁症越来越受到老年病学及其他医学领域的重视。本节所讲的老年抑郁症是特指首发于老年期的抑郁症。

一、发病原因和机制

（一）发病原因

老年抑郁症的病因目前还不清楚，可能与遗传、生化和社会心理等因素有关，这些因素相互交织、错综复杂，但这并不影响临床对抑郁症的诊断和治疗。

1. 遗传因素　有学者研究认为，老年期首次起病的患者遗传倾向低于早年起病者，这一结论也被后来的一系列研究所证实。沈渔邨（1990年）调查发现晚发的情感障碍患者家族史阳性者占14.7%，而早发单相抑郁患者为45.5%，差异显著。于欣（1996年）对60岁以上首发的情感障碍患者进行分析，家族史阳性只占4.4%，而由此推测遗传因素在发病中的作用随年龄增大而减少。

2. 生化因素　随着年龄增长，中枢神经系统生物胺的含量逐渐降低，尤其是扣带回 5-HT 含量明显下降，一些抗抑郁药物（如 SSRI）临床使用也证明了单胺神经递质减少导致抑郁的假说。但 MAOI 及 TCI 能升高 NE、5-HT 水平迅速，而抗抑郁作用迟缓，使单胺假说受到挑战。Segal（1974）提出受体假说，认为抑郁症是脑内 NE、5-HT 受体超敏所致，而受体超敏可能是抑郁症患者脑内突触部位可利用的单胺减少的适应性反应。抗抑郁药物降低受体的敏感性从而达到治疗的作用。目前普遍认为受体假说在抑郁症的发病中更为重要。

无论是单胺还是受体假说都是从第一信使角度出发，Wachtel（1988 年）提出了第二信使假说：正常情况下，NE 由 cAMP 传递信息，Ach 由磷酸酰肌醇系统传递信息，双方平衡保持情绪正常。cAMP 系统功能减退导致抑郁，增强导致躁狂。

3. 社会心理因素　近年来社会心理因素在情感障碍的发生、治疗、预防中的作用越来越引起人们的重视。生活事件一般指重大负性事件，即不愉快、有"丧失感"、令人失望的事件。老年人面对的重大生活事件很多，如躯体疾病、活动受限、离退休、经济窘迫、社交隔绝、亲人故去或遭遗弃等。有研究证明，老年期抑郁病前的重大生活事件较中青年更为严重。但并非所有老年人面临重大事件都会发病，在这里心理因素起扳机作用，诱发疾病发作。但重大生活事件是否诱发，还可能取决于遗传易感性、早期的生活经历、人格类型及是否存在支持系统等。

4. 患病前人格特征　正常老化过程也常出现人格特征的改变，如孤僻、被动、依赖和固执等。Post（1972 年）和 Abrams（1987 年）发现本病患者有明显人格缺陷，与正常老年人比较有突出的回避和依赖人格特征。老年人的躯体疾病会使得这些人格特征更为突出。

5. 大脑结构及病理改变　近来 CT 和 MRI 等影像学技术用于情感障碍的研究，发现 45 岁以上的抑郁症患者的皮层下脑组织结构改变的发生率增加，脑白质病变类似于相当年龄组的非抑郁患者的脑梗死，Krishnan 认为这些损害可能与老年期抑郁的发生和预后有关。国内王家华等（1996 年）发现，有增龄性脑改变的老年人抑郁发病率高于无改变者，而焦虑的发生率也高。

6. 神经内分泌　正常老年人和抑郁症都会出现神经内分泌改变。有时同一患者出现 TRH（促甲状腺激素释放激素）反应迟钝，又有 DST（地塞米松抑制试验）异常，有的只有其中之一，有的二者皆无。年龄因素本身（60 岁以上男性）也会出现 TRH 反应迟钝，故神经内分泌改变的机制目前尚需进一步阐明。

7. 其他因素　有许多药物及躯体疾病都可引起抑郁，其中躯体疾病与抑郁症的关系更为复杂。

（二）发病机制

由于老年抑郁症确切的发病原因仍不确定，目前普遍的看法认为是多种因素共同作用的结果，如老年人脑功能退化，人格特征发生变化，躯体疾病使脑细胞的代谢受到损害，神经内分泌系统发生紊乱，形成了精神疾病的易感素质，受不良的社会心理因素的刺激，产生与精神刺激相应的情感反应，即情绪低落、焦虑不安等；当这些机制长时间地存在，这种情绪反应演变为持久的心境低落，就是老年抑郁症。当然，遗传因素在其中也起了重要作用。

二、评估方法

（一）病史与临床表现

老年期抑郁症受老龄化过程影响，心理及生理都发生了不同程度的改变，临床症状的特点也与青壮年患者有所不同。病史汇报往往并非典型的抑郁体验，多以躯体不适、失眠及一些激越的行为异常；而这些患者随着年龄增长，躯体疾病较多，同时服用多种药物，使得病情变化极为复杂。而部分患者未与家人共同居住，对病史的观察缺乏连续性，也为临床医生的诊断带来一定的困难。

老年抑郁症较为常见的症状：

1. 抑郁心境 作为特征性症状，情感的基调是低沉、灰暗的，患者整日郁郁寡欢、苦恼、忧伤甚至悲伤、绝望，老年人往往难以准确地表达自己这种情绪，而是以否认、掩饰或强装笑脸。多数情况下又掺杂着一些焦虑情绪或激越行为，使得家人也难以判断患者的心情。

2. 丧失兴趣 患者不能体验乐趣，不但对以往兴趣或爱好热情下降，对将来的正常活动也不愿参加，即使参加一些活动，能笑能娱乐，但不能体会"快乐"。有的甚至闭门独居，疏远亲友。

3. 精力减退 主观上感到精力不足、疲乏无力，家人发现患者无精打采，力不从心，重者可卧床不起，日常生活也不能自理。家人经常把这种症状归结为躯体异常，而往返综合医院行各种检查，最终导致延误治疗。

4. 自我评价低 受抑郁心境的影响，患者对过去和将来歪曲地认识，总是以批评的眼光、消极的态度看待自己，常常把自己说成一无是处，对以前的一些小事也看成是罪孽而深感内疚，严重者可构成自罪妄想。

5. 精神运动迟滞 是抑郁典型的症状之一，患者的精神活动显著而持久的抑制。患者感到反应迟钝、思考吃力、注意力不能集中、记忆力减退、言语量也变少了，甚至动作迟缓，严重者达到不语、不动及木僵状态。这组症状在老年患者中相对少见。

6. 自杀观念和行为　是抑郁症最危险的症状。老年人常不明确地表达，而是常说"让我死了吧"，时间长了，家人习以为常，而长时间抑郁症状的折磨使老年患者自杀念头日益强烈，最终以死求解脱。有研究报道，老年期抑郁症患者的自杀危险性比其他年龄组患者多，且成功率高。Pankin 等的调查显示，自杀未遂与自杀成功之比在 40 岁以下是 20：1，60 岁以上者则为 4：1。

（二）躯体或生物学症状

老年患者的情绪反应不仅表现在心境上，并常伴有机体功能的改变，如食欲减退是最常见的。患者往往无饥饿感，勉强进食也是食之无味，故多有体重下降，口干、便秘也较常见。80%的患者有睡眠障碍，主要是中段和末段睡眠差，虽可入睡，凌晨 2、3 点醒后即陷入痛苦煎熬中。也有以入睡困难为主的，还有睡眠质量不高（睡眠感缺乏），虽然整个睡眠时间足够，别人也听到患者鼾声雷动，但患者醒后却诉"根本没有睡着"。其他躯体不适还可能涉及各个脏器，如心悸、气短、头晕、耳鸣、胃部不适、恶心、呕吐、腹泻，有的为此多次送急救中心。

此外，认知功能障碍也是老年抑郁症常见的症状，约有 80%的患者诉记忆减退，10%～15%的患者出现类似痴呆的表现，如计算力、理解和判断力下降，MMSE 测查也呈假阳性。国外作者称之为抑郁性假性痴呆，其中一部分患者会出现不可逆性痴呆。Alexopoulo（1993 年）对 57 名符合 DSM-Ⅲ-R 重病抑郁诊断标准的患者进行 3 年的随访研究，发现抑郁发作伴有假性痴呆者，在随访中出现真性痴呆的比率（43%）显著高于单纯抑郁者（12%）。

（三）检查与分型

临床上确定是否存在抑郁症状多由专业精神科医师进行详细的精神检查，一般 20～30 分钟，可以通过谈话了解到患者的内心体验、思维逻辑及各种异常行为背后的症状，检查者还可以通过观察患者的表情、姿势、语气、神态等，从而发现症状或印证所引出症状的可靠性。但精神检查可能会受检查者主观性的影响而导致最终结论出现偏差，有经验的医师会尽可能地避免这些问题，如尽量少用封闭式的提问，而是采用开放式的洽谈形式，顺着患者的话题循序渐进地切入主题；发现症状要详细询问了解细节以确定症状的性质、特点；同时检查要涉及精神心理的各个方面，结合病史综合判断等。

另外一种检查方式是心理测量，有一定的客观性，但也取决于患者的合作程度。目前针对老年抑郁症的评估工具是老年抑郁症测查量表（GDS），共 30 个条目，从不同角度测查可能存在的抑郁症状，其中 10 项为反向问题，答否评分，答是则不评分。总

分 < 10 分：无明显抑郁；10 ~ 20 分：轻度抑郁；20 ~ 30 分：明显抑郁。还有一些评估工具，如汉密尔顿抑郁（HAMD）、汉密尔顿焦虑量表（HAMA）、抑郁自评量表（SDS）、焦虑自评量表（SAS）、Zung 抑郁量表等，各有特点及适用人群。

老年抑郁症主要分为单次抑郁发作和复发性抑郁：

1. 单次抑郁发作　是指本次抑郁发作为首次发作，应排除其他精神疾病的诊断（如脑器质性、躯体疾病或精神活性物质导致、其他精神障碍所伴发的抑郁状态）。根据抑郁发作的严重程度将其分为轻度、中度、重度三种类型。

2. 复发性抑郁症　是指既往曾有过至少一次的抑郁发作，本次抑郁发作符合复发性抑郁发作的诊断标准。根据目前发作状态可再分为：①复发性抑郁症，目前为轻度发作；②复发性抑郁症，目前为中度发作；③复发性抑郁症，目前为不伴有精神病性症状的重度发作；④复发性抑郁症，目前为伴有精神病性症状的重度发作；⑤复发性抑郁症，目前为缓解状态。

三、治疗方法

（一）急性期处理

老年抑郁症的急性期由于患者抑郁体验强烈，往往存在自杀观念，有的甚至实施过自杀行为，大多患者精神痛苦明显，需尽快地控制症状，缓解痛苦，同时严密监护，防止出现自杀行为等不良后果。住院治疗是急性期最为安全并可以得到充分有效治疗的方式。住院期除严密监护外，药物治疗是最主要的治疗措施，当然一部分患者自杀风险大或有拒食拒药的行为，为保证治疗的进行，往往先采取无抽搐性电休克治疗（MECT），可以很快控制症状，之后药物治疗就可以顺利进行。在门诊治疗的急性期患者应严密监护，观察病情变化，防止发生自杀行为，同时监督患者按医嘱服药治疗。

治疗老年期抑郁症应遵循老年期药物治疗的原则，依据规范化治疗程序，即符合抑郁症诊断的患者首先单一使用一线抗抑郁药（如 SSRIs）2 ~ 4 周，若明显缓解继续治疗4 ~ 6 个月后进入维持治疗；若无明显效果可试行加量，再无效可换用不同类的其他药物；若不良反应明显，可以减量或换用同类、不同类其他药物。上述措施仍无效者，排除诊断、治疗依从性等因素的影响，采用增效剂、二线药物或联合用药。仍然无效可考虑 MECT 治疗。

1. 药物治疗

（1）选择性 5-HT 再摄取抑制剂（SSRIs 类）：临床上广泛使用的包括氟西汀、帕罗西汀、舍曲林、西酞普兰、氟伏沙明 5 种，均可以选择性地抑制突触前神经元 5-HT 运载体，有效地增加突触间隙 5-HT 含量，从而起到抗抑郁作用。SSRI 是一类镇静作用较轻的抗抑郁剂，起效也较慢（一般 2~4 周），治疗指数高，耐受性好，过量安全。老年抑郁症患者应个体化用药，从成人剂量的 1/4~1/2 开始用药。可能出现的不良反应有神经系统、肠胃症状、性功能障碍、5-HT 综合征、停药反应等。

（2）选择性 5-HT 和 NE 再摄取抑制剂（SNRIs）：被称作"双通道"抗抑郁剂，抗抑郁作用较强，对老年人来说应注意其升高血压的不良反应，每天剂量>300mg 舒张压会平均上升 7.2mmHg，故 FDA 推荐高血压患者慎用。代表药物是文拉法辛。

（3）NE 能和特异性 5-HT 能抗抑郁剂（NaSSA）：抗抑郁作用强，是新型抗抑郁剂中公有的 H_1 受体强拮抗剂，有一定的镇静和增进食欲作用，适用于焦虑或激越型抑郁患者，少数患者出现直立性低血压，其另一优势是没有性功能障碍。代表药物为米氮平。

（4）5-HT 拮抗剂和再摄取抑制剂（SARIs）：突触后 5-HT2 受体强阻断剂，也是一个相对弱的 5-HT 摄取抑制剂，对外周 α_1 受体有较强阻断作用，对 H_1、M_1 有较弱的阻断作用。抗抑郁作用相对较弱，有改善睡眠的作用。不良反应有直立性低血压、嗜睡、口干、异常勃起。代表药物为曲唑酮。

（5）NE、DA 再摄取抑制剂（NDRI）：是一种相对弱的 NE、DA 再摄取抑制剂，无 5-HT 再摄取抑制作用。作为一种激活性抗抑郁剂，适用于精神运动迟滞的抑郁患者，可能升高血压、抑制食欲作用。代表药物为安非他酮。

（6）噻奈普汀（达体朗）：作用独特，通过增加突触前膜 5-HT 再摄取，增加囊泡对 5-HT 的储存，最终加强 5-HT 传导。现代高分子磁共振显示抑郁症患者的某些脑区尤其是海马萎缩，细胞体减少。噻奈普汀能恢复海马部位的神经发生。神经可塑性是指大脑在应对周围环境改变中，执行适当应答的能力。抑郁症可能是控制情绪的脑组织神经可塑性下降，有实验证明噻奈普汀可对海马区的作用起到神经细胞重塑的作用。噻奈普汀的抗抑郁作用与 SSRIs 相当，还有良好的抗焦虑作用。主要不良反应有口干、厌食、恶心、失眠等，一般较轻。

（7）黛力新：由氟哌噻吨和美利曲辛组成，氟哌噻吨是一种典型抗精神病药，小剂量有抗抑郁和抗焦虑作用；美利曲辛是抗抑郁剂，有振奋作用。适用于各种伴焦虑的轻、中度抑郁症，尤其是心因性抑郁、躯体伴发的抑郁。

（8）路优泰：是贯叶连翘（圣约翰草）提取物，药物作用复杂，对 NE、DA、5-

HT 再摄取都有明显抑制作用。适用于轻、中度抑郁症伴焦虑、失眠者。路优泰是 CYP3A4 诱导剂，可引起 CYP3A4 代谢的药物水平降低。不良反应有头晕、疲乏、镇静、胃肠道反应及皮肤过敏等。

（9）其他药物：包括丙戊酸钠、锂盐、新型抗精神病药物（如奎硫平），作为抗抑郁药物的增效剂，治疗对象主要是那些难治性抑郁、伴有一些精神病性症状、大量的躯体不适症状或反复发作倾向者。剂量不宜过大，在原抗抑郁剂治疗基础上的增效剂能起到意想不到的作用，但在老年抑郁症的患者中应慎重选用。

不同药物在不同个体的治疗效果不同，也说明了抑郁症的发病机制并非单胺理论或受体假说那么简单，而是多种因素共同导致。对老年抑郁症患者来说，有针对性的个体化用药方案是非常重要的。

2. 无抽搐电休克治疗（MECT） MECT 是以短暂适量的电流通过大脑，引起患者意识丧失，皮层广泛性脑电发放，以达到控制精神症状的一种治疗方法。适用于多种药物治疗无效、有强烈自杀行为急需控制病情者。MECT 可引起短暂的近期记忆损害，但治疗后可逐渐恢复。

（二）急性后期病因及康复治疗

1. 急性后期病因治疗

（1）药物维持治疗：有文献报道，60 岁以上的老年抑郁症患者，第一次发病后 24 个有月内的复发率高达 70%，发作次数越多缓解期也逐渐缩短。发病年龄越大，复发次数越多，再次复发的危险性也越高。大部分研究者主张，对 60 岁以上第一次发病的抑郁患者，在达到临床痊愈后至少应维持治疗 1 年；若出现复发，则维持治疗 2 年或更长。

（2）心理治疗：老年期诸多的社会心理因素对疾病发生、发展、转归都有很大的影响，因而心理治疗在本病治疗中的地位十分重要。通过心理治疗可以使患者及家属正确认识疾病，提高治疗依从性，改善不适当的思维及行为方式，并能提高总体疗效。尤其适用于轻度抑郁焦虑或疾病恢复期，一般与药物治疗配合使用。可选用的方法有支持治疗、精神动力学治疗、认知行为治疗。

2. 康复治疗

（1）个体康复：主要指调动患者自己的积极性，在康复阶段进行疾病的自我监测，并参与有效的康复活动，还可以参与自己的维持治疗，与自己的主治医师共同制定更佳的方案。

（2）家庭康复：加强家庭成员的宣教，使其认识抑郁症状，以利于对患者症状变化的观察、看护，减少疾病复发及自杀、自伤危险行为的发生。

（3）社区康复：慢病管理模式是在社区卫生服务中心用来治疗、管理慢性病，如糖尿病、高血压及抑郁症等疾病的一种管理模式。在国外，应用慢病管理模式，社区医生在社区卫生服务中心治疗老年抑郁症，且由基层疾控管理员跟踪随访的模式正逐渐受到人们的重视。

（4）医院康复：医疗机构除加强出诊医师抑郁症诊断及早期识别的培训外，还要对患者及家属进行宣教，可定期组织健康大课堂的方式宣传精神卫生知识。

（5）社会康复：社会是一个大环境，有义务通过宣传渠道改变一些传统的社会观念，增进大众对抑郁的认识，减少社会对抑郁症患者及其家庭的歧视。

四、治疗原则

老年抑郁症的预防是一个社会问题，从疾病控制部门及精神卫生相关机构协同努力才可能有效地减少老年抑郁症的发生。根据老年抑郁症的特点，从疾病控制的角度出发确定三级预防方案。

一级预防是治"未病"，强调针对一些抑郁症高危因素的治疗，包括减少老年人的急性或长期的负性事件、完善社会家庭支持系统、积极治疗长期存在的慢性病、鼓励其参加兴趣培养或体育锻炼。

二级预防指在抗抑郁治疗有效的基础上进一步综合干预，以减少抑郁症的复发。其中家庭的心理支持尤为重要，有研究发现，老年抑郁症状态与家庭支持有着非常密切的关联，良好的家庭氛围与高功能的家庭支持能有效防止老年抑郁症状态的产生。

三级预防主要是对抑郁症的临床症状进行控制，并减少由此产生的自杀等心理观念。

主要从一级预防的角度出发而制定的方案：

1. 规律的生活　首先保证充足的睡眠和健康的睡眠规律非常重要，其次是合埋的饮食结构及规律进食能够保证消化系统正常运转，良好的人际交往对老年人也是非常重要的，包括与家人的沟通。健康的兴趣爱好可以愉悦心身，并增强对抑郁症的抵抗力。

2. 健康的心态　拥有乐观心态，并以乐观的心态看待一切。正确应对负性生活事件，遇到急性、严重的负性刺激时寻求帮助，可以缓解焦虑及无助感，并有助于解决困难。面对持久的压力或不良刺激学会心理调整，可减少不良情绪的产生。

3. 积极治疗躯体疾病

（1）慢性病的治疗：老年人大多有些慢性躯体病，如高血压、糖尿病、心脑血管疾病、骨关节疾病等，这些慢性病往往会降低老年人的生活质量，久之产生情绪低落也是非常常见的。所以应尽量做好针对慢性病的治疗，把疾病稳定在最佳状态，减少老年人因这些疾病产生的心理负担及经济负担，提高他们的生活质量。

（2）合理用药：许多老年人所服的药物种类、数量较多，长期用药可能产生耐受，并可能出现不良反应，如胃部不适、肝肾功能异常、口干便秘、失眠烦躁等，这些可能是药物的远期不良反应或者是药物之间的相互作用。所以老年人服药品种多应常去医院复诊，把自己的情况报告给医生，发现问题及时调整用药。

4. 社会、家庭支持系统　构筑和谐的家庭氛围，老年人的家属也应了解一些精神卫生知识，摒弃社会对精神疾病的歧视态度。完善的社会支持系统对许多老年人非常重要的。

（魏立和　李建波）

第四章 老年康复技术

第一节 概 述

老年康复既是康复医学的亚专业，又是老年医学的重要组成部分，是一门新兴的跨学科专业。专业内容与脑血管病康复、骨科康复、心脏康复、疼痛康复专业相交叉，同时又要兼顾衰老、慢病及各种老年问题对整个康复过程的影响。老年康复的工作基础是多学科团队。老年康复目标是预防和控制疾病，保持和提高功能，提高日常生活能力（ADL）和生活自理能力，改善生活质量，回归家庭和社会。

人类对康复的认识是不断发展的，在现代医学领域，主要是指身心功能、职业能力、社会生活能力的恢复。WHO 康复专家委员会（1969）对康复的定义是：综合地和协调地应用医学的、社会的、教育的和职业的措施，对患者进行训练和再训练，使其能力达到尽可能高的水平。经过数十年的发展，康复的目的更加明确，即所谓重返社会。因此，1981 年该委员会又把康复定义为：应用各种有用的措施以减轻残疾的影响和使残疾人重返社会。现代康复医学的核心思想是全面康复、整体康复，即不仅在身体上，而且在身心上使病伤残者得到全面康复。不仅要保全生命，还要最大程度地恢复功能；不仅要提高生活质量，使其在生活上尽可能自理，重返家庭和社会。"残疾"是对损伤、活动受限和参与局限性的概括性术语，表示在有某种健康情况的个体及其所处的背景性因素（环境和个人因素）之间发生交互作用的消极方面。WHO 对残疾的定义如下：

- 疾病（disease）：有或没有临床证据的内在的病理或紊乱。
- 损伤（impairment）：器官、系统水平的结构和功能丧失或异常。
- 残疾/失能（disability）：以正常方式执行某项活动的能力不足或受限，日常活动受限。
- 残障（handicap）：损伤和残疾/失能导致正常的生活和社会角色受限。

多学科团队成员依老年患者居住场所和病情而定。住院康复治疗的患者应以主管康复医师为主导，根据评定结果和存在的问题，组织不同的多学科团队，如营养师、护士、临床药师、社会工作者、精神科医师、老年科医师、其他临床科室医师和康复治疗师等，必要时邀请家属和陪护人员参加。

老年康复治疗技术多种多样，概括地讲，主要包括物理治疗、作业治疗、语言治疗、工娱治疗、认知康复和吞咽康复等。

一、物理治疗

利用不同的物理因素，通过各种介入手段和相应的仪器对人体及体内进行相应的作用，达到医治或缓解疾病的目的，称物理治疗。自然界中可利用于医学的物理因素有热、光（辐射）、电、磁、声、机械等物理能量，在理疗技术中，就是利用这些物理能量，如静电、交直流电、无线电磁波、激光、红外线、超声波、高能粒子等效应作用于人体和体内从而达到物理治疗的手段和方法，随着现代科学技术的发展，物理治疗已从陈旧、单一的传统方法，如简单的阳光晒烤、火烤、热熨等单纯地用升温促进血液循环和新陈代谢达到治疗目的的热疗技术，利用灯光照射作为光疗，利用高频电进行电疗等逐步发展为利用传导、对流、辐射等方式应用电磁波、超声波、激光等现代手段对人体进行治疗。

（一）电波、电流、电场理疗技术

人体组织是由水分、无机盐和带电胶体组成的复杂电解质导电体。当脉冲电流作用于机体时，使带电的离子定向运动，消除细胞膜的极化现象，使离子的浓度及分布发生变化，从而使组织的生理代谢发生改变；另一方面通过作用于淋巴管壁和血管壁的神经感受器，通过自主神经中枢反射到局部，出现毛细血管扩张，血管壁的渗透性增加，改善了血液供给和营养，提高组织细胞的生活力，再生过程得到加强。各种高、中、低频治疗仪以及中波、短波治疗仪以及场效应治疗仪的基本工作原理就是利用电子技术通过不同的振荡电路，产生不同频率的脉冲电波，如方波、尖波、三角波、锯齿波、指数波、阶梯波、正弦波等经过功放后，并包括时间变换和不同的刺激强度以及不同的作用形式（电流或电场）作用于人体，起到不同的治疗作用和效果，其临床效果有：①镇痛作用：脉冲电刺激的镇痛作用有两种，一是掩盖效应，造成肌肉的微小震颤感和电紧张，使神经的传导作用受到抑制和中断，达到镇痛作用。二是消除神经纤维间水肿，从而消除水肿压迫神经所致的疼痛；②促进局部血液循环：脉冲电刺激后，降低了交感神经的兴奋性和引起脊髓与轴索反射，造成血管扩张，局部皮温升高，促进血液循环；③

调节神经肌肉组织：脉冲电刺激对神经肌肉的兴奋性有较强的刺激作用，使神经和肌肉有节奏地收缩和放松，从而达到调节紧张度的作用；④消炎作用：脉冲电刺激改善局部血液循环的结果，使非特异性炎症产生消炎作用；⑤松弛和软化作用：脉冲刺激有较好的松弛组织粘连和软化瘢痕的作用。

（二）激光技术

在激光医学中，除了激光器的设备性能外，激光与生物组织的相互作用机制也是极其重要的。当把激光应用于生物组织时，其相互作用机制的变化多种多样。特殊组织的特性以及激光参数更有助于这种多样性。当要选择某种确定的相互作用类型时，曝光时间是一个决定性的参数。可以把这些相互作用分为五种，即光化学相互作用、热相互作用、光蚀除、等离子体诱导蚀除及光致破裂。①光化学相互作用：在低功率密度（典型值为 $1W/cm^2$）和长曝光时间的时间范围在秒和连续波之间，光化学相互作用就会发生。在很低的辐照度下可以发生生物刺激，它属于光化学作用类型。在受伤区域，经常生成或阻止细胞增生的条件，例如，低氧浓度或低 pH 值。曝光在红光或近红外光下，这样它们就可充当刺激物以增快细胞的增生；②热相互作用：热效应可以由连续波或脉冲激光辐射产生。依靠组织所达到温度的持续时间和峰值，可分为凝结、汽化、炭化和熔融。热量产生是由激光参数和生物组织的光学性质决定的，这些性质主要是辐照度、曝光时间以及吸收系数。热传输完全通过生物组织热学特性来表示。热效应最终依赖于生物组织的类型和生物组织内所达到的温度。热是在激光曝光期间在组织内产生的；③光蚀除作用：由紫外光诱导的蚀除称为光蚀除。紫外光辐射用于光蚀除有可能导致突变，在细胞内引起毒素效应；④等离子体诱导蚀除：也被称为等离子体间接蚀除，是等离子体本身的电离作用造成的。等离子体诱导蚀除可以用于临床诊断。通过对诱导等离子体瞬态放电的光谱分析，就可以估算出自由电子的密度和等离子体的温度，又可得到目标物的化学浓度的详细信息，因此，就可得出关于所观察组织的健康状态的某些结论；⑤光致破裂：与光致击穿有关的物理效应有等离子体的形成以及冲击波的产生。如果冲击波发生在软组织或流体中，会附加产生空化和产生射流，最后导致了一个不平衡的闭合。现在激光已被用于多种疾病的治疗。不久将会研制出其他种类的激光并将在医疗中发挥它们的作用。其小型化特点将会增强它们的实用性和可应用性，高精度、专门化的输送光学系统可以提高外科医生的能力来达到精确的治疗。

（三）超声技术

超声技术应用于医学可分为两大类，即超声诊断和超声治疗。其中超声治疗主要包括组织摘除、骨骼以及软组织切割、肝脑肿瘤吸引、体外体内碎石、洁牙以及聚集治癌等。频率在20kHz以上的波称为超声波。超声波作用于人体组织后，会产生一系列生理效应，主要表现为：①机械效应：超声波在人体组织中传播振动和压力必然会对人体细胞和组织结构产生直接的影响，其加速度可达5×10^4g到12×10^4g，任何生物组织处于如此激烈变化的运动场中，其功能和生理过程乃至结构都会发生变化；②空化效应：生物组织或液体中的微气泡（空化核），在周期性交变的声压作用下，体积将急剧膨胀、压缩，直至破裂，产生局部高温、高压，改变生物组织的结构状态，或引起生物化学反应；③热效应：生物组织能吸引超声波，将声能转化为热能，从而引起组织温度升高。如果热量不能及时带走，温度升高到一定程度，组织将会受到损伤；④弥散效应：超声波能增强半透膜渗透作用，使代谢加速，利于药物进入病菌体内；⑤触变效应：超声波能引起生物组织物理或化学性质改变；⑥声流效应：声流可导致细胞集聚或散开，使细胞拉伸、扭曲或破裂，引起组织撕裂。

医疗设备主要利用超声的这六种效应分别作用于人体，达到治疗目的。例如，超声诊断仪、超声吸引刀、超声乳化吸脂机、超声洁牙机、体外（体内）超声碎石机、超声药物透入机、白内障超声乳化吸引器等。

（四）微波技术

1. 微波技术在诊断方面的应用　微波技术在诊断方面的应用是建立在微波对人体传输特性上的。当微波入射到人体时，一部分能量被吸收，一部分能量被反射（或折射）。在吸收、反射中信号的振幅与相位随之变化，与人体不同组织密切相关。同时，也反映了人体的各种生理功能。因此，利用微波测量技术，在对象为人体情况下，测量其有关微波信号的参数，从中找出正常与不正常的关系，从而达到诊断目的。

2. 微波技术在治疗方面的应用　当微波能进入人体组织被吸收后，其能量转变为热能，使人体组织的温度升高。这一效应称之为微波热效应。微波局部加热人体组织产生的温度升高会引起许多生理反应，正是这些反应才获得了医疗效果。微波能作用于人体时的热效应与其他加热方法比较有以下特点：①具有透入加热作用：随着微波波长的增加其透入深度亦增加。加热深度范围内同时加热，具有升温快的特点；②控制方便：热源不存在热惯性，随着调节其热源强度迅速变化，当热源电源被切断，瞬时热源即不存在；③能量较集中：通过设计不同形状、不同尺寸的辐射器，可以对不同区域进行局部加热，减少对不需加热区的损伤。考虑实际需要设有体外型及体腔型两大类辐射器。

（五）红外线技术

红外线和可见光一样都是电磁波，它们的区别仅是波长不同，红外线又称为热线，以热效应著称。红外线对生物组织的作用主要是热效应，可以证明，热能可使生物组织温度升高，细胞的通透性、胶体状态、生物电、酸碱度、酶系统发生改变，形成生物活性物质组胺和乙酰胆碱等。使新陈代谢旺盛，生物组织营养状态改善，组织再生能力加强，功能恢复加速。因而，在治疗扭伤、消炎、镇痛解痉、活血化瘀、恢复肌肉功能等方面皆有明显效果。

（六）毫米波技术

毫米波是指波长为 1～10mm 的电磁波。早在 1965 年，前苏联科学院无线电和电子学研究所的科学家就对低强度毫米波的生物医学应用进行了开创性的基础研究，而 1968 年西方学者也注意到毫米波的生物学效应，并试图以"生物体谐振及相干振荡"理论来加以解释。1977 年，毫米波才应用于临床研究，治愈了头枕部损伤，随后又成功地治疗了胃及十二指肠溃疡，并逐步对小儿麻痹症、支气管哮喘、前列腺炎、肩周炎、血液病及肿瘤开展治疗，取得显著效果。毫米波局部照射对浅表肿瘤具有直接抑瘤效应已为大量的临床疗效所证实，深部以及远隔部位的肿瘤则是利用毫米波远位生物学效应达到治疗的目的。毫米波在生物体产生远位效应的确切机制目前还未明了。大多数学者同意毫米波循经传导至远隔目标（靶区）产生远位疗效的观点。在低功率密度毫米波对临床表浅恶性肿瘤取得明显抗瘤疗效和放疗增敏疗效的基础上，高功率密度毫米波一开始就把治疗目标定位于深部及远隔肿瘤的治疗，这一疗效的实现有赖于高功率密度毫米波的远位效应机制。高功率密度毫米波对恶性肿瘤的辅助治疗功效已为大量国内外基础实验研究所证实，其临床疗效也已被国内外许多医生认可，虽然到目前为止毫米波的生物学效应机制还不成熟，至今还没有一个被学术界普遍认同的成熟理论，但应通过实验和临床应用来进一步充实和发展理论。

（七）电磁场技术

人类的生存环境本身就处在地球这个大磁场的包围之中，因此，电磁场与人体的相互作用越来越受到科研机构及公众的重视。在这种情况下，各种磁疗仪器和设备纷纷投入市场，但还只限于家庭使用，医疗行业开展的应用仅有磁共振等为数不多的设备。而对于电磁场生物效应的研究，目前正在实验角度进行。但在场型、频率、强度及生物机体功能状态诸因素中，任一因素的改变均会影响最终的生物效应。从目前的研究现状来看，绝大多数结果尚未系统化，甚至互相矛盾，可靠性、重复性和可比性较低。因此，要改善这种状况，除提高实验设备的精度，严格控制影响实验的各参量的误差外，还应开展对电磁场生物效应机制的研究。从本质上解释电磁场生物效应的各种现象，为电磁场在生物医学领域的应用和制定合理的卫生标准提供理论根据，除此以外，还应运用物理学、工程学等方法预言电磁场的生物效应，评价效应的强度。

二、作业治疗

作业治疗就是将有目的的活动用于治疗因机体损伤或疾病、心理社会功能障碍、发育或学习、残疾、贫穷及文化差异或衰老过程所致功能受限的个体，以最大限度地使其保持独立、防止残疾及维持健康。据此定义，我们可以认为，"有目的的活动（pur-posefulactivity）"是作业治疗的重要手段和工具。所谓有目的的活动，也就是我们通常所说的"作业活动"，即人类为了生存、为了维持健康、为了更好地享受生活、为了保持生命质量所从事的各种活动。这些活动伴随人的一生，也对人的生命产生着重要的影响。作业活动不但影响人的生物功能，而且还影响着人的心理、社会功能。作业治疗是用"有目的的活动"，对功能障碍或残疾的个体进行的"治疗"训练；其目的就是使之最大限度地获得或维持可能的功能、能力，以保持其在家庭、社会生活中个体的独立性。因此，不仅需要治疗师具有丰富的专业知识与技能，而且更需要有敏锐的观察、分析、判断及综合能力。首先，我们应对自己所使用的工具"有目的的活动"之结构、作用，有一个清晰的概念。这不仅要求我们能够有效地分析从事各项活动所需具有的机体功能、生理负荷能力、感觉整合功能及认知能力等，而且还需要我们治疗师能体验出各种功能障碍情况下，这些活动的难易程度、强度会对患者产生哪些正、负影响，包括身体、精神、心理上的影响。这样我们才能有的放矢地使用我们的"工具"。例如，我们想让一位偏瘫时间不太长、但一般认为其各种功能已有一定改善的患者练习自己穿裤子。作为作业治疗师，首先应该知道这项活动需要患者不但能够保持坐位时的动、静态平衡，而且还需要其能够保持无支撑坐位重心移至患侧时的坐位平衡；其次应该知道这项活动是否会对患者产生精神压力，使之因怕摔倒或因感觉困难而为难；更重要的是应当清楚，如果患者真的不能完成这项活动，是否给其造成挫折感，从而使之对自己或治疗丧失兴趣或信心。对于这些难以定量的动作、行为及心理活动，作业治疗师的判断除了依赖于其知识、经验外，更多的是凭借自身的感觉、体验进行认识和判断。其次，我们应对自己服务对象的各种障碍、残疾或受限程度有一个清晰、正确的认识；了解和体验不同的机体功能障碍，在从事某种活动时会遇到哪些方面的困难，或者难以胜任什么样的活动。认识机体功能障碍或残疾会给患者造成哪些精神负担、心理压力，这些负担和压力正在对患者产生何种影响，患者的心理防御机制如何，患者为何种性格特征，其家庭、社会及职业角色如何，这些都是作业治疗师应掌握的内容，也是进行作业治疗成败的重要环节。知其所能，知其所不能，方可用其所能，助其所不能。才可做到有的放矢，事半功倍。

三、语言治疗

言语治疗是指通过各种手段对有言语障碍的患者进行针对性的治疗，其目的是改善言语功能，使患者重新获得最大的沟通与交流能力。所采用的手段是言语训练，或借助于交流替代设备，如交流板、交流手册、手势语等。凡是有言语障碍的患者都可以接受言语治疗，但因言语训练是言语治疗师与被训练者之间的双向交流，故对伴有严重意识障碍、情感障碍、行为障碍、智力障碍、重度痴呆或有精神疾病的患者，以及无训练动机或拒绝接受治疗者，言语治疗难以实施或达到预期的效果。治疗方法有：①Schuell刺激促进法：由Schuell创立，是20世纪以来应用最广泛的训练方法之一，是以对损害的语言系统应用强的、控制下的听觉刺激为基础，最大程度地促进失语症患者语言功能的恢复。Schuell刺激促进法包括六个原则，即适当的语言刺激、多种途径的语言刺激、反复刺激提高其反应性、刺激引起患者某些反应、对患者正反应的强化、矫正刺激；②阻断去除法：同样的意思或内容用两个语言反应来处理时，通过没有保障的来使有保障的语言得到复活；③程序学习法：此方法是把刺激的顺序等分成几个阶段，对刺激的方法、反应的强度进行严格限定；④脱抑制法：用患者本身可能的功能（如唱歌等）来解除功能抑制的方法。

四、工娱治疗

工娱治疗是通过工作、劳动、娱乐和文体活动，缓解精神症状，促使疾病康复，防止精神衰退，提高适应外界环境能力的治疗方法。工娱治疗是对恢复期或慢性期患者的一种辅助治疗。工娱治疗的种类、规模需视具体情况而定，如医院内工娱治疗，由医院规模、性质和床位比例而定。从事工娱治疗的医护人员不但应具备精神病学专业基础知识，还应具有一定的组织管理能力，熟练掌握各种操作技术，并具备一定的音乐、舞蹈等文体活动表演及指导才能。工娱治疗的种类有：①镇静性工疗：主要使兴奋患者从事节奏较快或强度较大的劳动，如刨坑、搬运物品等，通过劳动使患者安静；②振奋性工疗，主要用于情绪抑郁或情感淡漠的患者，目的是为了唤起患者的注意力，激发患者对周围事物的兴趣。工娱项目应有刺激性，材料应色彩鲜明，操作简单，常为多工序的流水作用。例如，包装、糊纸盒、粘商标等；③一般性劳动：主要用于慢性衰退痴呆患者，操作应简单易行，如打扫卫生、运送物品、浇花等，应由护士耐心指导和做示范，以便不断提高劳动能力；④音乐治疗：由于音乐的节奏、旋律、音调、音色不同，由此达到抑制兴奋、调节身心、镇痛、降低血压的作用；⑤舞蹈治疗：对情绪消沉、紧张、不安和孤独的患者，如果年龄和身体条件允许，可采用此治疗，以活跃情绪，改善接触，增加活动，增进生活乐趣；⑥阅读书刊画报，欣赏电影电视，可使患者轻松愉快，活跃情绪，丰富知识，有益于减轻对外界现实的疏远及陌生感；⑦服装表演：让患者穿上最喜爱的衣物，在音乐的伴奏下，展示自己的风采，可对患者的身心健康起到良好的作用；⑧体育活动：早操、球类运动、棋类等；⑨卡拉 OK 音乐治疗，除了有上述音乐治疗的作用外，并能使患者主动参与，适用于情绪消沉、紧张、不安和孤独的患者。

五、认知康复

认识康复（cognitive rehabilitation）的发展史很短。1970 年开始将其归为康复医学的一个分支。Diner 等于 1976 年开始对由于脑卒中右半脑损伤而出现的半侧空间感丧失、视觉丧失及复杂的视觉认知问题的患者进行了认识康复训练（cognitive retraining）的研究。另一方面，1980 年开始美国官方和民间联合进行的脑外伤康复研究也步入鼎盛时期。1981 年 Ben. Yishay 等报告说，由个别认知训练、群体训练及社会活动等多种训练手段组成的康复训练正在取得成果。在这一趋势下，认知康复的概念也出现了变化。当初 Miller（1978 年）制定的认知康复概念包括两个部分，其一是恢复损伤的功能，其二是探求可以减少日常生活不良影响的方法。其后 Guianutsos（1980 年）将语言障碍也作为研究的对象；Trexler（1982 年）指出，认知康复的发展对于认知心理学的信息处理理论和神经心理学的发展都有影响。近年来，Wood（1990 年）认为"认知康复是让患者及家属掌握可以减少损失的管理方法"，故认知康复不仅是针对患者本身，也应该将亲属包括其中。综上，认知康复是以处理脑血管疾病的局部症状（劣势半球症状）为开端，其后与逐步发展的脑科学进行深入交流，并且逐渐将治疗对象扩展为脑外伤患者；同时以注意和行动完成功能等全体认知功能作为对象，并从患者向其家属扩展，成为康复科学的一个组成部分。如前所述，认知康复近年来得到快速发展，其概念也发生了很大变化。狭义概念主要是指针对获得性（后天性）脑损伤导致的认知功能（注意力、认知能力、思考、学习及记忆）障碍而采取的系统处理方法。该处理方法主要分成两种，一是恢复到发病（受伤）前的认知功能水平的康复手段；二是学习可以弥补丧失的功能的代偿性手段。另一方面，从广义上来讲，还包括集团训练、个人精神疗法、职业咨询服务（counseling）、职业训练及个人/家庭的咨询服务等在内的各种内容。

六、吞咽康复

吞咽障碍是指多种原因引起的，摄食-吞咽过程中一个或多个阶段受损而导致吞咽困难的一组临床综合征。患者表现为对液体或固体食物的摄取、吞咽发生障碍或吞咽时发生呛咳、哽噎。吞咽障碍发病率较高，尤其是在老年人群中。一份关于老年人进食困难的调查发现，68%的人表现为明确的吞咽障碍，46%的人经口摄食困难，35%的人进食姿势不良。尤其在脑血管意外患者中，71%的患者存在不同程度的吞咽障碍。吞咽障碍会导致吸入性肺炎、营养不良、脱水等并发症，严重影响了患者的生活质量，甚至导致患者死亡。吞咽障碍的治疗目的主要是恢复或提高患者的吞咽功能，改善身体的营养状况；改善因不能经口进食所产生的心理恐惧与抑郁；增加进食的安全性，减少食物误咽、误吸导致吸入性肺炎等并发症的发生概率。吞咽障碍的康复方法有口部运动训练、间接吞咽训练、摄食训练、电刺激、球囊扩张术、针灸治疗等。

（徐　倩）

第二节　骨关节疾病和创伤术后的康复

一、膝关节骨性关节炎的康复

骨性关节炎（osteoarthritis，OA）是一种慢性关节病，也称退行性关节病、骨性关节病或增生性关节炎。是老年人的常见病和多发病。其典型障碍是膝关节活动范围减少，膝关节周围力量减弱，跛行，平衡功能差，本体感觉减低。这些障碍造成的功能受限，表现为因膝关节生物力学异常所致的行动困难、上下床困难、上下楼梯困难和其他日常生活困难。

膝关节周围的肌肉（尤其是股前侧面的股四头肌）是维持膝关节稳定的重要结构。骨关节病患者的股四头肌多明显萎缩，这就导致了膝关节的稳定性下降，使髌股关节及股骨胫骨关节不合槽运动和过度摩擦及撞击，进一步加重骨关节病的发展。加强肌力可恢复关节的稳定性，从而改善症状，避免加重关节软骨的损伤。是骨关节病患者必须进行的练习，否则无法保证手术、药物及理疗的治疗效果，难以达到减轻肿痛症状、改善功能的目的。

为避免长期肿胀、疼痛、炎性反应、骨质增生、活动受限等导致的关节间隙变窄、活动度（屈伸的角度）下降，应在无疼痛、肿胀时每日或隔日进行以下关节活动度的练习。

1. 屈曲的练习方法　坐位，足不离开床面。双手抱住踝关节，缓慢、用力向内抱腿至最大限度屈膝，保持10秒后稍放松1~2秒。如此反复，30次/组，1~2组连续练习。

2. 伸屈的练习方法　伸展练习中肌肉及后关节囊的牵拉感为正常，不可收缩肌肉对抗，应完全放松，否则将影响效果。练习中采用负荷的重量不宜过大，应使患膝敢于放松，持续20分钟，有明显牵拉感为宜（练习过程中不能中途休息，否则将影响效果）。

3. 坐位伸膝　坐位，足垫高，于膝关节以上处加轻小重物。完全放松肌肉，保持20分钟。1~2次/日。

二、膝关节置换术后的康复

全膝关节置换术（TKA）是治疗膝关节骨性关节炎、退行性关节病的一种常用手术方法，是膝关节手术中比较大的一种，术后可能有发热、疼痛、肿胀等不适。但良好的功能很大程度上来自于正确及时的功能练习，故术后应在康复医生的指导下，克服恐惧、惰性等不良情绪，尽早进行功能练习。

1. 术后1周　膝关节主动屈伸练习（AROM）：坐位，足不离开床面。缓慢、用力，最大限度屈膝，保持10秒后缓慢伸直。10~20次/组，1~2组/日。

2. 术后2周

（1）髌骨松动术（拆线后进行）：手推住髌骨边缘，向上下左右方向缓慢用力推动髌骨至极限位置。各方向20次，2~3次/日。可由康复医生教授后患者每日自行练习。

（2）主动屈曲（AROM）达到90°。

3. 术后3周　每周增长10°左右屈膝角度。如疼痛不明显，则尽快加大活动范围。

床旁抗重力伸膝练习：正坐于床边，膝关节以下自然垂于床下，用力、缓慢伸膝至尽可能直，保持10秒，缓慢有控制地放下。10~20次/组，2~3组/日。

4. 术后 4 周　站立位 0°～30° 内屈伸练习：保护下，双足分立，与肩同宽，双侧腿平均分配支撑体重。双膝同时屈曲至大约 30°。

三、髋关节置换术后的康复

全髋关节成形术（THA）是一种用于治疗晚期髋关节炎最常见的手术之一。全髋关节成形术后最常见的病损包括髋部肌肉力量缺乏、髋关节活动度减少、站立平衡和本体感觉的减弱、功能活动耐受性减低、转移活动中疼痛增加。

目标：无辅助的转移训练及安全上下床/椅子/马桶；使用手杖/腋杖在平地及台阶上走动；了解全髋关节置换术的注意事项；独立进行基本的日常生活活动。

注意事项：避免髋关节屈曲超过 90°，内收超过中线，内旋超过中立位（后外侧入路）；避免手术侧卧位；避免将垫枕置于膝下，以防止髋关节屈曲性挛缩；仰卧位时应使用外展垫枕。同时注意以下几个问题：

1. 术后患肢摆放于伸直位，可用枕头垫于腿下，以抬高患肢预防肿胀。

2. 麻醉消退后开始活动足趾及踝关节，如可能，即开始踝关节屈伸活动（踝泵练习）。

踝泵练习：用力、缓慢、全范围屈伸踝关节，通过小腿肌肉收缩与舒张的挤压作用促进血液及淋巴的回流。5 分/组，1 组/小时（此练习对于预防肿胀及深静脉血栓，促进患肢血液循环具有重要意义，应认真练习）。

股四头肌等长练习：即股部肌肉绷紧及放松。应在不增加疼痛的前提下尽可能多做。

腘绳肌等长练习：患腿用力下压所垫枕头，使股后侧肌肉绷紧及放松。要求同上。

主动髋屈伸练习：坐位，足不离开床面。缓慢、用力，最大限度屈膝屈髋，保持 10 秒后缓慢伸直。10～20 次/组，1～2 组/日。

如果骨折愈合良好，力求在 4 周左右膝关节屈曲达 120°，髋关节屈曲角度接近 90°。

如无痛，患腿可部分负重（<1/4 体重），注意保护，不能摔倒。

3. 术后第三阶段（5 周～3 个月）

目的：强化关节活动度。强化肌力，改善关节稳定性。逐步尝试患腿负重改善步态。

通过 X 线检查确定是否可以开始负重。

负重及平衡练习必须在骨折愈合程度允许的前提下。

负重及平衡：随骨折愈合的牢固程度，负重由：1/4 体重→1/3 体重→1/2 体重→2/3 体重→4/5 体重→100%体重逐渐过渡。可在平板健康称上让患腿负重，以明确部分体重负重的感觉。

保护下双足分离，在微痛范围内左右交替移动重心，逐渐至可达到患侧单腿完全负重站立。5 分/次，2 次/日。

双足前后分离，移动重心，逐渐至可达到患侧单腿完全负重站立。5 分/次，2 次/日。

坐位抱腿：坐床上，双手抱住足踝，使足跟缓慢接近臀部。开始前测量足跟与臀部间距离，逐渐使距离缩短至与健侧腿角度相同。在髋关节感到疼痛处保持 5~10 分/次，1~2 次/日。

固定自行车练习：轻负荷至大负荷，并逐渐减低座位的高度。20~30 分/次，2 次/日。

后抬腿练习：俯卧（面向下趴在床上），患腿伸直向后抬起至足尖离床面 5cm 为1 次，30 次/组，4~6 组连续，组间休息 30 秒，2~3 次练习/日。

俯卧位"勾腿练习"：10 次/组，10~15 秒保持/次，每次间隔 5 秒，4~6 组连续练习，组间休息 30 秒（以沙袋或皮筋为负荷，在髋关节无痛的活动范围内进行），并逐渐过渡至立位勾腿练习。

抗阻伸膝练习：以沙袋或皮筋为负荷在髋关节无痛的活动范围内进行。

4. 后期（4~6 个月）

目的：强化肌力及关节稳定。全面恢复日常生活各项活动。如骨折完全愈合，并具备足够牢固程度，即可开始以下练习。

静蹲练习：后背靠墙，双足与肩同宽，足尖及膝关节正向前，不得"内外八字"，随力量增加逐渐增加下蹲的角度（<90°），2 分/次，间隔 5 秒，5~10 次连续/组。2~3 组/日。

前后、侧向跨步练习：20 次/组，组间休息 45 秒，4~6 组连续练习，2~4 次练习/日。

患腿单腿站立，上体正直，缓慢下蹲至屈曲 45°处，再缓慢蹬直至完全伸直。要求缓慢、用力、控制住。20~30 次/组，组间间隔 30 秒，2~4 次/日。

（高亚南）

第三节　脑卒中后康复

一、概述

神经康复（neurorehabilitation）是康复医学中重要的临床康复亚专业之一，主要是针对中枢和周围神经系统疾病所致运动、感觉等功能障碍的康复评定和康复治疗。包括脑卒中的康复、颅脑损伤的康复、小儿脑性瘫痪的康复、脊髓损伤的康复及周围神经病损的康复。对于老年人，重点是脑卒中的康复。20 世纪初，德国神经病学家费尔德曾断言，受损的脑细胞不可再生，所以近一个世纪以来，医学界把脑损伤治疗的重点主要放在脑血管的修复上，而对脑细胞修复的研究相对滞后。直到 2006 年，科学家才发现，成人脑细胞被植入实验鼠大脑后，仍可生长出新的神经细胞；此后又有实验证明脑胶质细胞在生长过程中同干细胞一样，能分化成功能性的神经细胞；通过外周刺激及诱导，皮层功能可以实现改造及重组。由此，脑卒中的康复有了更丰富的理论基石。

目前，脑卒中后早期康复介入的必要性已经深入人心，很多综合性医院的神经科对急性脑卒中患者的早期康复都很重视，也取得了很好的疗效。但由于脑卒中康复需要一个较长的周期，并且脑卒中后的一些特殊临床问题，如肩手综合征、肩关节半脱位、痉挛、脑卒中后的抑郁等在亚急性期或恢复期更容易出现，这些问题的解决与否对脑卒中患者的功能及能力的恢复至关重要。通过在中期照护机构内循序渐进的康复治疗及解决或减轻以上脑卒中常见并发症，将极大的提高老年患者的日常生活活动能力，最大程度的减轻家庭及社会的负担。

二、脑卒中的康复

（一）脑卒中

脑卒中（stroke），又称卒中或脑血管意外（cerebrovascular accident，CVA），是一组急性脑血管疾病。其定义为：由于急性脑血管破裂或闭塞，导致局灶性或弥漫性脑功能障碍，持续时间大于 24 小时或死亡。脑卒中分为两大类，缺血性和出血性，缺血性约占 80%，出血性约占 20%。缺血性卒中包括脑血栓形成、脑栓塞、腔隙性脑梗死、分水岭梗死及其他病因脑梗死；出血性卒中包括脑出血、蛛网膜下腔出血。

1987 年调查全国 29 个省市 579 万余人，发现我国脑卒中的年发病率为 200/100 万，新发脑卒中病例 150 万，每年死于脑卒中者约 130 万，存活者中约 75% 致残，5 年内复发率高达 41%。近年其发病率仍在上升，且好发于中老年人，是威胁人类生命和致残的重要杀手之一。为了最大限度的降低死亡率、致残率，提高患者的生存质量，应及时住院抢救治疗，同时制定早期与恢复期的康复方案，早期积极、正确的康复治疗，将使 80% 的患者的功能明显改善，只有 10%~20% 的患者留有严重或中度残疾。

脑卒中康复治疗的最终目的是使患者回归家庭、回归社会。患者出院后应在康复医师或社区医师的指导下，继续进行康复训练，控制危险因素，预防复发及各种并发症，并获得心理帮助和新的相关信息与治疗的方法。

1. 脑卒中康复特点

（1）康复应尽早进行。在缺血性脑卒中时，只要患者神志清楚，生命体征平稳，病情不再发展，48 小时后即可进行。高血压、脑出血一般宜在 10~14 天后进行。

（2）康复实质是"学习、锻炼、再锻炼、再学习"，调动剩余脑组织的功能重组，要求患者理解并积极投入，才能取得康复成效。

（3）除运动康复外尚应注意言语、认知、心理、职业与社会康复等。

（4）脑卒中的特点是"障碍与疾病共存"，故康复应与治疗并进。同时进行全面的监护与治疗。

（5）在急性期，康复运动主要是抑制异常的原始反射活动，重建正常运动模式，其次才是加强肌肉力量的训练。卒中康复是一个改变"质"的训练，旨在建立患者的主动运动，要保护患者，防止并发症发生。

（6）要严密观察卒中患者有无抑郁、焦虑，避免影响康复进行和功效。

（7）约 40% 脑卒中患者可有复发，对此应加强相应的预防措施。

（8）已证实，一些药物，如苯丙胺、溴隐亭分别对肢体运动和言语功能的恢复以及巴氯芬对抑制痉挛状态有效，可选择应用。可乐定、哌唑嗪、苯妥英钠、地西泮、氟哌啶醇对急性期运动恢复产生不利影响，故应少用或不用。

（9）要强调康复是一个持续的过程，因此，要重视社区及家庭康复的重要性。

2. 康复的适应证

（1）神志清楚，没有严重精神、行为异常。

（2）生命体征（体温、脉搏、呼吸、血压）平稳，没有严重并发症、合并症。

（3）发病 1~2 周内，受累肢体的症状不再继续发展。

3. 康复的禁忌证

（1）病情过于严重：深昏迷、颅压过高、严重精神障碍、血压过高。

（2）伴有严重的合并症：严重感染、糖尿病酸中毒、急性心梗。

（3）严重系统性合并症：心绞痛、房颤、急性肾衰、严重精神病和风湿病。

（二）脑卒中的康复评定

脑卒中的康复评定是为了准确地评定脑卒中导致的功能障碍的性质、部位、范围、严重程度、发展趋势、预后和转归，为康复治疗计划打下牢固的科学基础，至少在治疗前、中、后各进行一次，根据评定的结果，制定、修改治疗计划和对康复治疗效果作出客观的评价。

1. 康复评定目的

（1）对患者的身体功能、家庭状况、社会环境等材料进行收集，掌握患者障碍的内容。

（2）对患者的身体功能及残存能力进行量化。

（3）分析患者障碍程度与正常标准的差别。

（4）为制定康复治疗方案提供依据。

（5）对判定康复治疗效果提供客观指标。

（6）为残疾等级的划分提出标准，为回归社会的目标提供依据。

2. 康复评定的内容

（1）运动功能：包括肌力、肌张力、随意性、协调性、平衡能力和步态等内容。

（2）感觉功能：包括浅感觉、深感觉、复合感觉、特殊感觉（视、听、嗅、味觉）。

（3）言语、吞咽功能：包括失语症评定、构音障碍评定、言语失用评定、吞咽障碍的评定。

（4）认知功能：包括注意力、记忆力、推理/判断、执行功能等。

（5）心理功能：包括智力、神经心理、人格、情绪等。

（6）日常生活能力和社会功能评定：包括日常生活活动能力、独立生活能力、生存质量评定等。

（三）脑卒中的康复治疗技术

脑卒中的康复治疗包括物理治疗、作业治疗、言语治疗、心理治疗、矫形器的应用及传统康复治疗等许多方法。在脑卒中的不同时期康复治疗方法不同，应根据软瘫期、痉挛期、后遗症期等不同时期的特点选择适宜的康复方法。有证据表明，康复医疗的后果是有使用依赖性、时间依赖性和强度（剂量）依赖性的，即大脑的功能重组需要经常性的足量的刺激。一般在综合医院的急性康复期，应逐步延长主动性康复训练的时间，争取达到每天4～6小时。剂量也应逐步达到患者当时所能承受的最大活动量的50%～70%（需要个体化）。除了客观的观察（如靶心率和患者的症状、体征等指标的变化）外，患者主观的自觉疲劳程度或不适感是更值得注意的指标。应以患者感到轻度至中度的疲劳，休息后（特别是夜间睡眠醒来后）自觉精神饱满、体力充沛为佳。特别是对老年患者，不宜过分加大训练量。

1. 急性期

（1）康复目标：脑卒中急性期持续时间一般为2～4周，待病情稳定后康复治疗即可与临床治疗同时进行。康复目的是预防压疮、呼吸道和泌尿系感染、深静脉炎、关节挛缩和变形等并发症；尽快地从床上的被动活动过渡到主动活动；为主动活动创造条件；尽早开始床上的生活自理；为恢复期功能训练做好准备。

（2）康复措施

1）床上正确摆放体位：偏瘫早期的康复治疗中，正确体位能预防和减轻偏瘫典型的屈肌或伸肌痉挛模式的出现和发展，如上肢屈曲伴肩胛带后缩，下肢伸展伴髋关节外旋。因此，在床上肢体应放置于抗痉挛体位。

①患侧卧位时，使患肩前伸，将患肩拉出，避免受压和后缩，肘关节伸直，前臂旋后，指关节伸展，患侧髋关节伸展，膝关节微曲，健腿屈曲向前置于体前支撑枕上。该体位可以增加患侧感觉输入，牵拉整个偏瘫侧肢体，有助于防止痉挛。

②健侧卧位时，患者取最舒服的体位，患肩前伸，肘、腕、指各关节伸展，放在胸前的枕头上，上肢向头顶方上举约100°，患腿屈曲向前放在身体前面的另一支撑枕上，髋关节自然屈曲，避免足内翻。

③仰卧位因受颈紧张反射和迷路反射的影响，异常反射活动较强，也容易引起骶尾部、足跟外侧或外踝部发生压疮，因此，脑卒中患者侧卧位为主。必须采取仰卧位时，患肩应放在枕上，肩关节前伸，保持伸肘，腕背伸，手指伸展，患侧臀部和股下放置支撑枕，使骨盆前伸，防止患腿外旋，膝下可置一小枕，使膝关节微曲，足底避免接触任何支撑物，以免足底感受器受刺激，通过阳性支撑反射加重足下垂。应避免半卧位，因该体位的躯干屈曲和下肢伸直姿势直接强化了痉挛模式。

2）被动活动关节：对昏迷或不能做主动运动的患者，应做患肢关节的被动活动，利于防止关节挛缩和变形。活动顺序应从近端关节到远端关节，每日2次，直至主动运动恢复。避免因粗暴动作而造成软组织损伤，要多做一些抗痉挛模式的活动，如肩外展、外旋、前臂旋后、腕背伸、指伸展、伸髋、屈膝、踝背伸等。

3）床上活动：早期床上活动是脑卒中康复的重要内容之一。要使患者尽快从被动活动过渡到主动的康复训练程序上来。急性期主动训练是在床上进行的，目的是使患者独立完成各种床上的早期训练后达到独立完成从仰卧位到床边坐位的转移。①上肢自动被动运动：双手手指交叉，患手拇指置于健指之上，利用健侧上肢进行患侧上肢的被动活动，注意肘关节要充分伸展；②桥式运动：仰卧位，上肢伸直放于体侧，双下肢屈膝髋，足平踏于床上，伸髋并将臀部抬离床面，下肢保持稳定，持续 5~10 秒。

4）按摩：按摩对患侧肢体是一种运动感觉刺激，并可促进血液和淋巴回流。对防止深静脉血栓形成有一定的作用。按摩动作应轻柔、缓慢而有规律。

2. 恢复期　脑卒中发病后 1~3 个月是康复治疗和功能恢复的最佳时期。恢复后期功能进步缓慢或停滞不前，出现肢体的废用。对患侧功能不可恢复或恢复很差者，应充分发挥健侧的代偿作用，必要时加用自助器具。

（1）康复目标：康复目标包括改善步态，恢复步行功能；增强肢体协调性和精细运动，提高和恢复日常生活活动能力；适时应用辅助器具，以补偿患肢的功能；重视心理、社会及家庭环境改造，使患者重返社会。

（2）康复训练

1）脑卒中康复的理论基础与促进技术：目前被普遍接受的中枢神经系统功能恢复的理论是神经的可塑性论与功能重组论。常使用神经发育疗法，如 Bobath 技术、Brunnstrom 技术、Rood 技术、神经肌肉本体促进技术（PNF）等。在脑卒中的运动训练中，在灵活综合应用以上各种技术，按照个体发育的正常顺序，重复强化训练，达到运动控制及协调。同时应重视患者及家属的主动参与，强调治疗小组中各专业人员密切配合，是康复治疗成功的关键。

2）床上活动

牵伸患者的躯干肌：患者屈膝、髋内旋，治疗者在一手下压患膝的同时另一手作用于肩，使患侧的躯干得到缓慢和持续的牵伸。

髋控制能力的训练：摆髋是早期髋控制能力的重要训练，患者取仰卧位，双膝从一侧向另一侧摆动。同一体位，患者两髋同时做外旋到中立位的反复运动，治疗者可在健膝内侧施加阻力，加强联合反应以促进患髋由外旋回到中立位，应避免过猛外旋而损伤内收肌。进一步可进行患腿分、合运动。

仰卧及俯卧位屈膝运动：仰卧位下膝由伸展位开始做屈膝运动，治疗者可帮助控制足跟不离开床面或稍给予助力。俯卧位时，在髋关节伸展下，向后勾腿屈膝，治疗者应帮助控制屈膝时易产生的足内翻和屈髋。

起立床训练：早期的起立床训练能预防直立性低血压，通过患肢负重，获得直立的感觉刺激，并通过反射机制诱发肌张力。

3）翻身和起坐训练：治疗者站在患者转向的一侧，患者双上肢 Bobath 握手伸肘，头转向侧方，肩上举约 90°，健侧上肢带动患肢伸肘向前送，用力转动躯干向翻身侧，同时摆膝，完成肩胛带、骨盆带的共同摆动而达到侧卧。向患侧翻身时应防患肩受损。训练患者起坐时，由侧卧位开始，健足推动患足，健手掌支撑于腋下，用力推动躯干，手掌边推边后撤，同时躯干用力侧屈坐起，治疗者可在膝和小腿部推压以助坐起。

4）平衡训练

坐位平衡训练：应尽早进行起坐训练，从仰卧位到床边坐，从患者能无支撑在椅子上达到一级静态平衡，到让患肢能做躯干各方向不同摆幅的摆动摆幅的"自动态"的二级平衡，最后能完成抵抗他人外力的"他动态"的三级平衡。

站立的平衡训练：先站起立于床边，然后逐步进入扶持站立，平衡杠间站立，让患者逐渐脱离支撑，重心移向患侧，训练患者的持重能力，能徒手站立后，再实施站立平衡训练，最后达到站立位的三级平衡。

5）坐-站立训练

患肢负重训练：患者取坐位，双足平放于地面，双上肢 Bobath 握手伸肘，肩充分前伸，躯干前倾，抬头，向前、向患侧方向触及目标物，将重心移至患侧下肢。

坐-站起训练：患者坐位，足尖与膝成一直线，上肢像上述负重训练，髋关节尽量屈曲，让重心从臀部慢慢转移到双足上而站立。

6）步行训练：恢复步行是康复治疗的基本目标之一。先进行扶持步行或平衡杠内步行，再到徒手步行，改善步态的训练，重点是修正偏瘫步态。

手杖和扶持下的步行：对不能恢复独立步行或老年稳定性差的患者，可给予使用手杖的训练。

上、下楼梯的训练：正确的上下楼梯的训练方法是上楼先上健腿，后上患腿；下楼先下患腿，再下健腿。

实施针对性的训练：如站立相时，患腿负重能力差，在体重转换的过程中，患腿缺乏平衡反应的能力，应重点训练患腿的负重能力；如摆动相时，患腿不能很好地屈曲，应练习幅度较小的屈伸交替进行患侧膝关节的独立运动，在摆动相时患膝能完成屈曲而向前迈步。

7）ADL 训练：ADL 包括床椅转移、穿衣、进食、如厕、沐浴、行走、上下楼梯、个人卫生等。通过作业治疗，使患者尽可能实现生活自理。

穿衣：穿上衣时，一般先穿患肢的衣袖，将患肢放入袖中并穿过衣袖，将袖子拉到肩的位置，再将健手穿进袖中，扣好纽扣。脱衣时，先脱健肢的衣袖。患者应穿宽松、开胸式上衣，扣子用拉链或尼龙搭扣。穿裤子先将患腿置于健腿上，先穿患腿，再穿健腿，然后将裤子上提到腰部，再系裤带或拉上拉链。

进食：非利手侧偏瘫患者，可在饭碗下加防滑垫加以固定，利手用筷将饭送进口里。利手侧偏瘫的患者可使用改进的筷子，如用一根小弹簧把两根筷子的顶端连起来，使患者便于操纵筷子。

个人卫生：洗脸时，借助水龙头拧干毛巾；沐浴时坐在椅子上，使用长毛巾或长把海绵刷；如厕应使用坐厕。

8）作业治疗：对偏瘫患者应针对其功能障碍采用作业治疗。

肩、肘、腕的训练：应用墙式或桌式插件进行肩、肘、腕的训练，锤钉木板、调和黏土等做肘伸屈的训练。

前臂旋前或旋后的训练：拧龙头、拧螺丝，利用圆盘状插件等。

手指精细活动：用栓状插件进行拇指的内收、屈曲活动，捡豆、和面、编织、刺绣、拼图、打字等。

改善协调训练：脚踏缝纫机、拉锯、保龄球、磨砂板作业等。

认知功能的作业训练：如记忆力、表达力、计算力、理解力等的作业治疗。

9）语言治疗：尽早地进行语言训练可以改善患者的交流能力。

10）手杖、步行器、轮椅和矫形器的应用：使用手杖的正确方法是以手杖-患足-健足的方式行走。没有步行能力的患者应学会轮椅的使用。患足矫形器可以矫正垂足和足内翻。

3. 其他康复治疗

（1）物理治疗：在脑卒中的康复治疗中及时恰当地应用各种物理因子治疗手段，将对促进消炎镇痛及促进功能重建起到重要作用。

（2）中国传统的康复治疗：目前应用于脑卒中康复的传统医学治疗有按摩、针刺、中药等手段。

1）按摩：按摩通过对肌肉的揉捏推按等手法，起到通窍醒脑、强壮肌肉、活动关节、改善循环、预防并发症的作用。

2）针刺疗法：针刺能改善脑组织的灌流量，改善局部肢体组织细胞的营养，对促进患肢功能的恢复有一定的作用。电生理研究显示，针刺能使肌电幅度升高，减少异常脑波的出现，改善大脑皮层活动。针刺有体针、耳针、头针等方法，其中以体针应用最广泛。

3）中药：中药疗法是以中医基本理论为指导，遵循辨证论治原则，对脑卒中进行诊治。脑卒中后 3~6 小时，需清热开窍，应用安宫牛黄丸、醒脑静等；脑卒中后 6~72 小时，需祛风通络、保护神经元，用小续命汤；后遗症期的治疗原则是益气活血化淤，常用的方剂有补阳还五汤。

（四）脑卒中康复的新技术

1. **强制性诱导运动疗法**（constraint-induced movement therapy，CIMT） 是建立在大脑可塑性和皮层功能重组基础上的中枢系统损害后的康复训练方法，在患侧具有一定功能的基础上，限制健侧的活动，强迫患者主动使用患侧从而促进患侧肢体的功能恢复的技术。

强制性运动治疗方案主要包括三个方面：①最大限度地限制健肢的使用；②集中、重复、强化训练患肢；③把训练内容转移到日常生活中去。其中集中、强化训练患肢是主要的治疗因素。使用休息位手夹板或塞有填充料的手套限制健手的使用。强制用手夹板或戴手套应在患者90%的清醒时间状态下使用，仅在洗浴、如厕、睡觉及可能影响平衡和安全的活动时才解除强制，每天强化训练患肢 6 小时，每周 5 天，连续 2 周时间。强制用手夹板或手套一般用已开启的尼龙搭扣固定，以便让患者本人在紧急情况下能自行解除，并对患者的安全问题给予特别的关注。

目前 CIMT 疗法已经不局限于对脑卒中和脑外伤上肢康复的治疗，已扩展到对失语症、儿童脑瘫、患肢痛和局部手指张力障碍的康复治疗。同时该方法还存在一些局限和不足，需进一步的研究探索。

2. **减重步行训练**（body weight support treadmill training，BWSTT） 减重步行训练是近年来应用于康复领域，对步行的能力进行训练的一种方法。采用此方法治疗脑血管疾病偏瘫患者，可以改善静态和动态平衡。保持姿势的调节功能、肌肉收缩力和肌肉耐力是使患者恢复步行能力的前提。减重步行训练是根据患者患肢的负重情况利用悬吊装置不同程度的减少上部身体体重对下肢的负荷，并配合运动平板带动患者产生重复和有节奏的步行活动。在减重吊带的保护下可使偏瘫的患者站立、步行时重心分布对称，步行稳定性提高，可提高步态训练的效果，从而训练和提高患侧肢体的步行能力。通常使用减重设备悬吊减重<40%体重，并应根据患者功能逐步适当增加平板运行速度，使之达到人体舒适步行速度的70%~130%。

3. 运动想象疗法（motor imagery，MI） 运动想象是指在无躯体运动时，大脑思维中对记忆的预定动作进行排演而呈现的一种动态过程。数十年来，有不少报道认为运动想象和身体锻炼相结合可以有效促进运动学习，改善活动能力，提示运动想象可以明显地促进新技巧的学习。近年来研究发现，运动想象还可以改善脑血管疾病偏瘫患者的运动功能。

一般操作是在每次功能训练后让患者移至安静的房间听10分钟"运动想象"指导语录音带（前2次治疗可有人陪伴）。患者闭目仰卧于床上，用2~3分钟进行全身放松。指导患者想象其躺在一个温暖、放松的地方，让其先使足部肌肉交替紧张、放松，随后是双腿、双上肢和手。接着用5~7分钟提示患者进行间断的"运动想象"，想象的内容应集中于某项或某几项活动，以改善某种功能，同时强调患者利用全部的感觉。最后2分钟让患者把注意力重新集中于自己的身体和周围环境，告诉患者回到了房间，让其体会身体的感觉，然后让其注意听周围的声音，最后解说者从10倒数至1，在数到1时让患者睁眼。

4. 虚拟现实技术（virtual reality，VR） 虚拟现实是指在视、听、触、嗅、味觉等方面高度逼真的计算机模拟环境。用户可与此环境进行互动，产生身临其境的体验。关于它的研究始于20世纪60年代，近年来成为十分活跃的研究领域，汇集了计算机图形学、多媒体技术、人工智能、人机接口技术、传感器技术、高度并行的实时计算技术和人的行为学研究等多项关键技术。一个虚拟现实系统由信号输入和输出反馈两个部分组成。输入设备可以是数据手套、立体鼠标、数据衣等；输出反馈设备可以是头盔显示器、大屏幕等。使用者通过输入设备以自然的技能（如手的挥动、身体的运动等）向计算机送入各种命令，并从输出反馈设备中得到视觉、听觉及或触觉等多种感官的反馈。虚拟现实最重要的目标就是真实的体验和方便自然的人机交互，能够达到或部分达到这些目标的系统统称为虚拟现实系统。

（1）虚拟现实康复训练的优越性：

1）可以使患者能以自然方式与具有多种感官刺激的虚拟环境中的对象进行交互。

2）比治疗师更有耐心和一致性，患者可以根据自己的情况反复观察模仿练习。

3）减少在真实环境中因错误操作导致的危险。

4）可以提供多种形式的反馈信息，使枯燥单调的运动康复训练过程更轻松、更有趣和更容易。

5）虚拟现实允许用户进行个性化设置，将运动训练、心理治疗及功能测评有机地结合起来，针对患者个人的实际情况制定恰当的康复训练计划。

6）由于虚拟环境与真实世界的高度相似性，在虚拟环境中学习到的运动技能可更好的迁移到现实环境中。

（2）虚拟现实技术在脑卒中康复中的应用（虚拟现实训练任务举例）

1）平衡和协调康复训练（虚拟现实训练任务举例）

抛接球任务：要求患者横向朝目的地行走的同时抛接虚拟篮球。

传送带任务：要求患者从虚拟传送带上搬起虚拟木箱，并转身放到另一条虚拟传送带上。

滑雪任务：要求患者学习从小山坡上滑雪而下，并练习躲避两旁的树木、岩石等虚拟障碍物。

根据患者受损感官的康复情况，通过程序设置虚拟环境的复杂程度、虚拟对象的数量、对象的运动速度、目的地距离等参数，可以随时调控任务难度以确保训练难度和强度的适当性。

2）行走运动康复训练

虚拟街道及跨越虚拟障碍物行走：偏瘫和单侧空间忽视患者。

3）上下肢康复训练（改善 ROM、增强肌力、增加速度和促进分离运动等）

踝关节运动控制训练：在虚拟飞行任务中，患者将足放在与设备相连的踏板上，训练利用足驾驶虚拟飞机的运动控制能力。

虚拟健身车：以自行车骑行方式训练和恢复受损的下肢运动功能。

移动、抓、放等操作：利用时差距离摄像头、数据手套和罗格斯控制手套，患者可以对虚拟的物体进行移动、抓、放等操作。

4）日常生活活动能力训练

虚拟厨房等家庭环境：练习倒茶、烹饪、打扫、购物等日常活动。

虚拟超市：训练智力障碍患者在虚拟超市中购物的程序。

5）认知障碍的治疗

记忆障碍：让受试者置身于与真实世界功能接近的虚拟环境中进行记忆能力及学习

能力训练。

注意力障碍：注意缺失患者在虚拟环境中接受长时间训练容易保持注意力集中。

空间认知障碍：利用计算机构造三维虚拟建筑物等空间物体，传递与实际环境同样的刺激，从而促进空间能力提高。

5. 功能性电刺激（functional electrical stimulation，FES） 属于神经肌肉电刺激（neuromuscular electrical stimulation，NES）的范畴，是利用一定强度的低频脉冲电流，通过预先设定的程序来刺激一组或多组肌肉，诱发肌肉运动或模拟正常的自主运动，以达到改善或恢复被刺激肌肉或肌群功能的目的。其剂量一般给予运动阈或运动阈上，每次 15~20 分钟，每日 1~2 次，20 次为 1 疗程。

（五）脑卒中常见并发症的处理

1. 肩部并发症 脑血管疾病偏瘫患者的肩部并发症包括肩关节半脱位、肩痛和肩手综合征。

（1）肩关节半脱位：多见于脑卒中早期，发病率高达 60%~70%，多在脑卒中 3 周内发生，对患者上肢功能的恢复影响极大。脑卒中患者肩关节半脱位的原因是卒中早期上肢不同程度的瘫痪使肩关节欠缺稳定性，偏瘫侧肩关节周围肌肉肌张力低下，维持肩关节正常解剖位置的周围肌肉松弛，使固定肩关节的稳定结构强度降低，从而造成肩关节脱离关节窝的正常位置所致。

肩关节半脱位最主要的是预防：

1）在软瘫期做好肩关节的保护，避免对瘫痪肩的过分牵拉。

2）患侧卧位时间不宜过长，以免在无知觉时将肩压坏。

3）在痉挛期，做肩外展、上举运动时宜掌面向上，肩外旋，使肱骨大结节避开肩峰的挤压。

4）同时须配合做肩胛骨的被动活动，增加肩胛骨的活动范围。

肩关节半脱位目前临床上多用触诊法进行诊断，如患者取静态坐位，双上肢自然垂于体侧。检查者用示指触诊患侧肩峰突起和肱骨头之间的距离，可以感到有一明显的凹陷处。一旦发生肩关节半脱位，可采取以下方法予以矫正：首先，应保持肩关节的正常活动范围，这些活动不但包括肩胛骨和上肢的被动活动，而且还涉及床上运动，或向椅子上转移以及卧位与坐位的姿势摆放。其次，应加强肩周围稳定肌群的活动及张力。另外，应注意矫正肩胛骨的姿势，所以无论是白天还是晚上，良好的体位摆放都很重要。同时，鼓励患者经常用健手帮助患肢做充分的上举活动。

（2）肩痛：肩痛是脑卒中后常见和严重的并发症之一，多在脑卒中发病后很长时间甚至数月后发生，发病率高达84%。不仅给患者带来身心上的痛苦，也使患者的进一步康复受到极大影响。肩痛发病原因很多，一般认为主要是肌痉挛破坏肩关节运动的正常机制和患者肩部处理不当，破坏了肩关节外展时所必需的肩肱关节节律，使肱骨头、喙肩韧带以及软组织之间产生摩擦和压迫，刺激了软组织中的高度密集的神经感受器而致。

治疗应针对偏瘫后肩痛的发病机制，使用神经促通技术，注意纠正患者的坐、卧体位和进行患肢被动、自主运动，同时还应由治疗师实施有效的抗痉挛运动。对于脑卒中后导致的肩痛还可以采用镇痛药物控制疼痛，局部采用微波和中频等物理因子方法综合治疗。

（3）肩-手综合征：多见于脑卒中后1~3个月内，发病机制尚不清楚，一般认为与反射性交感神经营养不良有关，也有人认为与机械作用所致的静脉回流障碍有关。表现为突然发生的手部肿痛，水肿以手背为明显，皮肤皱纹消失，肿胀处松软、膨隆，但通常止于患侧手腕部。手的颜色也出现异常，呈粉红色或淡紫色，下垂时更明显，触诊有温热感。患手指甲较健侧变白或无光泽，掌指关节、腕关节活动受限。

如果未能及时治疗，症状会逐渐加重，X线检查可见骨质疏松改变。后期患者手肿胀消失，手呈典型的屈曲畸形，手掌变平，鱼际肌萎缩，手的运动功能永远丧失。因此，肩-手综合征应及时发现、及时治疗，一旦进入后期，将很难改变手的挛缩和功能丧失。

常用的预防和治疗方法：保持良好的坐、卧姿位，避免长时间手下垂。如果患者患手肿胀明显，可采用上翘夹板24小时使腕关节保持背屈位，利于静脉回流，防止腕关节屈曲；加强患上肢的被动和主动活动，防止关节挛缩。对于肿胀的手指可采用向心性加压缠绕法或者采用冰水疗法，还可以应用针灸、中药、推拿、物理因子等综合手段治疗肩-手综合征。

2. 痉挛和关节挛缩　痉挛是上运动神经元损伤后脊髓反射活动增加引起速度依赖性牵张反射增强为特征的肌肉张力异常，是以牵张反射亢进为核心的运动控制紊乱所致。脑卒中后期由于中枢性运动抑制系统失调，使α运动神经元和γ运动神经元相互制约、相互作用失衡，造成γ运动神经元占优势，中枢性运动抑制系统作用减弱，致使低级中枢的原始功能释放，导致运动环路的兴奋性增强，使患侧肢体肌张力增高呈痉挛状态。临床上，多出现上肢屈肌群和下肢伸肌群肌张力增高。

脑卒中偏瘫患者80%～90%有某种程度的痉挛，以肢体痉挛为主要方式，严重影响脑血管疾病患者的日常生活能力和康复治疗。虽然痉挛是偏瘫患者恢复过程中一个必然的过程，但大部分患者在正确的康复治疗过程中，痉挛逐步减轻甚至消失。

脑血管偏瘫早期正确的康复训练是预防痉挛重要手段。其内容包括良好肢体位摆放、抗痉挛模式训练、关节活动度的保持以及痉挛肌肉的静息态牵伸等。通过上述方法，可以减缓痉挛，如同时进行异化训练，可诱发分离运动模式，建立正常运动模式。一旦发生痉挛，应用神经生理学方法、冷热疗法、针灸、肌电和其他方法、神经干或神经肌肉节点的酚阻滞、应用恰当的支具、矫形器以及应用抗痉挛药物等可能有帮助。

3. 直立性低血压　直立性低血压（orthostatic hypotension，OH）也称为体位性低血压，系指各种原因导致的直立性血压较平卧下降大于2.66kPa的一组临床综合征，分为原发性和继发性。

正常人由卧位到直立位时因为体位血压调节反射的作用能维持正常的循环供血。脑血管疾病偏瘫患者长期卧床体位血压调节反射机制显著不全，患者站立时，收缩期血压可迅速降低，极易出现头晕、恶心甚至晕厥等脑缺血表现。

预防治疗应该强调早期坐起；起立动作要缓慢进行；可穿弹性长袜；有条件者可用电动起立床训练，逐步提高倾斜角度至90°，延长训练时间至30分钟。电动起立床治疗开始和结束时要缓慢进行，防止患者血压波动过大，进行运动疗法训练时注意避免患者快速的体位变化。

4. 深静脉血栓（deep venous thrombosis，DVT）　脑血管疾病偏瘫患者很容易发生静脉血栓，当下肢偏瘫严重时更容易形成DVT。有研究指出，缺血性脑卒中患者住院期间的肺栓塞发生率为0.51%，深静脉血栓发生率0.74%，静脉血栓发生率1.17%。DVT在未经治疗的脑血管疾病患者中发生率为20%～75%，发生率的高低主要依赖检验手段的敏感性以及下肢的瘫痪程度。血栓一般发生在瘫痪侧肢体，占总发生率的60%～75%，而且瘫痪侧肢体的血栓25%发生于近端血管，很容易脱落发生肺栓塞，且多发生在前1～2周内。

典型DVT症状是患腿肿胀，痛觉保留的患者可有痛感，约半数DVT患者无典型的临床表现，必须靠多普勒血流仪确诊。一旦确诊，立即皮下注射小剂量肝素，并每日2～3次继续给予3000～5000U。严重的患者可口服华法林，但是必须检测患者凝血酶原时间，预防脑出血和内脏出血。康复训练期间一般对形成血栓的肢体进行必要的制动，防止栓子脱落。要特别警惕血栓脱落造成肺梗死，危及生命。局部理疗有一定的效果。

脑血管疾病患者深静脉血栓的防治重在防止深静脉血栓的形成，早期康复以运动疗法为主的康复训练，可以有效预防深静脉血栓的形成。早期予以患侧肢体的被动活动，并尽量给予主动活动，可以有效增强患侧肢体的静脉回流，减少静脉血栓的形成。

5. 骨质疏松和骨折　脑卒中患者，特别是女性和长期卧床者，多有骨质疏松。有研究发现，脑血管疾病后患者前臂骨、股骨颈和大转子部位的骨皮质和骨小梁的骨密度和骨强度都有明显减退，容易发生骨折。有效的运动可以预防和延缓骨质疏松的发生。加拿大成人运动指南（循证医学）中指出，有效的运动可以预防 25 种慢性疾病，骨质疏松是重要的一项，意味着缺乏运动可以引起骨质疏松。

此外，由于脑卒中偏瘫患者平衡能力差，患侧肌力差，很容易跌倒发生骨折（如股骨颈骨折），会给患者带来极大的、有时甚至是十分严重的后果。即使手术成功，也要上几个月的石膏，原有的偏瘫再加上长期制动，相当一部分老人从此就不得不长期卧床。早期进行骨密度检查明确诊断，及时处理骨质疏松非常必要。防跌倒是重要的康复咨询和康复教育内容。

有效的运动可以预防和延缓骨质疏松的发生，有效的运动训练能够提高患者瘫痪侧肢体的运动功能，脑卒中患者进行运动训练可以明显提高患侧肢体的运动功能，负重步行训练能延缓骨质疏松，从而预防跌倒和发生骨折。

（李　翔）

第四节　心脏康复

一、概述

心脏康复是康复医学各个亚专业中相对较新的专业之一。以往在心脏疾病尤其是冠心病的治疗中，医生主要采取药物和介入治疗的方法，随着人民生活水平的提高，期望寿命延长和膳食结构改变，以及我国快速进入老龄化社会，冠心病发病率、死亡率仍在逐年上升，既往的治疗手段无法再取得更好的疗效。临床上亟待一种新的治疗方法来突破心脏疾病治疗遇到的瓶颈。

从 1973 年 Wenger 等首先发表以运动疗法为基础的急性心肌梗死（AMI）康复程序以来，以运动为核心的心脏康复疗法逐渐成为心血管疾病最重要的治疗方法之一。尽管运动对改善冠心病患者的心功能和生活质量已经被确认，但运动具有双重性，运动不当会给患者带来危险，导致心脏骤停、猝死。冠心病患者所采取的运动训练方式、运动训练强度及能否坚持是确保冠心病运动康复的安全性和疗效的直接影响因素。经过40年来对冠心病，尤其是急性心肌梗死（AMI）的康复研究，临床上积累了丰富的经验，发达国家的医学专家早已达成共识，心脏康复不但能降低心血管疾病的死亡率，而且能够降低所有疾病的死亡率。有研究表明，以体育锻炼为主的心血管康复治疗明显降低患者死亡率和心肌梗死患者再梗的发生率；同时有研究倾向认为，1~3个月的短期运动康复就可以产生效果，而且这种运动锻炼对于患者心理的改善，提高患者的信心和改善患者生活质量的效果也非常明显。

目前国内外专家认为，心脏康复是所有心脏病患者治疗的一个重要部分，它是研究心血管疾病的危险因素，开展教育，改变不合理生活方式（高脂饮食、吸烟、少活动），保持心理健康，进行心血管病的预防，使危险人群免于患病；对于心血管病患者进行心功能评定，判断预后，有针对性地进行二级预防，矫正患者危险因素，使斑块稳定，减缓甚至逆转（消退）病变，减轻症状，降低再次发病和猝死的危险，增强体力，提高生活质量，促进回归社会工作。现代心脏康复不再是单的一心内科，而是多学科协同合作，既包含了康复，也包含了预防的双重含义。

心脏康复的内容包括有监测的运动训练、医学评估、心理和营养咨询、教育及危险因素的控制等方面的综合医疗，其中监测的运动训练，是心脏康复的重要组成部分，称为奠基石。

而心脏康复在我国不仅起步较晚，而且近年来由于各种原因基本处于停滞状态。我们国家有限的医疗资源大量的投入在患者的反复住院、支架植入甚至是心脏移植等方面，而相关康复治疗方面的投入相差甚远。实际上，康复治疗是医疗服务体系中重要的组成部分，通过心脏康复可以帮助绝大多数患者享受正常人的生活和工作。所以，对于我国这样一个人口众多，并已经迈入老龄化社会的国家来说，发展和推广心脏康复更有其必要性。

二、心肌梗死的康复

（一）急性心肌梗死（acute myocardial infarction，AMI） 急性心肌梗死是急性心肌缺血性坏死，大多数是在冠状动脉病变的基础上，发生冠状动脉供血急剧减少或中断，使相应的心肌发生严重而持久的心肌缺血所致。病因通常是在冠状动脉粥样硬化不稳定斑块基础上斑块破裂继发血栓造成冠脉持续、完全堵塞，从而发生一系列临床症状。

急性心肌梗死康复医疗具有一定的危险性。早期传统的观点认为，心梗患者即使无并发症也应住院4~6周，甚至6~8周，其理论依据是坏死心肌愈合为坚实的瘢痕需要6周时间。但长期卧床可引起肌力下降，循环血量减少，易发生坠积性肺炎、血栓形成及压疮等并发症；同时因长期卧床易造成抑郁、焦虑等心理障碍。目前实验证明，心脏康复能够降低心肌梗死后患者全因死亡率8%~37%和心血管死亡率7%~38%。

根据目前有较多的研究显示，运动训练能增加患者体能、提高心绞痛发作的阈值，同时逆转冠状动脉粥样硬化、促进侧支循环的形成、改善冠状动脉血管内皮功能、增加冠脉阻力血管对腺苷的敏感性和最大反应性使冠脉流量储备增加、减少血小板聚集从而改善心肌血流的灌注；运动亦可以提高骨骼肌对氧摄取能力，使心脏做功的负荷减低，减慢心率。另外，运动训练促进控制血糖，对血脂及动脉收缩压的下降有明显作用；使戒烟变得更容易。

1. 心肌梗死康复训练的原则

（1）个体化原则：必须根据年龄、性别、心脏损害的部位和程度、相应的临床表现、整体的健康水平、危险因素的情况、目前的心脏功能、过去康复训练的种类和程度、过去的生活习惯和爱好、患者的心理状态及需求等，因人而异地制定康复方案。

（2）循序渐进原则：先从低水平的运动训练开始，并根据患者的情况逐渐增加运动量。

（3）持之以恒原则：训练效应的产生是量变到质变的过程，训练效果的维持同样需要长期的锻炼。停止运动2周后训练效果开始减退，停止运动5周后约有一半的训练效果消失。因此，康复运动训练方案的目的是使患者终身坚持运动，即使在休假期间患者也应继续维持原来的运动方案或其他类似的活动。

（4）兴趣性原则：兴趣可以提高患者参与并坚持康复治疗的主动性和顺应性。

2. 心肌梗死康复训练分期 根据心肌梗死（进展期、急性期、愈合期和陈旧期）、冠状动脉分流术（CABG）后和冠状动脉腔内成形术（PCI）后等不同时期，而各期有不同的病理生理特点，所以国际上将康复治疗分为三期：

Ⅰ期：指急性心肌梗死住院期康复。CABG及PCI术后早期康复也属于此期。发达国家此期已经缩短到3~7天。

Ⅱ期：指患者出院开始，至病情稳定性完全建立为止，时间5~6周。由于急性阶段缩短，Ⅱ期的时间也趋向于逐渐缩短。由于心脏康复需要专业的指导，在老年中期照护机构进行此期的康复应该是更好的选择。

Ⅲ期：指病情处于较长期的稳定状态，或Ⅱ期过程结束的患者，包括陈旧性心肌梗死，CABG 或 PCI 后的康复也属于此期。康复周期一般为 2~3 个月，自我锻炼应该维持终生。

3. 心肌梗死康复的适应证

Ⅰ期：患者生命体征稳定，无明显心绞痛，安静心率<110 次/分，无心力衰竭、严重心律失常和心源性休克，血压基本正常，体温正常。

Ⅱ期：与Ⅰ期相似，患者病情稳定，运动能力达到 3 代谢当量（METs）以上，家庭活动时无明显症状和体征。

Ⅲ期：临床病情稳定者，包括陈旧性心肌梗死、CABG 或 PCI 后、心脏移植术后、安装起搏器后。过去被列为禁忌证的一些情况，如病情稳定的心功能减退、室壁瘤等现在正在被逐步列入适应证的范畴。

4. 心肌梗死康复的禁忌证　凡是康复训练过程中可诱发临床病情恶化的情况都列为禁忌证，包括原发病临床不稳定或合并新临床病症。稳定与不稳定是相对概念，与康复医疗人员的技术水平、训练监护条件、治疗方案理念都有关系。例如，患者不理解或康复治疗不合作者不宜进行康复治疗；随着较多心内科医生进入康复领域，心脏康复人员的技术水平提高，既往的一些禁忌证已被列为适应证。

5. 心肌梗死的康复评定　康复评定是了解患者心功能、制定运动处方、判断预后的必要手段。不同类型的患者采取不同的运动方式和试验方案，制定运动处方一般采用症状限制型心电运动试验（symptom limited exercise testing）及主观用力分级（rate of perceived exertion，RPE）；出院前评估采用 6 分钟步行试验（six-minutes walk test，6MWT）或低水平运动试验（low level exercise testing）。

低水平运动试验：以预定较低水平的运动负荷、心率、血压和症状为终止指标的试验方法，适用于急性心肌梗死后或病情较重者出院前的评定，通常以患者可耐受的速度连续步行 200m 作为试验方法。

症状限制型心电运动试验：是主观和客观指标结合的最大运动试验，以运动诱发呼吸或循环不良的症状和体征、心电图异常及心血管运动反应异常作为运动终点，主要用于诊断冠心病，评估心功能和体力活动能力、制定运动处方等。

主观用力分级：是根据运动者自我感觉用力程度衡量相对运动水平的半定量指标

（表 4-1）。一般症状限制型运动试验要求达到 15～17 分。分值乘以 10 约相当于运动时的正常心率反应。

表 4-1 主观用力程度分级

7	9	11	13	15	17	19
轻微用力	稍用力	轻度用力	中度用力	明显用力	非常用力	极度用力

6 分钟步行试验：用于体能无法进行活动平板或踏车的患者，患者尽力行走 6 分钟，计算所走的距离。行走的距离越长，说明体力活动能力越好，心力衰竭患者还可以采用 2 分钟步行。这类试验的目的只是为了判断体力活动能力的变化，可判断康复训练前后的能力变化，是目前临床使用最多最方便的评估方式。

6. 心肌梗死的康复训练方案

Ⅰ期康复：

（1）床上活动：活动一般从床上的肢体活动开始，包括呼吸训练。肢体活动一般从远端肢体的小关节活动开始，从对抗地心引力的活动开始，强调活动时呼吸自然、平稳，没有任何憋气和用力的现象；然后逐步可以开始抗阻力活动，抗阻活动可以采用捏气球、皮球，或拉皮筋等，一般不需要专用器械。徒手体操十分有效。吃饭、洗脸、刷牙、穿衣等日常生活活动可以早起进行。

（2）呼吸训练：呼吸训练主要是指腹式呼吸。腹式呼吸的要点是在吸气时腹部浮起，让膈肌尽量下降；呼气时腹部收缩，把肺的气体尽量排出。呼气与吸气之间要均匀连贯，可以比较缓慢，但是不可憋气。

（3）坐位训练：坐位是重要的康复起始点，应该从第 1 天就开始。开始坐时可以有依托，例如，把枕头或被子放在背后，或将床头抬起。有依托坐的能量消耗和卧位相等，但是上身直立体位使回心血量减少，同时射血阻力降低，心脏负荷实际上低于卧位。在有依托坐适应之后，患者可以逐步过渡到无依托独立坐。

（4）步行训练：步行训练从床边站起开始，先克服直立性低血压。在站立无问题之后，开始床边步行，以便在不适或疲劳时上床休息。此阶段开始时最好进行若干次心电监护活动。此阶段患者的活动范围明显增大，因此，需要加强监护。要特别注意避免上肢高于心脏水平的活动，例如，患者自己手举盐水瓶上厕所，此类活动的心脏负荷增加很大，常是诱发意外的原因。

（5）排便：患者排便必需保持通畅。卧位排便时由于臀部部位提高，回心血量增加，使心脏负荷增加，而排便时必须克服体位所造成的重力，所以需要额外用力。因此，卧位排便对患者不利。而在床边放置简易的坐便器，让患者坐位排便，其心脏负荷和能量消耗均小于卧床排便，也比较容易。故应尽早让患者坐位排便，禁忌蹲位排便或排便时过分用力。如果出现便秘，应该使用通便剂。患者有腹泻时也要注意密切观察，因为过分的肠道活动可以诱发迷走反射，导致心律失常或心电不稳。

（6）上楼：上下楼的活动是保证患者出院后在家庭活动安全的重要环节。下楼的运动负荷不大，而上楼的运动负荷主要取决于上楼的速度。必须保持非常缓慢的上楼速度。一般每上一个台阶可以稍微休息，保证没有任何症状。

（7）心理康复与常识宣教：患者在急性发病后，往往有显著的焦虑和恐惧感。护士和康复治疗师必须安排对患者进行医学常识教育，使其理解冠心病的发病特点、注意事项和预防再次发作的方法。特别强调戒烟、低脂低盐饮食、规律生活、个性修养等。

（8）康复方案调整与监护：如果患者在训练过程中没有不良反应，运动或活动时心律增加<10次/分，次日训练可以进入下一阶段。运动中心率增加在20次/分左右，则需要同一级别的训练。为了保证活动的安全性，可以在医学或心电监护下开始所有的新活动。在无任何异常的情况下，重复性的活动可以不要连续监护。

（9）出院前评估及治疗策略：当患者顺利达到训练目标后，可以进行症状限制性或亚极量心电运动试验，或在心电监护下进行步行。如果确认患者可以连续步行200m无症状和无心电图异常，可以安排出院。患者出现合并症或运动试验异常者则需要进一步检查，并适当延长住院时间。

（10）发展趋势：由于患者住院时间日益缩短，国际上主张3~5天出院，所以Ⅰ期康复趋向于具有合并症及较复杂的患者。早期出院患者的康复治疗可以不遵守固定的模式。

Ⅱ期康复：

（1）康复目标：逐步恢复一般日常生活活动能力，包括轻度家务劳动、娱乐活动等。运动能力达到4~6METS，提高生活质量。对体力活动没有更高要求的患者可停留在此期间，且在患者家庭完成。

（2）治疗方案：室内外散步、医疗体操、气功、家庭卫生、厨房活动、园艺活动或在邻近区域购物、作业治疗。一般活动无需医务检测，在较大活动强度时可采取远程心电图监护系统监测，或由有经验的康复治疗人员观察数次康复治疗过程，以确立安全性。无并发症的患者可在家属的帮助下逐步过渡到无监护活动。注意循序渐进，禁止过分用力。所有上肢超过心脏平面的活动均为高度活动，应避免或减少。训练时要注意保持一定的活动量，但日常生活和工作时应采用能量节约策略，例如，制定合理的工作或日常生活程序，减少不必要的动作和体力消耗等，以尽可能提高工作和体能效率。每周需要门诊随访 1 次。任何不适均应暂停运动，及时就诊。

Ⅲ期康复：

（1）康复目标：巩固 Ⅱ 期康复成果，控制危险因素，改善或提高体力活动能力和心血管功能，恢复发病前的生活和工作。此期可在康复中心完成，也可在社区完成。

（2）基本原则

1）个体化：因人而异制定康复方案。

2）循序渐进：遵循学习适应和训练适应机制。学习适应是指掌握某一运动技能时由不熟悉至熟悉的过程，是一个由兴奋、扩散、泛化，至抑制、集中、分化的过程，是任何技能的学习和掌握都必须经历的规律。训练适应是指人体运动效应提高由小到大，由不明显到明显，由低级到高级的积累发展过程。

3）持之以恒：训练效应是量变到质变的过程，训练效果的维持同样需要长期锻炼。一般认为，额定训练时间产生的训练效果将在停止训练类似的时间后消失。运动训练没有一劳永逸的效果。

①运动方式：最常用的运动方式包括步行、登山、游泳、骑车、中国传统式的拳操等。慢跑曾经是推荐的运动，但是其运动强度较大，下肢关节承受的冲击力较显著，运动损伤较严重，近年来已不主张使用。

②训练形势：可以分为阶段性和连续性训练。间断性运动是指基本训练期有若干次高峰强度，高峰强度之间的强度降低。其优点是可以获得较强的运动刺激，同时时间较短，不至于引起不可逆的病理性改变。主要缺点是需要不断调节运动强度，操作比较麻烦。连续性运动指训练的靶强度持续不变，是传统的操作方式，主要优点是简便，患者相对比较容易适应。

③运动量：运动量是康复治疗的核心，要达到一定阈值才能产生训练效应。合理的每周总运动量是 700～2000 卡。运动量<700 卡/周只能维持身体的活动水平，而不能提高运动能力。运动量大于 2000 卡/周则不增加训练效应。运动总量没明显差异。

要求患者及其家属终生注意控制危险因素，改变不良生活习惯，保持良好的生活方式，积极地预防再发。宣教、咨询可以使患者和家属积极地参与到自己心脏病的管理之中，易于遵从康复计划的安排，坚持康复训练的实施。

大量的研究表明，急性心肌梗死（AMI）后早期的康复性活动和完成早期康复程序后的低水平运动试验是相当安全的，已经证明在医学监护下的运动和运动试验，死亡率仅为 0.05‰~0.1‰，不比对照组高。对心脏病患者进行运动训练或运动试验时，仍要保持高度警惕，必须熟记运动试验的禁忌证、终止运动试验的指征，掌握突发心脏意外疾病的处理方法，以确保心脏康复的安全。

三、慢性心衰急性发作后期的康复

心力衰竭（heart failure，HF）是一种复杂的临床症候群，为各种严重心脏病的终末阶段；具有高发率、高死亡率，5 年存活率与恶性肿瘤相仿。随着我国人口的快速老龄化，心率衰竭发病率亦将不断地增长。目前除常规药物治疗及介入、外科手术，运动康复也逐渐被重视起来。在过去运动康复被列为慢性心力衰竭（chronic heart failure，CHF）禁忌证。但随着国外开展一系列的运动康复研究，运动康复被证实对 CHF 是安全、有效的。2009 年 ACC/AHA 成人慢性心力衰竭诊断和治疗指南把运动康复列为慢性稳定型心力衰竭患者 IB 推荐证据。

运动康复可以提高 CHF 患者的运动耐力、改善内皮功能、降低交感神经张力、提高骨骼肌力度和耐力、改善骨骼肌氧化酶活性、改善生活质量、降低死亡率及住院率。但其安全性一直存在争议，目前认为采用个体化的有氧运动是安全有效的。

1. **慢性心力衰竭康复训练的原则**　慢性心力衰竭运动康复必须遵循个体化、循序渐进、持之以恒的原则，运动总体时间应保持在 8~12 分钟，递增运动量应小，要依据患者自身的综合情况制定符合本人的运动方案。

2. **慢性心力衰竭康复训练分期**　目前运动康复治疗分为三阶段：

第一阶段：在心电图、血压等监护下进行，此阶段在医院内完成。

第二阶段：在医务人员指导下进行，包括对运动康复知识的培训、营养指导、疾病的认知及让患者了解依从性的重要性。由于心脏康复需要专业的指导，在老年中期照护机构进行此期的康复应该是更好的选择。

第三阶段：指前两个阶段结束的患者且病情处于较长期的稳定状态，自我锻炼应该维持终生。可建立随访制度，加强患者依从性。

3. **慢性心力衰竭的康复适应证及禁忌证**　根据 ACC/AHA 成人 CHF 诊断和治疗指

南慢性心力衰竭的分级标准，被列为 B 级和 C 级的慢性稳定型心力衰竭患者均应考虑进行运动康复（表 4-2）；对于符合标准的患者必须按表 4-3 进行危险分层（表 4-4）。

表 4-2 CHF 患者运动试验与训练的禁忌证

运动试验与训练禁忌（A）

1. 急性冠脉综合征早期（2 天内）

2. 致命的心律失常

3. 急性心力衰竭（血流动力学不稳定）

4. 未控制的高血压

5. 高度房室传导阻滞

6. 急性心肌炎和心包炎

7. 有症状的主动脉狭窄

8. 严重的肥厚型梗阻性心肌病

9. 急性系统性疾病

10. 心内血栓

运动训练禁忌（B）

1. 近 3~5 天静息状态进行性呼吸困难加重或运动耐力减退

2. 低功率运动负荷出现严重的心肌缺血（<2 代谢当量，或<50W）

3. 未控制的糖尿病

4. 近期栓塞

5. 血栓静脉炎

6. 新发房颤或房扑

运动训练增加风险（C）

1. 在过去的 1~3 天内体重增加>1.8kg

2. 正接受间断或持续的多巴酚丁胺治疗

3. 运动时收缩压降低

4. NYHA 心功能Ⅳ级

5. 休息或劳力时出现复杂的室性心律失常

6. 仰卧位时静息心率≥100 次/分

7. 先前存在合并症而限制运动耐力

表 4-3　美国心脏学会（AHA）危险分层标准

危险级别	NYHA	运动能力	临床特征	监管及 EKG 监测
A			外表健康	无需
B	Ⅰ，Ⅱ	≤6METS	无充血性心衰表现，静息状态无心肌缺血或心绞痛，运动试验≤6METS 时 SBP 适度升高，静息或运动时出现阵发性或非阵发性心动过速，有自我调节能力	只需在制定的运动阶段初期进行指导，6～12 次 EKG 和血压监测
C	≥Ⅲ	≤6METS	运动负荷<6METS 时发生心绞痛或缺血性 ST 段压低，运动时 SBP 低于静息 SBP，运动时非持续性室速，有心脏骤停史，有可能危及生命的医学情况	整个运动过程需要医疗监督指导和心电血压监测，直到安全性建立
D	≥Ⅲ	<6METS	失代偿心衰，未控制的心律失常，可因运动而加剧病情	不推荐进行以增强适应为目的的活动，应重点恢复到 C 级或更高

表 4-4　欧洲心脏学会 CHF 患者运动试验和运动训练建议中所列的禁忌证

相对禁忌证	绝对禁忌证
1. 在过去 1~3 天内体重增加≥1.8kg	1. 在过去的 3～5 天休息或劳力时运动耐量或呼吸困难进行性恶化
2. 正接受间断或持续的多巴酚丁胺治疗	
3. 运动时收缩压降低	2. 低功率运动负荷出现严重的心肌缺血（<2 代谢当量，或<50W）
4. NYHA 心功能Ⅳ级	
5. 休息或劳力时出现复杂的室性心律失常	3. 未控制的糖尿病
6. 仰卧位时静息心率≥100 次/分	4. 急性全身系统疾病或发热
7. 先前存在合并症而限制运动耐力	5. 近期栓塞
	6. 血栓性静脉炎
	7. 活动性心包炎或心肌炎
	8. 中重度主动脉狭窄
	9. 需要手术的反流性瓣膜性心脏病
	10. 过去 3 周内的心肌梗死
	11. 新发生的心房颤动

4. 慢性心力衰竭的康复评定 目前 CHF 患者在康复评定方面主要是心肺运动试验（cardiopulmonary exercise test，CPET）和 6 分钟步行试验（six-minutes walk test，6MWT），其中 CPET 是评价心力衰竭心功能的金标准。

心肺运动试验：常选用踏车及运动平板为运动模式，对于 CHF 其用于运动耐力的监测、判断心力衰竭的严重程度、评估治疗效果、帮助判断预后、评估是否需要心脏移植、运动处方的制定。常用指标有峰值摄氧量（peak oxygen uptake，peak VO_2，或 VO_2max）、无氧代谢阈值（anaerobic threshold，AT）、最大心率、血压、肺通气指标等指标。

5. 慢性心力衰竭的康复训练方案

训练方案：必须遵从个体化、循序渐进的原则逐渐少量增加活动量，它包括运动种类、运动强度、时间和频率，其中强度是核心，直接关系到运动的效果和安全。康复治疗采用团队合作模式，即由心脏科医师、康复科医师、康复治疗师、护士、营养师等共同工作。

第一阶段：于病房或康复室在心电图、血压等监护下进行，包括一般活动（床上肢体活动、呼吸训练、步行训练）、保持排便通畅及要求患者及其家属终生注意控制危险因素，改变不良生活习惯，进行出院前评估及制定治疗策略。

第二阶段：患者在第一阶段病情稳定无主观不适，在医务人员指导下进行，行心肺运动试验及 6 分钟步行试验，制定合理运动方案；目前主张运动方式以有氧运动（踏车、步行等）最为有效和安全，其包括连续有氧运动和间歇有氧运动，对于运动训练早期间歇有氧运动更具有安全性。此阶段应注意逐渐加大运动强度，一旦患者出现任何不适或血压变化、心律失常立刻终止运动。同时继续进行心理康复与常识宣教。

第三阶段：患者如果顺利完成前两个阶段运动训练，而没有任何不良事件发生，则证明此方案安全，可继续巩固康复成果，控制危险因素，改善或提高体力活动能力和心血管功能，恢复发病前的生活和工作。此期可在康复中心完成，也可在社区完成。建立随访体系，督促患者继续康复训练并了解康复效果，继续进行心理康复与常识宣教。

（罗 智 赵剑平）

第五节 呼吸康复

一、概述

由于吸烟、环境污染、有机燃料的使用等因素，慢性阻塞性肺疾病（COPD）发病率逐年升高，在世界范围内，COPD 居死亡原因的第四位（位于心、脑血管疾病和恶性肿瘤疾病之后）。根据世界银行/世界卫生组织预计，至 2020 年 COPD 将成为世界疾病经济负担的第五位。

呼吸康复近 10 多年来发展很快，越来越受到人们的重视。这是由于医学科学的发展，人们对健康和疾病的发生、发展以及转归等方面都有了更多的认识和更高的要求。另一方面，也是经济发展，人民生活水平提高和社会老龄化以后客观形势的需求。

在过去几年里已有大量成功的报道，有充分证据表明，采取全面的肺康复医疗措施，患者的症状可明显改善，呼吸运动的耐力和效率增加，自信心和生活自理能力加强，生活质量提高，住院次数减少。并有迹象表明，有可能延长寿命和降低死亡率。事实说明，肺的康复医疗是十分有意义的，它比起断断续续的住院治疗和医生患者之间的短暂接触可能更容易成功。肺康复医疗并不需要高级的医院和复杂的设备，较少的经济投入就能达到较满意效果，而对于 COPD 发病率很高而医疗费用十分昂贵的国家和地区是一种节约措施。

（一）肺康复医疗的新定义

美国胸科学会（ATS）/欧洲呼吸学会（ERS）最近对肺康复所做的新定义：肺康复是对有症状和日常活动能力降低的慢性肺疾病患者采用的有证据基础的、多学科和综合的干预。与患者的个体化治疗相结合，肺康复的目的是减轻症状，维持理想的功能状态，增加参与，通过使疾病稳定和逆转疾病的全身表现而减少医疗保健的费用。综合性肺康复计划包括对患者的评估、运动锻炼、教育和心理支持。

上述定义，可简单概括成一句话：就最广泛的意义上说，肺康复医疗意味着为肺疾病患者提供良好的、综合性的呼吸治疗。此定义集中关注成功康复的 3 个重要特征：

1. 多学科参与 呼吸康复依靠的是多学科的康复小组。多学科康复小组是以患者和他的家庭为中心，由呼吸科医生、康复医生、护士、物理治疗师、呼吸治疗师、精神科医生、营养师、社会工作者组成的医疗康复小组。

呼吸康复基于对患者疾病的正确诊断和充分药物治疗基础上能够使患者进一步受益，正确时机的选择、正确手段的把握必须依赖呼吸科医生，所以呼吸科医生在多学科治疗小组中要占主导地位，只有呼吸科医生认为患者有必要进行肺康复治疗时，康复医生、呼吸治疗师等才有机会介入患者的治疗。

2. 个体化　需要对每位患者的肺疾病及其受损害的严重程度进行客观评价，以便制定一个适合患者情况的切实可行的康复方案。

3. 关注身体的生理功能和社会心理功能　为了使肺康复治疗取得成功，既要关心患者生理学功能，也要关心患者心理、情感和社会问题以及身体的能力丧失。帮助优化医疗以改善肺功能和运动耐力。

（二）呼吸康复医疗的目标

呼吸康复的目标是通过康复治疗使患者减少呼吸困难症状、减轻呼吸残疾，使患者恢复参加体力和社会活动的能力，从而改善慢性肺病患者的生活质量。

（三）呼吸康复对象

呼吸康复主要针对以下疾病进行有针对性的治疗：

1. 肺部疾病　慢性支气管炎、慢性阻塞性肺疾病（COPD）、支气管哮喘、支气管扩张、囊性纤维化、间质性肺纤维化、急慢性呼吸衰竭、肺结核导致的胸腔改变等。

2. 胸膜疾病　胸膜粘连、钙化。

3. 胸廓疾病　脊柱侧凸后凸、鸡胸、漏斗胸。

4. 神经肌肉疾病　肌肉萎缩性侧索硬化、肌营养不良、吉兰-巴雷综合征、脊髓灰质炎后遗症、脊髓损伤、胸部手术后的肺康复。

5. 阻塞性睡眠呼吸暂停综合征。

二、康复评定

（一）呼吸功能评估

1. 评估症状

（1）功能性呼吸困难分级（医学研究委员会呼吸困难修正评分 mMRC）（表 4-5）

表 4-5　功能性呼吸困难分级

0级	只在剧烈运动时才会感到呼吸困难
1级	平地急行、爬楼梯或斜坡时会感到呼吸困难
2级	由于呼吸困难比同龄人步行慢，或者以自己的速度在平地上行走时需要停下来呼吸
3级	平地行走 100m 或数分钟后需要停下来休息
4级	明显的呼吸困难而不能离开房间或影响穿衣或脱衣

注：mMRC 0~1：低风险；mMRC 2+：高风险。

（2）CAT 评分（表 4-6）

表 4-6　CAT 评分

姓名：	评测日期：
我从不咳嗽	① ② ③ ④ ⑤　我一直在咳嗽
我一点痰也没有	① ② ③ ④ ⑤　我有很多很多痰
我一点也没有胸闷的感觉	① ② ③ ④ ⑤　我有很重的胸闷的感觉
当我在爬坡或爬一层楼梯时，我并不感觉喘不过气来	① ② ③ ④ ⑤　当我在爬坡或爬一层楼梯时，我感觉非常喘不过气来
我在家里的任何活动都不受影响	① ② ③ ④ ⑤　我在家里的任何活动都受慢阻肺影响
每当我想外出时，我就能外出	① ② ③ ④ ⑤　因为我有慢阻肺，所以我从来没有外出过
我的睡眠非常好	① ② ③ ④ ⑤　由于我有慢阻肺，我的睡眠一直不好
我精力旺盛	① ② ③ ④ ⑤　我一点精力也没有

注：CAT<10 低风险，CAT≥10 高风险。

2. 应用肺功能评估气流受限的程度　根据肺功能检查结果判断肺功能分级。按照 4 级分：FEV_1 占预计值的 80%、50%、30% 进行分级。

表 4-7　肺功能分级

Ⅰ级	FEV$_1$/FVC<70%
	FEV$_1$≥80%预计值
	有或无慢性咳嗽、咳痰症状
Ⅱ级	FEV$_1$/FVC<70%
	50%≤FEV$_1$<80%预计值
	有或无慢性咳嗽、咳痰症状
Ⅲ级	FEV$_1$/FVC<70%
	30%≤FEV$_1$<50%预计值
	有或无慢性咳嗽、咳痰症状
Ⅳ级	FEV$_1$/FVC<70%
	FEV$_1$<30%预计值或 FEV$_1$≥50%预计值
	伴有慢性呼吸衰竭

3. 评估急性加重的风险　应用急性加重病史和肺功能检查：去年 2 次或 2 次以上的急性加重；或者肺功能<50%预计值表明为高度风险。

（二）运动能力评定

1. 六分钟步行试验　让患者步行 6 分钟，记录其所能行走的最长距离。可以较好地反映日常生活体力活动的水平。中位数步行距离是男性 576m，女性 494m。

2. 平板或功率车运动试验　通过活动平板或功率车进行运动试验获得最大吸氧量、最大心率、最大 MET 值、运动时间等相关量化指标来评定患者运动能力，也可通过平板或功率车运动试验中患者的主观用力程度分级等半定量指标来评定患者运动能力。

3. 心肺运动符合试验　通过心肺运动试验可获得患者最大吸氧量、最大心率、最大 MET 值、运动时间等相关量化指标来评定患者运动能力，制定患者运动处方，有针对性的指导患者进行运动训练，观察康复锻炼效果。

（三）日常生活能力评定（表4-8）

表4-8　COPD患者日常生活能力评定

分级	表　现
0级	虽存在不同程度的肺气肿，但活动如常人，对日常生活无影响，活动时无气短
1级	一般劳动时出现气短
2级	平时步行无气短，速度较快或登楼、上坡时，同行的同龄健康人不觉气短而自己有气短
3级	慢走不及百步即有气短
4级	讲话或穿衣等轻微动作即有气短
5级	安静时出现气短，无法平卧

此外，功能评估还包括呼吸及力量评估（最大吸气压，即最大呼气压）、上下肢肌肉力量评估、心理状态评估、营养状态评估、生活质量评估等。

三、康复治疗

COPD康复治疗目标在于改善顽固和持续的功能障碍（气道功能和体力活动能力）、提高生活质量、降低住院率、延长生命、减少经济耗费、稳定或逆转肺部疾病引起的病理生理和精神病理学的变化，使其在肺障碍程度和其生活地位允许的条件下恢复至最佳功能状态。治疗过程强调放松、自然、量力而行、持之以恒。康复治疗主要包括下列内容：

（一）呼吸训练

1.重建腹式呼吸模式

（1）放松：用以放松紧张的辅助呼吸肌群，减少呼吸肌耗氧量，缓减呼吸困难症状，具体方法：

1）前倾依靠位：患者坐于桌前或床前，桌上或床上置两床叠好的棉被或四个枕头，患者两臂置于棉被或枕头下以固定肩带并放松肩带肌群，头靠于被上或枕上放松颈肌，前倾位还可降低腹肌张力，使腹肌在吸气时容易隆起，增加胃压，使膈肌更好的收缩，从而有助于腹式呼吸模式的建立。

2）椅后依靠位：患者坐于非常柔软舒适的有扶手的椅子或沙发上，头稍靠后于椅背上或沙发背上，完全放松坐5~15分钟。

3）前倾站立：自由站立、两手指互握置于身后并稍向下拉以固定肩带，同时身体稍有前倾以放松腹肌，也可前倾站立、两手支撑于前方的桌上以固定肩带，此体位不仅起到放松肩部和腹部肌群的作用，而且是腹式呼吸的有利体位。

（2）缩口呼吸法：增加呼气时的阻力，这种阻力可以向内传至支气管，使支气管保持一定的压力，防止支气管或小支气管为增高的胸内压过早压扁，增加肺泡内气体排出，减少肺内残气量，从而可吸入更多的空气，缓减缺氧症状。其方法为经鼻腔吸气，呼气时将口缩紧，同时吹口哨，在 4~6 秒内将气体缓慢呼出。

（3）暗示呼吸法：通过触觉诱导腹式呼吸，常用的方法：

1）双手置上腹部法：患者仰卧位或坐位，双手置于上腹部。吸气时腹部缓缓隆起，双手加压作对抗练习，呼气时腹部下陷，两手随之下沉，在呼气末用力加压，以增加腹内压使膈肌进一步抬高，如此反复练习，可增加膈肌活动。

2）两手分置胸腹法：患者仰卧位或坐位，一手置于胸部，一手置于上腹部位置于上法不同，呼气时腹部的手随之下沉，并稍加压，吸气时腹部对此加压的手加力，使之缓慢隆起。呼吸过程中胸部手基本不动。此法可以纠正不正确的腹式呼吸法。

3）下胸季肋部布带束胸法：患者取坐位，用一宽布带交叉束于下胸季肋部，患者两手抓住布带两头，呼气时收紧布带，吸气时对抗此加压的布带而扩展下胸部，同时徐徐放松束带，反复进行。

4）抬臀呼气法：仰卧位，两足置于床架上，呼气时抬高臀部，利用腹内脏器的重量将膈肌向胸腔推压，迫使膈肌上抬；吸气时还原，以增加潮气量。

（4）缓慢呼吸：这是与呼吸急促相对而言的缓慢呼吸。这一呼吸有助于减少解剖死腔，提高肺泡通气量，因为呼吸急促时，呼吸幅度必然较浅，潮气量变小，解剖死腔所占比值增加，肺泡通气量下降，而缓慢呼吸可纠正这一现象，但过度缓慢呼吸可增加呼吸功，反而增加耗氧，所以每分钟呼吸频率宜控制在 10 次左右。通常先呼气后吸气，呼吸方法同前。

COPD 患者处于低氧血症时主要依靠二氧化碳刺激呼吸，作腹式呼吸后二氧化碳含量常较快降低，从而使呼吸起动能力下降，呼吸过频也容易出现过度换气综合征，有的患者还可因呼吸过分用力出现摒弃而加重呼吸困难。因此，每次练习呼吸次数不宜过多，即练习 3~4 次，休息片刻再练，逐步做到习惯于在活动中进行复式呼吸。

（5）膈肌体外反搏呼吸法：使用低频通电装置或体外膈肌反搏仪。刺激电极位于颈胸锁乳突肌外侧，锁骨上 2~3cm 处，先用短时间低强度刺激，当确定刺激部位正确时，即可用脉冲波进行刺激治疗。1~2 次/天，每次 30~60 分钟。

2. **胸背畸形的姿势练习** 部分患者可以合并胸廓畸形和驼背。有些患者可采用下列治疗：

（1）增加一侧胸廓活动：患者坐位，以扩展右侧胸为例，先作向左的体侧屈，同时吸气，然后用手握拳顶住右侧胸部，作屈向右侧的侧屈，同时吸气。重复 3~5 次，休息片刻再练习。1 日多次。

（2）活动上胸及牵张胸大肌：吸气时挺胸，呼气时两肩向前、低头缩胸。亦可于仰卧位练习。

（3）活动上胸及肩带练习：坐于椅子上或站立位，吸气时两上肩上举，呼气时弯腰曲髋同时两手下伸触地，或尽量下伸。重复 5~10 次，1 日多次。

（4）纠正头前倾和驼背姿势：站于墙角，面向墙，两臂外展 90°，手扶两侧墙或两肩外上举扶于墙，同时再向前倾，做扩胸练习。以上练习每次 2~3 分钟，每日多次。

（二）排痰练习

排痰训练包括体位引流，胸部叩击、震颤及直接咳嗽。目的是促进呼吸道分泌物排出，降低气流阻力，减少支气管肺的感染。

1. **体位引流** 主要利用重力促进各个肺段内积聚的分泌物排出，不同的病变部位采用不同的引流体位，目的是使此病变部位的肺段向主支气管垂直引流。引流频率视分泌物的量而定，分泌物少者，每天上下午各引流 1 次，痰量多者每天引流 3~4 次，餐前进行为宜，每次引流一个部位，时间 5~10 分钟，如有数个部位，则总时间不超过 30 分钟，以免疲劳。

2. **胸部叩击、震颤** 有助于黏稠、浓痰脱离支气管壁。其方法为治疗者手指并拢，掌心成杯状，运用腕部力量在胸后背部双手轮流叩击拍打 30~45 秒，患者可自由呼吸。叩击拍打后手按住胸壁部加压，治疗者整个上肢用力，此时让患者作深呼吸在深呼气时作缠磨震动，连续做 3~5 次，再做叩击，如此重复 2~3 次，再让患者咳嗽排痰。

3. **咳嗽训练** 咳嗽是呼吸系统的预防功能之一，COPD 患者咳嗽机制受到损害，最大呼气流速下降，纤毛活动受阻，痰液活动受阻。因此，应当教会患者正确的咳嗽方法，以促进分泌物排出，减少反复感染的机会。第一步先进行深呼吸，吸气量达到最大；第二步吸气量短暂闭气，以使气体在肺内得到最大分布，同时气管到肺泡的驱动压尽可能保持持久；第三步关闭声门，当气体分布达到最大范围后紧闭声门，以进一步增强气道中的压力；第四步通过增加腹内压来增加胸内压，呼气时产生高速气流；第五步声门放开，当肺泡内压力明显增高时，突然将声门打开，即可形成由肺内冲出的高速气流，促使分泌物移动，随咳痰排出体外。

4. 理疗 如超短波治疗、超声雾化治疗等有助于消炎、抗痉挛、利于排痰，保护纤毛功能。超短波治疗方法是应用无热量或为热量，每日 1 次，15~20 次为 1 个疗程。超声雾化治疗每次 20~30 分钟，每日 1 次，7~10 次为 1 个疗程。

（三）运动训练

主要采用有氧训练和医疗体操，包括下肢训练、上肢训练及呼吸肌训练，改善肌肉代谢、肌力、全身运动耐力和气体代谢，提高身体免疫力。

1. 下肢运力 一次运动训练必须分准备活动、训练活动、结束活动三部分进行。准备活动及结束活动以肢体牵张、缓慢步行及体操为宜，时间为 5~10 分钟。在活动中宜注意呼气时必须放松，不应用力呼气，严重的患者可以边吸氧过后活动，增强活动信心。

COPD 患者常有下肢肌力减退，患者活动受限，故下肢训练也包括力量训练。

2. 上肢训练 上肢训练包括手摇车训练和提重物训练，手摇车训练从无阻力开始，每阶段增加 5W，运动时间为 20~30 分钟，速度为 50rpm，以运动时出现轻度气短为宜。提重物练习，患者手持重物，开始 0.5kg，渐渐增加到 2~3kg，做高于肩部的各方向运动，每次活动 1~2 分钟，休息 2~3 分钟，每天 2 次，检测以出现轻微的呼吸急促及上肩疲劳为度。

3. 呼吸肌训练

（1）吸气练习：采用口径可以调节的吸气管，在患者可接受的情况下，将吸气阻力增大，吸气阻力每周逐步增大。开始练习 3~5 分钟 1 次，每天 3~5 次，以后练习时间可增加，以增加吸气肌耐力。

（2）呼气训练

1）腹肌训练：腹肌是最主要的呼气肌。训练时患者取仰卧位，腹部放置沙袋做挺腹练习，开始为 1.5~2.5kg，以后逐步加重至 5~10kg，每次腹肌练习 5 分钟，也可仰卧位做两下肢曲髋屈膝，以增强腹肌。

2）吹蜡烛法：将点燃的蜡烛放在口前 10cm 处，吸气后匀速用力吹蜡烛，使火焰飘动，每次训练 3~5 分钟，休息数分钟，再反复进行，每周 1~2 天将蜡烛与口的距离增大，直到距离增加到 80~90cm。

3）吹瓶法：用两个有刻度的玻璃瓶，瓶的容积为 2000ml，各装 1000ml 水。将两瓶用胶管或玻璃管连接，在其中的一个瓶插入吹气用的玻璃管或胶管，另一个插入一个排气管。训练时用吹气管吹气，使另一个瓶的液面提高 30mm 左右。

（四）中国传统康复方法

太极拳、八段锦、五禽戏对 COPD 有较好的治疗作用，穴位按摩、针灸、拔火罐等也有一定作用。中国传统方法强调身心调整训练，基本锻炼方法和要领有共同之处。

防感按摩操：

1. 按揉迎香穴　迎香穴属于手阳明大肠经，位于鼻窦外缘沟。用两手指指腹紧按迎香穴，作顺、反时钟方向按摩各 16~32 次。

2. 擦鼻两侧　两手指根部掌面的大鱼际肌或两侧拇指近节相对互相对搓摩擦生热，自鼻根部印堂穴开始沿鼻的两侧下擦至迎香穴。可两手同时，也可一上一下进行，各擦 16~32 次。

3. 按太渊穴　太渊穴属手太阴肺经，位于腕桡侧横纹头，即桡侧腕屈肌的外侧、拇指展肌腱内侧。用拇指指腹按穴位做顺反时针方向各按 16 次，左右交替进行。

4. 浴面拉耳　主要为摩擦面部和耳部，两手互搓制热，两手掌紧贴前额前发髻，自上到下擦至下颌部，然后沿下颌分擦至两耳，用拇指、示指夹住耳垂部，轻轻向外拉，一般 2~3 次，再沿两耳向上擦至两侧额部，回至前额部，重复 16 次。最后两手掌窝成环状，掩盖鼻孔，呼吸 10 次。

（五）提高机体免疫力

提高机体抵抗力是预防 COPD 发作的基本措施，包括合适的户外运动锻炼、保健按摩等。空气浴、森林浴、日光浴、冷水浴等均有一定的效果。

1. 日光浴　日光浴主要是通过日光中的红外线和紫外线对机体产生有益的作用。日光浴最好选择在安静、空旷的森林、海滨、原野等地方，身体要尽可能裸露。锻炼时间从 5~10 分钟开始。如果无不良反应，时间可以逐步延长。要注意避免暴晒，防止发生皮肤灼伤。日光浴可以与游泳、步行等锻炼结合，但要注意避免过量，防止疲劳。

2. 冷水浴　初学者要注意循序渐进的原则，一般从夏季冷水洗脸开始，过渡到冷水擦浴，逐步增加冷水浴的面积和时间，逐渐降低水温，最后过渡到冷水淋浴。当身体不适时要适当增加水温，或暂停。锻炼时往往与身体按摩结合，即在冷水浴的同时，对洗浴部位进行按摩和搓揉，直到身体发红发热。按摩一般从四肢开始，逐步到胸部和腹部。

(六) 日常生活指导

1. 能量节省技术 训练时要求患者费力，以提高身体功能的储备力。但是在实际生活和工作活动中，要强调省力，以节约能力，完成更多的活动。基本方法：

(1) 物品摆放有序化：即事先准备好日常家务杂事或活动所需的物品或材料，并按照一定规律摆放。

(2) 活动程序合理化：按照特定工作或生活任务的规律，确定最合理或者最顺手的流程或程序，以减少不必要的重复劳动。

(3) 操作动作简化：尽量采用坐位，并减少不必要的伸手、弯腰等动作。

(4) 劳动具体化：搬动物品或劳动时尽量采用推车或其他省力的工具。

2. 营养 营养状态是 COPD 患者症状、残疾及预后的重要决定因子，包括营养过剩和营养不良。营养不良的主要原因是进食不足，能量消耗过大。大约25%的 COPD 患者体重指数下降，而体重指数下降是 COPD 患者死亡的独立危险因素。患者每天摄入热卡路里应是休息时的 1.7 倍，改善营养状态可增强呼吸肌力量，最大限度改善患者整体健康状态，营养过剩则是缺乏体力活动和进食过度造成，其表现为肥胖。肥胖者呼吸系统做工增加，从而加剧症状。减肥锻炼是这类患者需要强调的内容。

3. 心理行为矫正 在 COPD 患者，焦虑、沮丧、不能正确对待疾病可进一步加重患者的残障程度，因此，心理及行为干预非常必要，指导患者学会放松肌肉、减压及控制惊慌可有助于减轻呼吸困难及焦虑。另外，家人、朋友的支持也必不可少。

(七) 教育和宣教

教育和宣教是 COPD 患者康复的重要组成部分，教育内容除了一般知识（如呼吸道的解剖、生理、病理生理；药物的作用、不良反应、计量及正确使用；症状的正确评估等），还应包括：

1. 氧气的正确及安全使用 长期低流量吸氧可提高患者生活质量，使 COPD 患者的生存率提高 2 倍。在氧气使用过程中主要防止火灾及爆炸，在吸氧过程中应禁止吸烟。

2. 感冒的预防 COPD 患者易患感冒，继发性细菌感染后使支气管炎症状加重。可采用防感冒按摩，冷水洗脸，食醋熏蒸，增强体质等方法来预防感冒。

3. 戒烟 各种年龄及各期 COPD 患者均应戒烟。戒烟有助于减少呼吸道黏液的分泌，降低感染的危险性，减轻支气管壁的炎症，使支气管扩张剂发挥更有效的作用。

（八）康复治疗原则

1. 因人而异　患者的锻炼方法不能简单地模仿。非发作期可以进行较剧烈的运动锻炼，而发作期则需要注意减少锻炼强度。合并心血管疾病患者运动锻炼时要充分考虑心血管的承受能力。

2. 循序渐进　锻炼时逐步增加难度、强度和量，必须量力而行。

3. 持之以恒　运动锻炼的效果在停止运动后很快消失，不可能一劳永逸，所以应该持续终生。

4. 全面锻炼　锻炼时不仅要注意外呼吸功能的锻炼，也不能忽视内呼吸功能的锻炼，特别是全身体力和心脏功能的锻炼。同时也要注意呼吸系统疾病病因的预防性锻炼，全身抵抗力锻炼和心理功能的改善。

5. 环境适宜　锻炼的环境适宜。避免在风沙、粉尘、寒冷、炎热、嘈杂的环境锻炼。最好经鼻呼吸，以增加空气温度和湿度，减少粉尘和异物的吸入。

6. 警惕症状　运动锻炼时不应该有任何症状。运动锻炼后第二天早晨起床时应该感觉正常。如果出现与平常不同的症状变化（如疲劳、乏力、头晕等）应及时就诊。运动时和运动后均不应该出现明显气短或剧烈咳嗽。

7. 结合临床　临床病情变化时务必及时调整康复锻炼方案。避免治疗过程诱发呼吸性酸中毒和呼吸衰竭。

附：

1. 美国胸科学会（ATS）和欧洲呼吸学会（ERS）2006 年版《肺康复医疗述评》运动锻炼实践指南（practice guideline）

（1）运动锻炼至少应给予 20 段时间，每周至少 3 次，以达到生理上的好处；每周 2 次在监督下进行，加上 1 次没有监督在家中进行，也可接受。

（2）高强度运动产生较大的生理学好处，应该鼓励。然而，低强度锻炼对于那些不能达到高强度水平的患者也是有效的。

（3）有比较多症状的患者，进行较高水平的间歇运动锻炼也可能是有用的。

（4）上肢和下肢的锻炼都应该应用。

（5）耐力和强度锻炼的结合通常有多方面的有益作用和能很好耐受；对那些患有明显肌萎缩的患者，强度的锻炼有特别的适应证。

2. 美国胸科学会（ATS）和欧洲呼吸学会（ERS）2006 年版《肺康复医疗述评》

额外的训练策略以改善运动功能

实践指南：气流受限的患者，在运动锻炼之前应给予理想的支气管扩张剂治疗。

实践指南：肺康复治疗期间，不管运动是否诱发低氧血症均补充氧气，研究表明可让患者达较高锻炼强度和减轻症状。然而，至今尚不清楚，这是否能转化为临床结果的改善。

3. 无创性通气实践指南　严重慢性呼吸疾病患者和对运动反应不理想的患者，可考虑将无创正压通气（NIPPV）作为辅助治疗，因为这可以通过减轻呼吸肌负荷，允许患者达到较大的训练强度。鉴于 NIPPV 是一较难应用的干预措施，因此它应该只适用于已证明能从中获得好处的患者。需要进一步研究以确定 NIPPV 在肺康复中的作用。

4. 呼吸肌训练实践指南　虽然现有研究资料没有得出结论，但还是应该考虑将吸气肌的训练作为肺康复的辅助治疗，主要是在怀疑或已证实呼吸肌无力的患者中应用。

5. 神经肌肉电刺激（neuromuscular electrical stimulation，NMES）实践指南　NMES可作为因严重慢性呼吸疾病而卧床不起或骨骼肌非常无力患者的辅助治疗。异常和干预实践指南肺康复计划应强调身体组成成分的异常，这在慢性呼吸病中是普遍存在和常被忽略的，治疗方法包括补充热卡，生理的、药物的治疗或联合应用。

6. 自我处理的教育实践指南

（1）肺康复的教育内容应强调自我处理（self-management）的技能。

（2）自我处理应包括急性加重的早期识别和治疗的行动计划，以及关于晚期治疗计划和姑息治疗的讨论。

（3）在有选择的患者，应该考虑呼吸策略和支气管清洁技术的指导。

（4）应该强调教育训练的转移和依附于家庭环境的训练。

7. 心理学和社会学的考虑实践指南

（1）焦虑和抑郁的筛查应该是初始评估的一部分。

（2）虽然与疾病过程相关的轻度和中度焦虑和抑郁可经肺康复而改善，但患有明显心理疾病的患者应该由适当的专业医师来治疗。

（3）应鼓励提升"患者心理咨询和支持系统"。

8. 结果的评估实践指南　以患者为中心的结果评估，例如，症状、日常生活功能、运动能力健康相关生活质量（HRQL）应该是肺康复评估不可缺少的部分。

（赵　黎　周苗子）

第六节　老年肺炎后康复

一、急性后期病因及康复治疗

因老年人多患慢性阻塞性肺疾病、高血压、冠心病、糖尿病等多种疾病，康复训练主要是增强患者机体抵抗力，有效减轻呼吸困难的症状，提高运动能力，改善患者的健康状态和自我感觉。肺康复可以减少肺部疾病急性加重的次数，缩短住院时间和住院次数。具体方案如下：

1. 健康宣教　由专业医务人员对患者进行有关呼吸康复训练的健康宣教。具体内容包括：COPD 的常见临床症状；急性发作诱因及预防；戒烟、控烟及坚持氧疗目的；吸烟、大气污染对 COPD 的危害；休息、营养支持；情绪调控；呼吸康复训练；评价指标及意义；心理社会支持等。

2. 运动训练　根据患者的心肺功能采取不同的方式，分为以下训练方式：①下肢训练：步行训练或采用功率自行车或平板运动训练；6 分钟步行训练；②上肢训练：哑铃训练、上下肢阻力自行车训练、飞镖训练、投篮训练、弹力绳训练；③呼吸肌训练。

3. 呼吸训练　①腹式呼吸；②缩唇呼吸。

（1）腹式呼吸：其主要是靠腹肌和膈肌的收缩而进行的一种呼吸。由于吸气时膈肌下降，将脏器挤到下方，使腹部膨胀。呼气时膈肌将会比正常时上升许多，因而可以进行深度呼吸，呼出较多易停滞在肺底部的二氧化碳。

腹式呼吸注意事项：①呼吸要深长而缓慢；②用鼻吸气用口呼气；③一呼一吸掌握在 15 秒左右。即深吸气（鼓腹）3~5 秒，屏息 1 秒，然后慢呼气（缩腹）3~5 秒，屏息 1 秒；④每次 5~15 分钟，最好做 30 分钟；⑤身体好的人，屏息时间可延长，呼吸节奏尽量放慢加深。身体差的人，可以不屏息，但气要吸足。每天练习 1~2 次，坐式、卧式、走式、跑式皆可，练到微热微汗即可。腹部尽量做到鼓起缩回 50~100 次。呼吸过程中如有口津溢出，可徐徐下咽。

（2）缩唇呼吸：缩唇呼气训练是呼吸操的一个组成部分，其要领是采用"吹笛状"呼气法，即将口唇缩成吹笛状，使气体通过缩窄的口型徐徐吹出。但吸气时则宜经鼻。因为空气经鼻腔的吸附、过滤、湿润、加温可以减少对咽喉、气道的刺激，并有防止感染的作用。每次吸气后宜稍屏气片刻再行缩唇呼出。该法可随时进行，吸气 5 秒，呼气

10 秒，吸气与呼气的时间之比为 1：2。每天练习 3~4 次，每次 10 分钟，2~3 个月为 1 个疗程（图 4-1）。

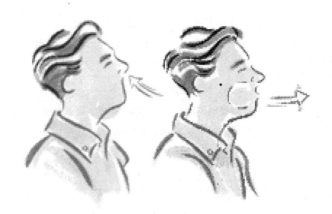

图 4-1　缩唇呼吸示范图

4. 体位排痰　①叩打法；②振动法；③辅助呼吸法；④催咳法。

有效的排痰可以排出气道内的分泌物。气管和支气管黏膜表面有纤毛细胞和分泌细胞，纤毛的主动运动向外排出过多的分泌物。纤毛的运动受多种因素影响，如年龄、麻醉、镇痛剂、吸烟、气管切开术后、脱水和电解质紊乱等。咳嗽是起到排痰作用的主要反射，咳嗽促进终末小支气管分泌的黏液向主气管移动，咳嗽反射机制见图 4-2。

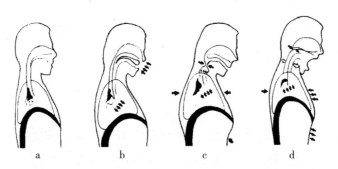

图 4-2　咳嗽反射机制图

a. 分泌物刺激诱发咳嗽；b. 深吸气；c. 尾气气道压缩；d. 快速呼出，气道扩张，痰被咳出

在这个机制中最重要的是第 3 和第 4 相的压缩和快速呼气。咳嗽反射功能低下的原因见表 4-9。

表 4-9　咳嗽反射功能低下的原因

咳嗽时相	咳嗽反射功能低下的原因
诱发咳嗽	麻醉、中枢神经功能障碍、镇静剂
深吸气	疼痛、神经肌肉疾病、限制性肺疾患、腹部疾患
压缩	喉头病变、气管内插管、呼气辅助肌肌力下降、腹部外科手术后
快速呼气	气道闭塞、气道压缩、呼气辅助肌肌力低下

排痰法的适应证：①分泌物多，每天 25ml 以上；②急性呼吸功能不全，有分泌物过多的表现（异常呼吸音、血气异常、胸部 X 线证实）；③肺不张；④肺脓疡；⑤支气管扩张症、囊性肺纤维化。

排痰法的禁忌证：①COPD 急性加重；②临床分泌物不多的肺炎；③胸腔积液、脓胸。

以上情况排痰法可能引起低氧血症使症状恶化。前两种情况应当先做雾化治疗，然后排痰。

体位排痰的姿势见图 4-3。

5. 胸廓活动度训练。

6. 氧疗和无创呼吸机辅助通气　对合并呼吸衰竭的肺部感染患者，氧疗和无创呼吸机辅助通气可明显改善临床症状及减少住院时间。

二、中期照护及预防原则

1. 器官功能评估　包括心肺功能（心功能 NYHA 分级、肺功能分级）、运动功能、营养水平（BMI）、精神心理评估（MMSE）、肝肾功能及血气分析指标等。

2. 生活质量评估（圣乔治评分 SGRQ）、运动能力评分（6 分钟步行距离）

（1）医院内照护：老年肺炎患者经治疗度过急性期，可以在医院内进行 2~4 周的康复指导训练和治疗观察，并进行运动能力和生活能力的锻炼以及咳嗽排痰训练，经观察病情稳定、生活质量提高可以出院。

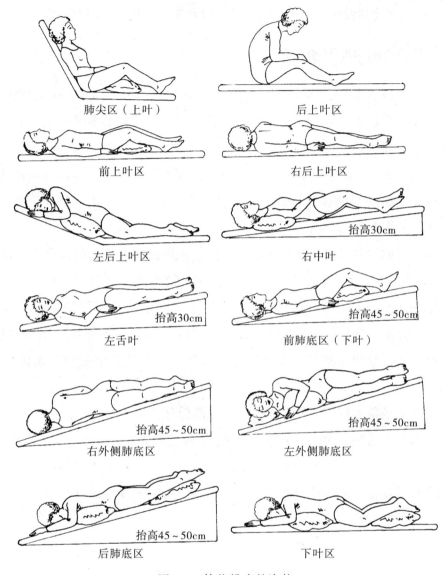

肺尖区（上叶）

后上叶区

前上叶区

右后上叶区

左后上叶区

右中叶 抬高30cm

左舌叶 抬高30cm

前肺底区（下叶）抬高45～50cm

右外侧肺底区 抬高45～50cm

左外侧肺底区 抬高45～50cm

后肺底区 抬高45～50cm

下叶区

图 4-3　体位排痰的姿势

（2）社区照护：老年肺炎患者经治疗好转可以转到社区进一步康复治疗，在社区可以建立患者的个人信息、康复计划、治疗方案、随访记录等档案，在社区医生的指导和监督下进行有规律、有计划的康复锻炼。社区医生和上级医院保持联系，及时改进和调整照护计划。照护周期为 4~6 周。

（3）居家照护：居家照护可以对患者进行更加细致的观察、指导和照顾。患者返家前，医院多学科小组要对患者的身体状况、居家环境进行评估，根据患者病情和康复治疗需要对家庭环境和设施提出建设性意见，以利于患者更好的康复治疗。

三、老年肺炎的中期照护内容

1. 每日开窗通风 2 次，每次 15~20 分钟，并调节室温 20~22℃，湿度 50%~60%。

2. 戒烟　吸烟是许多疾病的患病危险因素，烟草几乎可以损害人体的所有器官，诸如心血管系统、呼吸系统、生殖系统、内分泌腺和皮肤等。吸烟量越大、烟龄越长和开始吸烟的年龄越早，吸烟相关疾病发病率和死亡的风险越大。戒烟的直接效应和间接效应都很明显。无论何时戒烟，戒烟者的寿命都将长于持续吸烟者。所以任何国家的控烟干预都应重视吸烟者的戒烟问题。

3. 培养良好的饮食习惯，保持合理均衡的营养膳食　老年人饮食要以高蛋白、高营养、低碳水化合物为主。进食后保持半卧位 30~60 分钟后再恢复体位。进食速度不宜过快，时间控制在 20~30 分钟；温度 40℃ 左右，避免冷、热刺激而致胃痉挛造成呕吐；保持口腔清洁，避免食物残渣存留发生口腔感染。如口腔内细菌被吸入呼吸道，则会造成患者支气管或肺部感染。多食鱼虾等高蛋白食品和新鲜的绿叶蔬菜能增强免疫力。

4. 保证充足的摄水量，一般 2000ml/d，以降低分泌物的黏稠度。

5. 保持呼吸道通畅，加强咳嗽和排痰训练。长期卧床患者，要经常变换体位，每 2 小时翻身、叩背 1 次，叩背时鼓励患者咳嗽。保持空气湿度，避免痰液干燥。

6. 对免疫功能低下或慢性阻塞性肺疾病患者以及其他易引起肺部感染患者，可注射流感疫苗和肺炎疫苗。

7. 加强体育锻炼和呼吸康复锻炼，提高机体免疫力，改善肺功能和运动耐力，提高生活质量。

8. 坚持进行心肺功能、肢体运动功能锻炼，加强对老年患者精神心理健康辅导。具体康复锻炼内容参考相关章节。

9. 防止误吸　吸入性肺炎患者应谨慎进食，头部抬高，以防再次误吸。平卧位时头部抬高 60°，侧卧时抬高头部 15°，对于假性延髓性麻痹所致吞咽困难者，应置胃管鼻饲。注意加强口腔护理，防止口腔内的细菌不断进入肺内。

总之，随着社会的老龄化，老年人群逐渐增多，应重视老年人肺炎的早期诊断和及时治疗，加强老年肺炎后的中期照护，以利改善其预后，降低死亡率。

（赵双燕　孙　丽）

第七节 常见老年综合征的康复

一、概述

老年综合征是指老年人由于多种疾病或多种原因造成的同一种临床表现或问题的症候群，常见的有跌倒、痴呆、尿失禁、谵妄、晕厥、抑郁症、疼痛、失眠、药物乱用和老年帕金森综合征。急性期后进入中期照护病房的老年患者中大多数也存在以上一种或多种综合征。通过有效的康复手段对这些影响老年人身心健康的综合征进行干预，可以极大提高老年人的生命质量，降低医疗成本，节约后期医疗和护理费用。

因为造成综合征的原因或疾病较为复杂，所以在使用各种物理和康复手段对进入中期照护病房的老年综合征患者进行治疗干预前必须进行评定，尤其对于适应证和禁忌证要严格掌握。

二、慢性疼痛康复

疼痛是指组织损伤或潜在损伤所致的不愉快的主观感觉和情感体验，是多数疾病共有的症状，可为躯体提供受威胁的警报信号，是一种不可缺少的生命保护功能，个体差异较大。老年人疼痛分为急性痛和慢性痛。急性疼痛是疾病的一个症状，一般小于3个月，而慢性疼痛本身就是一种疾病，是指疼痛持续1个月或超过一般急性病的进展，或者超过受伤愈合的合理时间，或与引起持续疼痛的慢性病理过程有关，也可表现为经过数月或数年的间隔时间疼痛复发，是最常见的老年综合征之一。研究资料显示，65岁以上老年人80%~85%存在一种或多种疾病，并伴发疼痛症状。国外资料显示，疗养院的老年人疼痛发病率为70%~80%，其中45%为慢性疾病。目前临床上在治疗原发疾病基础上针对慢性疼痛的康复手段主要有：

（一）热疗

热疗（heat therapy）作为一种最常见的物理因子作用于机体时可以引起增加局部血流量、减少肌肉痉挛、增加结缔组织可扩展性、减少关节僵硬、减少水肿、镇痛等生理反应。根据神经解剖学知识，外周感觉神经中的痛觉和温度觉的传入纤维都是通过相同的神经通路传导，这两类传入纤维在上行的过程中会相互调节。当给予热因子时，可能导致相关的内啡肽和其他神经递质的释放，进一步调节疼痛反应。另外，通过以上生理作用也可看出，热量除了本身具有镇痛作用外，还可以通过前5种作用间接达到镇痛的疗效。

热疗是临床上常用的治疗疼痛的理疗手段之一，与其他医疗手段一样有其适应证及禁忌证（表4-10、表4-11），临床医生在根据患者疾病和症状特点选择热疗之前应对此有充分考虑。

表 4-10　热疗的适应证

疼痛
肌肉痉挛
滑囊炎
腱鞘炎
挛缩
胶原血管疾病
纤维肌痛
血肿溶解
诱导充血
浅表血栓性静脉炎
反射性交感神经营养不良

表 4-11　热疗的相对禁忌证

感觉缺失或减退
脱髓鞘疾病
急性炎症
出血性疾病
恶性肿瘤
瘢痕组织
无法沟通或不能对疼痛反应
萎缩性皮肤
缺血

不同的热疗方式有其不同的物理特性，其将热量传递到靶组织的深浅也不同。在临床中最常用的浅表热量传递方式有热敷、水疗、射流治疗，对深层组织热量传递方式有

超声波、短波热透疗法、微波热透疗法（表 4-12）。

表 4-12　热疗法治疗

浅热方式
　依赖于传导方式
　　蒸气加热敷料热敷
　　循环水加热垫
　　化学生热垫
　　微波加热垫
　　石蜡浴
　依赖于对流的方式
　　水疗
　　射流治疗
深热方式（依赖转换模式）
　超声波
　透热疗法（短波和超短波）

1. 蒸气加热敷料热敷　是指水浴加热载有硅酸盐凝胶产品的能变形的敷料至 76.7℃左右，然后敷至患者疼痛部位。可根据疼痛部位选择敷料的大小，大面积的敷料可用于治疗腰痛和背部脊椎疼痛，小面积的可用于颈部及四肢疼痛。一般可维持治疗温度 20~30 分钟。在使用前让多余的水从垫中排出以防灼伤患者。敷料包应放置在患者的上方，以便在患者感觉过热时能轻易取出。

2. 循环水加热垫（K-垫）　其类似于蒸气加热敷料垫，因其更容易塑形，并且能给靶组织提供恒定的温度，故不仅对于肩部及四肢疼痛较适合，而且对于相对大面积区域（如腰痛、脊柱疼痛）亦适合。

3. 化学性热垫　目前市场上较多，在药店也能买到。内部放置化学药物，主要含有氧化铁粉、活性炭、氯化钠和水。当对其充分混合挤压或揉合时，发生放热反应，释放热量。其优点是价格低廉、携带方便、不需要电力或外部加热，但其放热不均匀，容易造成灼伤，如化学物质外漏易引起皮肤的化学刺激。

4. 石蜡浴　用加热后的石蜡治疗疾病的方法称为石蜡疗法。石蜡在常温下为白色半透明固体，熔点 50~55℃。其治疗作用是通过温热作用、机械作用、润滑作用来达到。把石蜡完全熔化后冷却至 60℃左右时，患者将手足浸入蜡液后立即提出，反复数次。适用于治疗慢性疼痛，不适用于急性损伤、急性炎症时。

5. 水疗法　水由于其比热大、热容量大、导热性强及良好的溶剂，是最古老的物理治疗因子之一。不同温度的水疗治疗机制不同。温水（37~38℃）和热水浴（39℃以上）可使血管扩张充血，促进血液循环和新陈代谢，降低神经兴奋性，使肌张力下降，疼痛减轻；凉水浴（26~33℃）与冷水浴（26℃以下）可使血管收缩，神经兴奋性升高，肌张力提高以达到镇痛的效果；同时水又是很好的溶剂，可以溶解一些中药，用以治疗关节炎所致的疼痛。

6. 透热疗法　短波、超短波作用于人体时可产生明显的温热效应，故常被称为透热疗法（diathermy）。短波波长 10~100m，频率 3~30MHz，短波疗法又称射频疗法，其可达肌层；超短波波长 1~10m，频率 30~300MHz，超短波疗法又称超高频电场疗法，其可达深部肌层与骨。中等剂量透热疗法通过降低感觉神经兴奋性，升高痛阈而达到镇痛作用。同时促进血液循环改善组织缺血缺氧，加快致痛物质的清除，减轻水肿使组织张力降低，缓解肌肉痉挛，均可减轻疼痛。

透热疗法的治疗方式目前多采用电容场法，治疗时将两个电容电极对置（作用较深）或并置（作用较浅）于疼痛部位，以高频电容场作用于人体。透热疗法的治疗剂量分为四级，即无热量、微热量、温热量和热量，对于中期照护的慢性疼痛患者多采用微热量的剂量进行治疗，每次 10~20 分钟，每日 1 次，10~15 次为一个疗程。

7. 超声波疗法　频率超过 20kHz 的声波超过人耳的听阈，称为超声波。应用超声波治疗疾病的方法称为超声波疗法（ultrasound therapy）。超声波是一种机械振动波，作用于人体时引起细微的按摩效应、空化效应、温热效应，可降低神经兴奋性，使神经传导速度减慢，加强组织的弹性，促进水肿吸收，改善组织营养，有较好的镇痛、解痉作用。

传统的超声波疗法采用 800kHz 的连续超声波，近年开展了 1~3MHz 较高频超声波、30~50kHz 较低频超声波及脉冲超声波。较常用的治疗方式为接触法和药物透入法，前者是在治疗部位均匀涂抹偶合剂，将超声波治疗头紧压其上，用固定不动或移动法进行治疗；后者则是在偶合剂中加入药物，借超声波的振动作用使药物分子无创性地透入人体，常用的药物有氢化可的松与地塞米松等激素类药、布洛芬与利多卡因等镇痛药。超声波治疗每日或隔日 1 次，治疗强度为 0.1~2W/cm²，每次治疗时间为 3~10 分钟，10~15 次为 1 个疗程。

（二）冷疗

利用低于体温与周围空气温度、但在 0℃以上的低温治疗疾病的方法称冷疗法

（cryotherapy）。冷疗时热能传递方式为传导和气化。冷疗治疗疼痛的机制在于，冷可降低感觉神经尤其是传导痛觉的细纤维的传导速度，提高痛阈，并通过闸门控制机制阻断痛觉冲动的传导而减轻疼痛。常用治疗疼痛的冷疗技术有冷敷、冰水浴、冷吹风、冷气雾喷射等。

冷疗法主要适用于疼痛、肌肉痉挛、急性肌肉骨骼损伤、关节炎急性期、骨关节术后肿痛、滑囊炎、肌腱炎等。其禁忌证有动脉硬化、血管栓塞、雷诺征、高血压、心肺肝肾功能不全、致冷血红蛋白尿、对冷过敏、恶病质等，慎用于局部血液循环障碍、感觉障碍、认知障碍、言语障碍者。

1. 冷敷　主要有冰水冷敷、冰袋冷敷、冰块按摩、冷疗机治疗。冰水冷敷是以含有碎冰的冷水浸透毛巾后拧出多余的水分，敷于疼痛部位，每2~3分钟更换1次，持续15~20分钟；冰袋冷敷多使用化学冰袋，敷于患处或缓慢移动摩擦，持续15~20分钟。

2. 冰水浴　主要用于治疗肢体疼痛，将患病的手、足或者肘部浸入含有碎冰的冷水中，数秒钟后提出并擦干，作被动或主动运动，复温后再浸入，反复数次。半小时内可浸入3~5次。

3. 冷吹风　可以使用冷空气治疗仪，治疗仪内液氮气化后产生冷气，通过吹风机吹向患处，可持续5~10分钟。可用于治疗肢体疼痛。

（三）经皮电神经刺激疗法

经皮电神经刺激疗法（transcutaneous electric nerve stimulation，TENS）又称经皮神经电刺激。是通过皮肤将特定的低频脉冲电流输入人体刺激神经以达到镇痛、治疗疾病的方法。其使用的电流频率为1~160Hz，波宽为2~500μs。TENS的镇痛机制：①低频率、高波宽的脉冲电流作用于皮肤后，神经冲动传入脑和垂体，引起脑内吗啡样多肽释放而达到镇痛，镇痛作用产生较慢（数小时），持续时间较长（数小时）；②高频率、短波宽的脉冲电流作用于皮肤后，神经冲动传入脊髓，通过闸门控制机制产生镇痛效应，这种镇痛作用的产生较快（数分钟），但持续时间较短。

目前采用的治疗仪输出电流有三种类型：①较低频率（1~10Hz）、较长波宽（150~500μs）；②较高频率（25~100Hz）、较短波宽（10~150μs）；③较高频率（150Hz）、较长波宽（>300μs）。治疗时把两个电极片对置或并置在痛点或相应神经节段，电极下涂抹导电糊，根据病情及患者耐受选择电流类型和强度，每次治疗20~60分钟，每日1~3次，慢性疼痛的治疗时间较长。

主要适用于各种急慢性疼痛，如神经痛、头痛、关节痛、肌痛、癌痛、术后伤口痛、腹部和内脏痛、糖尿病性多发性神经病、中枢神经损害后的反射性交感神经营养不良。而对于植入心脏起搏器、妊娠、认知功能障碍、重度言语障碍者禁用，颈动脉窦、头颈部、体腔内、皮肤破损处则为禁忌部位。

（四）生物反馈疗法

生物反馈疗法（biofeedback therapy，BFT）是指应用电子技术和训练使人能对自己体内异常的不随意生理活动进行自我调节控制以治疗疾病的方法。自 20 世纪 70 年代以来，其在慢性疼痛治疗领域越来越得到重视，已经成为治疗慢性疼痛的一个重要手段。主要治疗技术包括肌电生物反馈疗法、手指皮肤温度生物反馈疗法、皮肤电阻生物反馈疗法、血压生物反馈疗法等。

临床上应用最早最多的是肌电生物反馈疗法，采用肌电生物反馈治疗仪，该治疗仪有 3 个附有传感器的表面电极，其中 2 个是记录电极，1 个是地极，电极可采集肌电信号。治疗头痛时电极放置在额部，治疗肢体疼痛时放置在患肢上。电极所取得的肌电信号经治疗仪放大、处理，以不同颜色的灯光和声音信号显示，反映所测肌肉的紧张度。开始治疗时，先引导患者学会根据不同的肌电数值和视听信号，体会肌肉紧张和放松的感觉，通过反复学习和训练，达到能按治疗需要自我调节肌电电压从而使肌肉放松或紧张。每次训练 5 分钟，休息 5 分钟后再训练，反复训练 4 组，每次总共训练 10~15 分钟，肌肉收缩放松 75~100 次，每天可训练 1~3 次。最后达到脱离治疗仪进行自我控制，有意识的使肌肉放松或紧张。主要适用于头痛、姿势性腰背肌痛、焦虑症、神经症、疼痛综合征等，也可进行放松性心理治疗。

（五）冲击波

又称体外冲击波疗法，最早于 1980 年首次成功应用在人体外碎肾结石治疗。鉴于冲击波在治疗结石方面显示出粉碎钙化物的功能，1987 年骨科界首次尝试利用相同的冲击波技术治疗肌腱的钙化病变。而从早期治疗案例中又观察到接受冲击波治疗的患处获得较持久的镇痛效果，因此，冲击波亦开始被应用于疼痛治疗，如网球肘以至其他慢性肌腱末端炎症。到目前为止全球已有数百万患者成功接受体外冲击波治疗，免除了手术痛苦。冲击波治疗时，可有高强度的声波作用于身体组织，可促进一系列对组织有益的改变，如促进毛细血管生长、消除慢性炎症、促进胶原蛋白合成和多余钙质溶解（表4-4）。

目前的冲击波技术主要有电磁式技术、电液压技术、压电技术和气动弹导技术。清除结石时使用的冲击波能量必需够强而且高度集中，而在骨科应用治疗肌腱等软组织疼痛时所需能量较低，加上大多数肌腱伤患都可透过触诊来定位而无需依赖导航系统，因此，目前治疗骨科疼痛较常使用的为低风险的气动弹导式低能量冲击波技术，而电磁式技术、电液压技术、压电技术则由于各种缺点应用较少。使用气动弹导技术的治疗仪利用一台压力气泵提供 1~5 巴（bar，1bar＝100000 帕斯卡）的气压，治疗器（即冲击波发生器）内为一组弹导装置，当气压进入弹导装置内推动弹导管中的弹子从装置末端高速向前端飞射，而前端则装有冲击波传导子，当弹子撞击在传导子上时便会造成机械能，而机械能在传导子的另一端以压力波形态向外扩散释出。能量峰值在传导子前端表面处。在治疗时一般第一次与第二次治疗间隔 2~3 天，3~5 次为 1 疗程。治疗过程中，部分患者会出现轻微疼痛，可与治疗师沟通以进行冲击能量调节。在治疗的几天内，会感到治疗部位的轻微不适，属于正常现象。一个疗程治疗结束的初期，尽量减少运动或者局部损伤处的发力，期间需注意休息 1~2 周，使治疗部位充分痊愈。

适应证：主要有肩部钙化性肌腱炎、肱骨外上髁炎、膝骨韧带疾患、跟腱痛、足底筋膜炎、髌骨肌腱病变、其他肌腱损伤等骨科疾病及皮肤溃疡等疾病。禁忌证及注意事项：禁用于植入心脏起搏器或植入性除颤器的患者，禁用于对电磁辐射敏感器械的患者，禁用于孕妇或可能已妊娠妇女，禁用于脊椎骨、头骨、肋骨的治疗，禁用于肿瘤患者，禁用于有凝血障碍的患者，不能将冲击波焦点置于内脏器官部位（特别是肺部），不能将冲击波焦点置于周围神经主干及将冲击波焦点置于主血管处。

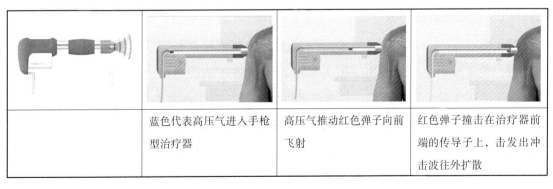

| | 蓝色代表高压气进入手枪型治疗器 | 高压气推动红色弹子向前飞射 | 红色弹子撞击在治疗器前端的传导子上，击发出冲击波往外扩散 |

图 4-4　冲击波过程

（六）磁疗

磁场作用于人体以治疗疾病的方法称为磁疗（magnetotherapy）。磁场分为恒定磁场、交变磁场、脉动磁场和脉冲磁场。其镇痛作用机制在于磁场可抑制神经的生物电活动，降低末梢神经兴奋性，阻滞感觉神经传导，提高痛阈，并可加强血液循环，缓解因缺氧、缺血、水肿和致癌物质积聚所引起的疼痛，还可提高某些致痛物质水解酶的活性，使致痛物质分解转化而镇痛。

磁疗时治疗剂量按磁场强度分为三级：磁场强度 0.1T 以下为小剂量，适用于头、颈、胸部及年老体弱者；磁场强度 0.1~0.3T 为中剂量，适用于四肢、背、腰、腹部；磁场强度大于 0.3T 为大剂量，适用于肌肉丰满部位及良性肿瘤患者。治疗方法有静磁场法、动磁场法，静磁场法属于恒定磁场，可直接使用磁片贴敷于体表病变部位或穴位，持续 3~5 天；动磁场法采用电机仪器设备，每次治疗 20~30 分钟，每日 1 次，10~20 次为 1 个疗程。

磁疗法主要适用于关节炎、软骨炎、骨质疏松性骨痛、骨折、软组织挫伤、血肿等。高热、出血倾向、心力衰竭、孕妇、极度虚弱、皮肤溃疡、恶性肿瘤晚期及植入心脏起搏器者禁用。

（七）针灸、推拿与按摩

1. 针灸治疗　针灸可通过针刺激活神经元的活动，从而释放 5-羟色胺、内源性阿片样物质、乙酰胆碱等神经递质，减轻或缓解疼痛。

2. 推拿与按摩　对关节或肌肉进行推拿、按摩治疗，能放松肌肉，改善异常肌张力，纠正关节紊乱，促进血液循环，减轻活动时的疼痛。

三、尿失禁的康复

尿失禁（urine incontinence）是由于膀胱括约肌损伤或神经功能障碍而丧失排尿自控能力，使尿液不自主地流出。尿失禁可发生于各年龄段患者，但以老年患者更为常见。老年人尿失禁的原因很多，如神经源性尿失禁、损伤性尿失禁、充盈性尿失禁、压力性尿失禁、急迫性尿失禁、精神性尿失禁、药物性尿失禁。部分尿失禁在治疗原发病或者去除诱因后是可逆的，而部分是不可逆的。尿失禁患者因下尿路感染、皮肤糜烂、身体异味等严重影响患者的心理健康。研究表明，尿失禁患者存在强烈的心理冲突，如焦虑、发怒、害羞或产生敌意，其抑郁的发生率为 41.2%。尿失禁对患者性生活也有极大的影响。尿失禁患者使用卫生防护用品花费巨大。美国于 2004 年的调查显示，每年用于尿失禁的花费高达 195 亿美元。由于尿失禁患者日常生活和体育活动受限、社会生活孤独、精神抑郁、情绪沮丧及心理障碍、经济花费大等原因，严重影响患者生活质量，国际尿控协会（International Continence Society，ICS）将其列为世界五大疾病之一，又被称为"社交癌"，是一个影响患者及其家庭成员心理、社会和卫生的重要健康问题。

对于老年尿失禁的康复治疗应遵循两个原则，一是减轻症状；二是减少肾功能损害的危险。治疗的基本要求为膀胱保持一定低压状态、有储存尿液功能并有较大的膀胱容量、能在不使用导尿管的情况下排尿、无尿失禁、上尿路功能不受损害。同时注意保护逼尿肌功能，预防和治疗尿路感染。根据尿失禁的原因可分别采取一种或多种康复治疗技术。

1. 盆底肌训练　用于压力性尿失禁，通过正确的方法收缩肛门括约肌、阴道括约肌以及尿道括约肌（缩肛），加强盆底肌张力，减少尿道膀胱下移程度。方法：屏气时提收会阴（每次持续 3 秒以上），呼气时放松肛门，一收一放为一次，每半小时收缩肛门 10~20 次，每日 2~3 遍。

2. 针刺治疗　用于压力性尿失禁，针刺关元、气海、三阴交、足三里等穴位，每次选 1~2 个穴位，或者电针治疗，达到刺激盆底肌肉的目的。

3. 耻骨上区轻叩法　用于逼尿肌反射亢进的紧迫性尿失禁，后者是神经源性尿失禁的一种。该方法是通过逼尿肌对牵张反射的反应，经骶髓排尿中枢引起逼尿肌收缩。方法：用手指轻叩耻骨上区，引起逼尿肌收缩而不伴有尿道括约肌的同时收缩，产生排尿。

4. 扳机点法　常用于骶髓以上神经病变导致的逼尿肌反射亢进性尿失禁。通过牵拉耻骨上、会阴部或股内侧毛发、挤压阴茎、刺激肛门部等寻找扳机点，诱发逼尿肌收缩，尿道括约肌松弛，产生排尿。

5. 屏气法（Vasalval 法）　常用于良性前列腺增生、糖尿病性神经病变和脊髓损伤等疾病导致的充溢性尿失禁。此方法是通过增加腹压使膀胱内压增加超过 50mmH$_2$O，使膀胱颈开放而引起排尿。方法：患者身体前倾，快速呼吸 3~4 次，以延长屏气增加腹压的时间。作 1 次深呼吸，然后屏住呼吸，向下用力做排便动作。这样反复间断数次，直到没有尿液排出为止。每 2~5 小时训练 1 次，每次 10~15 分钟。痔疮、疝气患者慎用此法。膀胱输尿管反流患者禁用此法。

6. 生物反馈疗法　可用于压力性尿失禁患者，是 Kegel 等于 1952 年首先采用的治疗方法，是一种主动的盆底肌功能康复锻炼方法，能够指导患者正确收缩骨盆底肌肉，抑制膀胱逼尿肌的不正常收缩。通过肛门或阴道内电子生物反馈治疗仪监测盆底肌肉的肌电活动,将这些肌肉活动的生物信号转化为视觉和听觉信号反馈给患者,以帮助患者建立相应的反应,指导患者进行正确的、自主的盆底肌肉训练,并形成条件反射,从而达到治疗的目的。有研究表明,采用生物反馈联合电刺激疗法治疗压力性尿失禁,能够促进受损的盆底肌及神经修复,改善盆底肌肌力、肌张力及其协调性,稳定括约肌兴奋性,改善神经反射,增加尿道阻力,增强患者控制排尿的能力。

四、跌倒的预防和康复

老年人跌倒(elderly falls)是老年人最常见的问题之一,是指突发、不自主、非故意的体位改变,倒在地上或比初始位置更低的平面上。从这个定义来看,老年跌倒也是一个公众健康问题,即使是身体状况良好的老年人也容易跌倒,给老年人造成了巨大身心伤害,严重影响老年人的生活质量。老年人跌倒不应当看作是一次意外事件,而是一种健康问题并发症或疾病,是机体功能下降和机体老化过程的反映,是一些急慢性疾病的非特异性表现,是"衰老"造成意外伤害和导致老年人致残或致死的主要原因。

老年人跌倒的原因较复杂,有生理原因、心理原因、环境因素、行为因素、人口因素和健康教育、疾病因素、药物因素等。因此,应该根据不同原因给予不同的干预。

(一)平衡功能训练

步态稳定性下降和平衡功能受损是引发老年人跌倒的主要原因。老年人平衡能力的降低,使身体失去平衡,容易造成跌倒,这与维持平衡的前庭功能、本体感觉、视觉功能和听觉功能下降密切相关。

1. 平衡训练的原则

(1)支持面从大到小。

(2)从静态平衡到动态平衡。

(3)身体重心从低到高。

(4)从睁眼时保持平衡到闭眼时保持平衡。

(5)从注意时保持平衡到不注意时保持平衡。

2. 平衡训练的方法 在训练前首先要求患者学会放松,减少紧张或恐惧心理,必要时治疗师可以用肢体或辅助器具接触患者。训练中必须保持头部于稳定的位置。可分为静态平衡和动态平衡。

(1)静态平衡训练:主要依靠肌肉相互协调的等长收缩来维持身体平衡。先从比较稳定的体位开始,逐渐过渡到不稳定的体位,如前臂支持俯卧位→前臂支持跪位→跪坐位→半跪位→坐位→睁眼站位→闭眼站位。

（2）动态平衡训练

1）抗干扰训练：在静态平衡训练的基础上，当患者能够在某一体位保持静态平衡时，治疗师可从患者身体的前、后、左、右施加外力干扰，使患者能让身体回到初始位置，开始时可先预报干扰动作的方向，逐步过渡到随机干预，在训练中治疗师应注意施加保护。

2）重心转移能力训练：患者在具备抗干扰调整重心的能力后，可进行自己身体重心的前、后、左、右移动，治疗师可给患者设定移动的起始位置，例如，可让患者用手在不同方向拿物体后放入指定容器内。

3）在活动的平面训练：患者能顺利完成上述训练，可利用平衡板、Bobath 球、平衡训练测试仪等器材进行训练，后者还可在训练的同时进行平衡评测。

4）在行进中训练平衡：可在直线行走、转弯、折返、上下楼梯等过程中学习控制行进中的平衡。

5）在复杂运动中训练平衡：利用投篮、乒乓球、接抛球等游戏类项目，吸引患者注意力，使其能够随时下意识地控制平衡。

（二）肌力训练

老年人关节、韧带和肌肉的衰老，以及骨质疏松症等是引发跌倒的常见原因。尤其是股四头肌力量下降和骨质疏松时跌倒导致髋部骨折危险性增加。因此，提高下肢肌肉力量和耐力能提高下肢的反应能力和协调能力，降低跌倒的发生率和危险性。肌力训练应该遵循超负荷原则。当肌力为 1 级或 2 级时，进行徒手阻力肌力训练。当肌力 3 级或以上时，进行主动抗重力或抗阻力肌力训练。此类训练根据肌肉收缩类型分为动力性运动、静力性运动及等速运动。

1. 静力性运动 又称等长运动，指示患者选择适当体位，用全力或接近全力使某一个或一组肌肉收缩，并坚持 3~10 秒，再缓慢放松，休息数秒后重复进行，直至感觉肌肉酸胀疲劳。适用于骨科基本早期，如关节炎急性期，骨、关节损伤肢体被固定或手术后，不允许关节活动的各类情况。

2. 助力运动训练 适用于 1~2 级肌力患者。当患者进行肌肉收缩时，由治疗师辅助或借助器具引起关节活动，在训练过程中随着患者肌力逐渐增强，辅助力量逐渐减少。

3. 主动运动 适用于 3 级肌力，心肺功能有所改善、全身状况有一定恢复的中期照护患者。由治疗师给予适当的指导及监督，患者自行运动，主要进行下肢肌肉抗重力训练，其运动速度、次数、间隔时间可根据患者具体情况制定。

4. 抗阻运动 使用各种方式给予患者一定负荷，是患者主动收缩肌肉抵抗负荷。分为等张抗阻训练和等速抗阻训练。等张抗阻训练可采取渐进性抗阻训练的方法，即先测定重复 10 次运动的最大负荷，称 10RM 值。用 10RM 的 50% 运动强度训练，重复 10 次，间歇 30 秒；再以 10RM 的 75% 运动强度重复训练 10 次，间歇 30 秒；再进行 10RM 的 100% 运动强度重复尽可能多次，2~3 周后根据患者情况适当调整 10RM 的量；训练频度为 1 次/日，每周训练 3~4 次，持续数周。等速抗阻训练则是利用专门设备限定肌肉收缩时关节运动的角速度。该训练方法保证了在运动全过程任何时刻肌张力都有较大的增加，从而使肌肉得到较有效的训练。该训练可同时训练拮抗肌，但需使用专门仪器，技术要求较复杂，肌力低于 4 级的患者无法完成。

（三）增强耐力的训练

进入中期照护的老年患者，多有多种疾病共存，其中心血管疾病、神经系统疾病及骨骼肌肉系统疾病等慢性病最常见，这些疾病容易造成体质虚弱、行走缓慢、肌肉虚弱、生活质量下降等。因此，患者不仅需要进行肌力训练，也有必要进行耐力训练。增强肌肉耐力训练时要求肌肉每一次收缩所对抗的阻力适当减少，而重复收缩的次数相应增加，训练时间相应延长。可采用有氧训练的方法，常用的方式有散步、慢跑、自行车、打太极拳、游泳及无身体直接对抗的球类运动等，不仅可用于一般健体、强身，而且有益于老年人跌倒的预防与康复。

1. 有氧运动的运动强度 老年患者在进行有氧运动前要进行必要的体检，耐力训练对心血管等内脏系统影响较大，所以应严格控制有氧运动强度，运动强度的制定可通过以下三种方法：

（1）运动负荷试验：在心电监测下进行运动，可以实时掌握患者的呼吸、心率、血压、血氧等指标，以便客观调整患者的活动范围和运动强度，并能在患者出现不良症状或体征及心电图异常是及时终止运动。

（2）靶心率：是一种较为简便的方式，是指达到最大功能的 60%~70% 时的心率。年龄在 50 岁以上，有慢性病史的患者，靶心率＝170－年龄。在有氧运动中，心率达到靶心率的时间应超过 10 分钟，最好能持续 20~30 分钟，才能产生良好的效果。目前，市场上有较多的简易腕表式穿戴设备，可实时监测心率。

（3）Borg 自觉疲劳分级（rating of perceived exertion，RPE）：这是根据运动者自我

感觉疲劳程度来衡量相对运动强度的指标（表4-13）。因部分老年患者有心血管系统疾病，靶心率无法反映其运动耐力，尤其是部分心律失常的患者，故采取 RPE 不仅能简便的评估运动强度，而且能使老年患者的耐力训练更有持续性。RPE 与心率的对应关系是：RPE 12~13 级相当于65%~70%最大心率，RPE 15~16 级相当于80%最大心率，RPE 17~18 级相当于90%最大心率。老年人应该控制在 12~13 级。

表 4-13　RPE 分级

分级	6	7	8	9	10	11	12	13	14	15	16	17	18	19	20
RPE		非常轻		很轻		有点累		稍累		累		很累		非常累	

2. 有氧运动方式的选择　应根据患者的身体状况、体力情况及兴趣爱好来选择。尤其对于心血管疾病、骨关节疾病的患者在进行有氧运动前最好得到医生的建议，并且做好防护。

3. 有氧运动的持续时间及频率　持续时间可根据个人体质情况而定，老年人一般每次运动不少于20分钟，在训练前要进行5~10分钟的热身活动，训练结束后要有5分钟左右的整理活动。训练频率可保持每周 3~5 次的有氧运动，才能产生良好的累积效应。

（四）协调功能训练

部分老年患者容易跌倒是动作幅度过大或过小、参与运动的各肌群之间相互配合不良、本体感觉障碍、肌肉的收缩和松弛之间的转换不及时等原因所致。这部分老年患者需要进行协调功能专项训练。

1. 下肢的协调性训练

（1）仰卧位双下肢交替屈伸髋、膝关节，将一侧足跟放置于另一侧膝上，再沿胫骨前段滑至足背。

（2）坐位双足足跟固定，交替用足掌拍击地面，或一只足有节奏地拍击地面，速度由慢到快。

（3）站立位用协调性差的下肢作迈步的分解动作，再逐渐将动作连贯起来。

2. Frenkel 体操　是针对本体感觉消失的患者步态失调问题设计的训练治疗方案。也可用于小脑功能障碍及脑卒中后共济失调等患者。其训练要点是使患者学会用视觉代偿本体感觉。训练开始时，应在治疗师监护下进行，强调动作要慢，准确，位置要适当。为避免疲劳，每一课的每节体操不要超过 4 次，应在最初的简单运动完成后，再逐渐进行较困难的形式，患者能自己进行每节体操后，应让其每 3~4 小时练习 1 次。

（1）仰卧位练习：患者躺在表面光滑的床上或垫子上，足跟能很容易地沿着床面滑动，头部枕起，使其容易看到小腿与足。

1）沿床面滑动足跟，屈曲一侧下肢的膝、髋部，然后恢复到原位。对侧下肢重复这一动作。

2）同第一步屈曲髋、膝部，然后外展已屈曲的髋部，再恢复到屈曲位，最后恢复原位。

3）髋、膝部半屈，然后恢复到伸直位。以后加入外展和内收。

4）屈曲一侧下肢的髋部与膝部，按口令在屈曲或伸直的任何部位停顿。

5）同时同等地屈曲双下肢，再包括外展、内收、伸直。

6）同时使双下肢髋、膝部呈半屈位，再加入外展和内收、伸直。按口令停止在某一位置。

7）屈曲一侧下肢的髋、膝部，并把足跟抬高离床面 5cm，恢复到原来位置。

8）同 7）屈曲下肢，将足跟置于对侧髌骨上。连续增加运动项目，使足跟能接触到胫骨的中间、踝部、对侧足趾、膝关节以及小腿两侧的床面。

9）同 7）屈曲下肢，然后使足跟接触髌骨、胫骨、踝部和足趾。反向重复上述运动。

10）同 7）屈曲下肢，然后按口令将足跟接触治疗师所指的某一点。

11）屈曲髋部、膝部，并将足跟抬高床面 5cm。将足跟置于对侧髌骨上，再沿胫骨嵴慢慢地滑到踝部。反向重复上述动作。

12）用 11）方式，将足跟沿对侧胫骨嵴下滑，跨过踝部和足直至足趾。若足跟即将滑到足趾，对侧膝关节在做这一节操时应轻度屈曲。按口令停住在某一运动姿势。

13）双踝双膝处同一位置，双侧足跟抬离床面 5cm，同时屈曲双下肢，恢复到原来位置。按口令停留在某一姿势。

14）在足跟接触床面情况下，双下肢交互屈曲和伸展。

15）足跟抬离床面 5cm，双下肢交替屈曲和伸展。

16）足跟抬高床面 5cm，双下肢同时屈曲、外展、内收、伸直。

17）将足跟准确地置于治疗师在床上或对侧下肢指定的位置。

18）联合各种下肢运动，并使患者足跟随治疗师手指运动。

（2）坐位练习

1）在一张有靠背和踏板的扶椅上，练习维持正确坐位姿势 2 分钟。在没有扶手的椅子上重复上述动作。再在无靠背的椅子上重复上述动作。

2）治疗师计算仅足跟抬高离地面的时间，逐渐改为练习轮流将整个足抬离地面，然后准确地把足再放到地面指定的位置。

3）用粉笔在地面画两个"十"字标记，轮流使足顺所画的"十"字向前、后、左、右滑动。

4）按治疗师的节奏，练习从椅子上起身和坐下：屈曲膝关节，将足置于坐椅的前缘下方；躯干在股上方向前屈曲；伸直髋、膝，站起来，然后伸直躯干；向前稍屈曲躯干；屈曲髋、膝部坐下；伸直躯干，再坐回椅上。

（3）站位练习

1）侧走：侧走时容易平衡，因为患者不需要以足趾或足跟为枢轴，可减小其支撑的基底面。这一练习有节奏地进行：把体重转移到左足；右足移 30cm；把体重转移到右足；使左足向右足靠近。向右或左，每步的大小可以不同。

2）在 35cm 宽的平行线之间向前走：将右足恰好置于右边线的内侧，左足亦恰好置于左边线的内侧，强调位置要正确，走 10 步后休息。

3）向前走：把每步都踏在地板上绘好的足印上，足印应平行且离中线 5cm，进行 1/4 步、1/2 步、3/4 步及一整步的练习。

4）转弯：提起右足趾，右足以足跟为轴向外转动；抬起左足跟，使左小腿以足趾为轴向内旋转；将左足提到右足旁。

（4）松弛练习：焦虑会使中枢神经系统增加活动的紧张状态，对许多系统都有影响。神经肌肉系统因肌肉长时间收缩作出的反应，可引起肌肉关节不适，颈痛和头痛。长时间肌肉收缩产生的疼痛，会引起继发性反射性收缩，患者焦虑和紧张又将增加。使患者了解肌肉紧张，并知道如何控制或抑制肌肉紧张，能使这种继发性影响逆转。在一个安静而光线暗淡的房间里，让患者舒适地躺在治疗床上，头下放一个较小的枕头，同时膝部下方也放一枕头，以松弛髋、膝关节处的肌肉。足应受支撑，这样小腿肌肉也能松弛。紧身的外衣应解开。教患者使膈肌与腹肌正确地协调，与肋间肌一起作深而慢的呼吸以控制呼吸。教患者学会经口呼气，控制呼吸频率。当患者能在充分松弛状态下控制呼吸时，就开始正确地练习坐位或站位时的呼吸。

人能学会通过本体感觉知道肌紧张，且能在几乎所有情况下应用其来松弛紧张状态。让患者屈曲或伸直四肢的每一关节，教患者体会四肢肌肉收缩时的本体感觉，体会肌肉收缩时紧张与放松之间的差别。在交替进行松弛与紧张的练习中，每个关节处的肌群应分别加以考虑，以便使患者充分知道四肢每一部位的肌肉活动。患者应感觉到是肌肉紧张，而不是某一关节的紧张、位置或其运动。

五、卧床不起的预防和康复

国内外目前尚无卧床不起的统一诊断标准，有的国家将其定义为卧床时间≥1个月且不能恢复者为卧床不起。有的学者则认为应该定义为卧床时间≥1个月，经正规的康复治疗仍不能恢复者。后者不仅从时间上给予其界定，而且更重视其有效的干预措施，对卧床不起这一常见老年综合征的预防与康复给予了更多的关注。老年人发生卧床不起的原因很多，如年龄增长、生理功能衰退、各种疾患导致的功能障碍和错误的传统观念引起的废用综合征等。其中脑血管疾病是引起老年人久病卧床的首要病因（占50%以上）。由于老年人容易跌倒及骨质疏松症的高发，骨折也是老年人长期卧床的主要原因之一（占20%）。在卧床老人中，由跌倒所致的股骨颈骨折最多，其次是股骨、肱骨、肋骨、脊椎与胫腓骨骨折，骨折后进行石膏固定、卧床休息很容易导致肌肉萎缩造成关节挛缩或强直状态，使患者卧床不起。另外，类风湿关节炎、痛风性关节炎、糖尿病骨关节病等发展至晚期引起关节变形、强直，使患者活动受限进一步导致卧床不起。老年性痴呆和重症精神病、跌倒后综合征、误用综合征、晚期肿瘤和器官功能衰竭均能使老年人卧床不起。

老年人卧床不起应立足于预防，有些本来是轻症的疾病，因为没有对其进行适当的指导及早期康复，导致老年人卧床不起，最终造成长期卧床→废用综合征→全身症状恶化、合并症→使卧床时间更加延长的恶性循环。所以越是老年人越应及早离床，预防卧床不起的具体方案是：

1. 预防原发病，主要是脑卒中和骨折。

2. 防止人为制造的长期卧床，老年患者病情稳定后要强调早活动、早下床，避免延长卧床时间造成不良后果。

3. 康复训练应及早进行，至迟也应在发病后1周开始。

4. 康复应以提高日常生活活动能力、改善生活质量为目标，不能仅限于一般康复训练。

5. 晨起换衣、吃饭等日常生活不应躺在床上进行。

6. 改善居住环境，用好各种辅助器具，如靠背架、床边坐便器、轮椅、拐杖等，避免发生复合性残疾。

7. 积极利用社区康复设施，做好康复训练，以维持日常生活活动能力，预防久病卧床。

对于长期卧床的患者则可采取一定的康复训练方法逐步提高其肢体功能及日常生活活动能力。长期卧床的患者基本都存在心肺功能减退、血管功能减退、肌肉面积减少、平衡功能减退等功能障碍，为制定康复治疗方案时均应给予考虑。

（1）心肺适应性训练：由于长期卧床的患者始终保持平卧状态，心肺功能出现失用性减退，此时如果突然让患者由平卧位转换成直立位，容易导致其心血管功能及肺功能无法适应直立状态时机体的需求，出现直立性低血压、心率增快或下降、血氧饱和度下降。根据患者心率、血压、血氧反复调整电动起立床的倾斜角度即可对患者心肺功能进行锻炼，当倾斜角度达到60°左右而患者各项生命体征无明显波动时即可由平车转为轮椅转移。

（2）肌力训练：有研究表明，在完全不活动状况下，人的肌力每天会下降5%，卧床1周以上，肌肉的力量就可减少20%。随着卧床时间越来越长，肌力会不断减弱，肌肉逐步萎缩，尤其以股四头肌、腓肠肌萎缩无力最明显。同时长期卧床后食欲减退，食量减少，造成营养不良也会导致肌肉萎缩。因此，进行肌力训练是卧床不起康复治疗的重要措施之一（见跌倒的康复与预防之肌力训练部分）。

（3）平衡功能训练：长期卧床不仅导致心血管系统、肌肉骨骼系统功能失用性退化，而且感觉系统也会退化，尤其是本体感觉的退化使患者无法掌握平衡，丧失了安全行走的能力，所以下肢本体感觉的康复是患者恢复平衡觉、恢复行走能力的关键之一。

1）平衡功能反馈训练：在0°~30°膝屈曲位行平衡板训练；先双腿后单腿；先睁眼后闭眼。每天训练1次，每次30分钟。

2）盲视下膝关节多角度重复训练：可在家属的配合下完成，也可自己重复睁眼闭眼的训练。

3）半蹲训练：双腿半蹲和单腿半蹲（膝关节屈曲0°~30°），并用手抛球以分散注意力。每天训练1次，每次20分钟。

4）功率自行车练习：双腿交替用力，逐渐增加阻力和速度。每天练习2次，每次15~30分钟。

5）刺激腘绳肌、股四头肌快速收缩的功能训练：每天1次，每周5次，共4周。

通过以上训练可以促进关节本体感受器对压力与负荷的信息传导的敏感性、加强神经肌肉控制能力、提高神经肌肉的兴奋性和动力性稳定功能、恢复中枢神经系统对关节周围组织的控制和关节运动协调性。目前也有一些仪器设备既可以进行本体感觉测定，也可以进行训练，同时配备虚拟现实模拟系统，极大的提高了本体感觉的康复效果。

（4）关节活动度训练：长期卧床使四肢关节缺少活动，关节面和关节囊缺少刺激无法正常分泌滑液导致关节老化、挛缩，保持适当的关节活动可避免关节挛缩。关节活动度训练的方法有：

1）被动训练：适用于肌力在 3 级以下患者。患者完全不用力，全靠外力来完成运动或动作。外力主要来自康复治疗师、患者健肢或各种康复训练器械。被动训练的目的是增强瘫痪肢体本体感觉、刺激屈伸反射、放松痉挛肌肉、促发主动运动；同时牵张挛缩或粘连的肌腱和韧带，维持或恢复关节活动范围，为进行主动运动做准备。具体步骤：

①患者舒适、放松体位，肢体充分放松。

②按病情确定运动顺序。由近端到远端（如肩到肘，髋到膝）的顺序有利于瘫痪肌的恢复，由远端到近端（如手到肘，足到膝）的顺序有利于促进肢体血液和淋巴回流。

③固定肢体近端，托住肢体远端，避免替代运动。

④动作缓慢、柔和、平稳、有节律，避免冲击性运动和暴力。

⑤操作在无痛范围内进行，活动范围逐渐增加，以免损伤。

⑥用于增大关节活动范围的被动运动可出现酸痛或轻微的疼痛，但可耐受；不应引起肌肉明显的反射性痉挛或训练后持续疼痛。

⑦从单关节开始，逐渐过渡到多关节；不仅是单方向的，而且应有多方向的被动活动。

⑧患者感觉功能不正常时，应在有经验的康复治疗师指导下完成被动运动。

⑨每一动作重复 10~30 次，每日 2~3 次。

2）主动-辅助关节活动度训练：在外力的辅助下，患者主动收缩肌肉来完成的运动或动作。助力可由治疗师、患者健肢、器械、引力或水的浮力提供。这种运动常是由被动运动向主动运动过渡的形式。其目的是逐步增强肌力，建立协调动作模式。具体步骤：

①由治疗师或患者健侧肢体通过徒手或通过棍棒、绳索和滑轮等装置帮助患肢主动

运动，兼有主动运动和被动运动的特点。

②训练时，助力可提供平滑的运动；助力常加于运动的开始和终末，并随病情好转逐渐减少。

③训练中应以患者主动用力为主，并作最大努力；任何时间均只给予完成动作的最小助力，以免助力替代主动用力。

④关节的各方向依次进行运动。

⑤每一动作重复 10~30 次，每日 2~3 次。

3）主动关节活动度训练：适用于肌力在 3 级的患者，主要通过患者主动用力收缩完成的训练。既不需要助力，也不需要克服外来阻力。其目的是改善与恢复肌肉功能、关节功能和神经协调功能等。具体步骤：

①根据患者情况选择进行单关节或多关节、单方向或多方向的运动；根据病情选择体位，如卧位、坐位、跪位、站位和悬挂位等。

②在康复医师或治疗师指导下由患者自行完成所需的关节活动；必要时，治疗师的手可置于患者需要辅助或指导的部位。

③主动运动时动作宜平稳缓慢，尽可能达到最大幅度，用力到引起轻度疼痛为最大限度。

④关节的各方向依次进行运动。

⑤每一动作重复 10~30，每日 2~3 次。

4）四肢关节功能牵引法：通过将挛缩关节的近端肢体固定，对其远端肢体进行重力牵引，以扩大关节活动范围的一种关节活动度训练方法。适用于各种原因所致的关节及关节周围组织挛缩或粘连所致的关节活动度障碍患者。

①根据患者关节障碍的不同，选用各关节专用的支架或特制的牵引器。

②将所需牵引的关节近端肢体固定于牵引器上。

③在关节的远端肢体施加牵引力量，并使牵引力作用点准确落在被牵拉组织的张力最大点上。

④牵引力量应稳定而柔和，患者的局部肌肉有一定紧张或轻度疼痛，但不引起反射性肌痉挛且可耐受。

⑤牵引时间 10~20 分钟，使挛缩的肌肉和受限的关节缓缓地被牵伸。

⑥不同关节、不同方向的牵引可依次进行，每日 2~3 次。

5）连续被动运动（CPM）：是利用专用器械使关节进行持续较长时间的缓慢被动

运动的一种训练方法。训练前可根据患者情况预先设定关节活动范围、运动速度以及持续被动运动时间等指标，使关节在一定活动范围内进行缓慢被动运动，以防止关节粘连和挛缩。多用于关节术后的早期关节活动度训练，具体步骤：

①开始训练的时间可在术后即刻进行，即便手术部位敷料较厚时，也应在术后 3 天内开始。

②将要训练的肢体放置在训练器械的托架上，并予以固定。

③开机，选择活动范围、运动速度和训练时间。

④关节活动范围：通常在术后即刻在 20°~30° 的短弧范围内训练；关节活动范围可根据患者的耐受程度每日渐增，直至最大关节活动范围。

⑤确定运动速度：开始时运动速度为每 1~2 分钟为 1 个运动周期。

⑥训练时间：根据不同的程序，使用的训练时间不同，每次训练 1~2 小时，也可连续训练更长时间，根据患者的耐受程度选定，每日 1~3 次。

⑦训练中密切观察患者的反应及连续被动运动训练器械的运转情况。

⑧训练结束后，关机，去除固定，将肢体从训练器械的托架上放下。

6）牵张训练：牵张训练是通过治疗师被动牵张患者的肌肉和肌腱，或患者通过自身的姿势改变进行主动牵张训练，使肌肉、肌腱和韧带恢复长度，肌张力降低，关节活动度增加的一种训练方法。主要有以下训练方法：

①被动牵张：是由治疗师用力被动牵引患者肢体的一种牵张方法。牵张训练前，先做一些低强度的运动或热疗，以使关节组织有一定的适应性；先活动关节，再牵张肌肉；被牵张的关节应尽量放松；康复治疗师的动作应缓慢、轻柔、循序渐进地进行；每次牵张持续时间 10~20 秒，休息 10 秒，再牵张 10~20 秒，每个关节牵张数次。关节各方向依次进行牵张，每日 2~3 次；牵张中避免使用暴力或冲击力，以免损伤组织。

②自我牵张：由患者依靠自身重量为牵拉力被动牵张其挛缩的组织。常用的训练方法有：

a. 肩关节牵张训练：面向墙面，患侧上肢前屈靠墙，手指尽力向上爬墙。如有墙梯，手指可通过墙梯尽力向上。身体尽量向前靠拢，即可牵张患侧的肩关节前屈肌；身体侧向墙面，患侧上肢的手指侧向尽力向上爬墙，即可牵张患侧的肩关节外展肌。每次持续时间 5~10 秒，重复 10~20 次，每日 2~3 次；开始训练时肩关节有疼痛，牵张角度应小，时间应短，以后逐渐缩短身体与墙的距离，增加牵张角度与时间。

b. 髂胫束牵张训练：患侧侧身向墙，离墙站立，一手撑墙，一手叉腰，做侧向推墙动作，使患侧髋部尽量接触墙壁，即可牵张患侧的髂胫束；每次持续 5~10 秒，重复 10~20 次，每日 2~3 次；训练中应注意两足平放于地面而不离地，离墙壁距离可逐渐增加。

c. 股内收肌群牵张训练：两足分开站立，两手叉腰，重心移向健侧，同时稍屈健膝，患侧股内收肌群即被牵张；每次持续 5~10 秒，重复 10~20 次，每日 2~3 次；如两侧均需牵张，即可左右训练。两足分开站立，距离可根据需要增加或缩小。

另外，还可以使用其他治疗方法，如手法治疗（包括按摩、推拿、关节松动术等手法治疗）以及各种理疗方法等。

（李　翔）

第八节　下肢静脉血栓的预防和康复

下肢静脉血栓形成是临床常见的静脉回流障碍性疾病。老年人由于术后、偏瘫等长期卧床因为血管壁损伤、血流缓慢、血液高凝状态等危险因素很容易形成下肢静脉血栓。

一、下肢静脉血栓的预防

1. 主动或被动运动　凡有高危因素者，应告知患者下肢静脉血栓发生的原因、危险因素及后果；并详细告知下肢静脉血栓的早期症状，如有症状应及时就诊。有危险倾向的患者应通过主动、被动运动和由远端向近端的机械压迫方法进行预防治疗。

手术后卧床的老年患者应抬高双下肢30°，以利于下肢静脉血液回流，在无禁忌证的情况下应早期下床活动。存在高危因素的患者或者麻醉未清醒前应及时进行双下肢被动活动，如踝屈伸（踝泵练习）、内外翻、环转运动，其中以踝屈伸和环转运动的效果最佳。对于清醒的卧床患者应每日主动做踝泵及环转运动（>500 次/日）。

2. 间歇性气压式血液驱动仪　间歇性气压式血液驱动仪能加速下肢静脉血流速度，改善静脉血液凝滞状态。由于增压和减压的机械作用，可以产生搏动性的血流，从而促进下肢血液循环，防止静脉血栓的形成。

3. 弹力袜　术后卧床时间长患者，穿弹力袜可限制静脉过度扩张对预防下肢静脉血栓有效，长式至股根部弹力袜较短式到膝部的弹力袜效果更好。

间歇性气压式血液驱动仪和弹力袜禁忌证：肺水肿、充血性心力衰竭、下肢水肿严重；下肢皮肤坏疽、严重溃疡、皮炎等。

二、下肢静脉血栓的治疗和康复

1. 制动及抬高患肢　患急性深静脉血栓患者，需卧床休息 1~2 周，使血栓紧黏附于静脉内膜，减轻局部疼痛，促使炎症反应消退。在此期间，避免用力排便以防血栓脱落导致肺栓塞。患肢抬高于心脏水平，离床 20~30cm，膝关节处安置于稍屈曲位。

2. 抗凝治疗　是深静脉血栓形成现代最主要的治疗方法。正确地使用抗凝剂可降低肺栓塞的发生率和深静脉血栓形成的后遗症。其作用在于防止已形成的血栓继续生长和其他部位新血栓的形成，并促使血栓静脉迅速地再管化。

适应证：①静脉血栓形成后 1 月内；②静脉血栓形成后有肺栓塞可能时；③血栓取除术后。

禁忌证：①出血体质；②流产后；③亚急性心内膜炎；④溃疡病。

常用抗凝血剂有肝素和香豆素类衍化物。调整华法林的剂量要参考 INR 指标，以 INR 维持在 2.0~3.0 为最佳。

3. 溶栓疗法　急性深静脉血栓形成或并发肺栓塞，在发病 1 周内可应用纤维蛋白溶解剂，包括链激酶及尿激酶治疗。1984 年 Zimmermann 主张在血栓形成 2 周内，仍可应用溶栓药物。近年来，已研制成功作用仅限于血栓部位的新溶栓药物，使溶栓药物史上又增添新的一页。人体组织型纤溶酶原激活物（TPA），自子宫组织或人体黑色素瘤细胞瘤培养液中提取，能特异地激活血栓表面凝胶状态的纤溶酶原，但对血液循环中溶解状态的纤溶酶原无作用，故无全身影响，该药产量甚微，价贵。

4. 手术治疗　下肢深静脉血栓形成，一般不作手术取栓。但对于广泛性髂股静脉血栓形成伴动脉血供障碍而肢体趋于坏疽者（股青肿），则常需手术取栓。髂股静脉血栓取除术的手术时间，一般在发现血栓 72 小时内，尤以 48 小时内效果最好。手术时间越早，血栓与静脉壁粘连、炎症反应程度越轻，静脉内膜破坏越轻，继发血栓形成越少，手术取栓越可彻底，术后疗效更佳。

（陈雪丽）

第九节　常用医疗置管的康复管理技术

随着现代科技的快速发展，医学技术和医疗材料也日新月异，各种内置的医学置管在保障营养、维持生命、减少并发症的同时，也存在相关的不良反应和并发症。因此，医疗置管的放置和拔除的适应证、禁忌证、危害和注意事项等已成为康复管理中的重要组成部分。

一、经鼻胃肠管的康复管理技术

1. 鼻饲法（nasogastric gavage，NG）　是指将胃管经鼻腔插入胃内或空肠，从管内灌注流质食物、水和药物，以维持患者营养和治疗需要的技术。NG 临床上已广泛应用，尤其是老年患者鼻饲喂养发生率高，带管时间长，甚至有些需终身带管，有效的康复管理更为重要。

2. 适应证

（1）存在意识障碍、口腔疾患或胃肠手术后不能经口进食的患者。

（2）危重症患者。

（3）各种原因导致吞咽障碍的患者。

（4）重度痴呆或严重认知功能障碍不能经口进食的患者。

（5）拒绝进食的患者。

3. 禁忌证

（1）存在上消化道出血、食管和胃底静脉曲张的患者。

（2）鼻腔、食管手术后的患者。

（3）患有食管癌和食管梗阻的患者。

4. 常见并发症

（1）直接并发症

1）误吸、吸入性肺炎：吸入性肺炎主要是指口鼻咽部的分泌物和胃、食管的反流物误吸入下呼吸道，达肺泡及终末呼吸道引发的肺部炎性病变。老年人由于呼吸道防御功能的减退，同时常患有慢性疾病，是发生吸入性肺炎的高危人群，发病率高，并发症多，病死率高，表现多不典型，常缺乏肺炎的肺部症状，容易漏诊而延误病情。鼻饲喂养的老年患者，尤其是合并吞咽功能障碍、意识障碍和卧床不起者更易发生，且常反复发生，极易导致继发性损伤，甚至危及生命。发病前多有引起误吸的病史及相关的危险因素，鼻饲的老年人由于咽部感觉迟钝、咳嗽反射和吞咽反射减弱，常无明显呛咳表现，而表现为沉默性误吸，危害极大。

2）胃肠道并发症：是肠内营养支持过程中最常见的并发症。主要表现为呕吐、反流，以及交替发生的腹胀、腹痛、便秘、腹泻等。

①呕吐和反流：如有意识障碍，常造成误吸、肺部感染及败血症的发生。主要原因为胃潴留，单次喂养量过多、过快，营养液配方中脂肪成分过高，不耐受乳糖等。

②腹泻：原因多样，如纤维素摄入不足、速度太快（＞150ml/h）、喂养量太大（>500毫升/次）、微生物污染、营养液温度过低、胃排空迅速等。

（2）间接危害

1）卧床不起：由于鼻饲及其并发症限制了患者的活动范围和运动功能，卧床时间延长，尤其是老年患者，增加了卧床不起的发生率。

2）营养不良、贫血、消瘦、衰弱、死亡：随着鼻饲时间的延长，各种并发症的相继和反复发生，会继发营养障碍、贫血、消瘦以及产生衰弱等并发症，甚至导致死亡。

5. 康复管理

（1）老年综合评估：急性病治疗后鼻饲喂养的患者，尤其是老年患者往往合并多种复杂的临床问题，常规的医学康复管理模式不能满足这些患者的临床需求，常需要老年综合评估的管理模式进行全方位、多角度的综合管理。

综合评估内容（表4-14）：

表4-14 CGA 的具体评估项目

项　　目	问题和工具
1. 身体方面	
运动	是否存在卧床不起
营养	short nutritional assessment questionnaire（SNAQ）
	住院期间是否存在水、电解质紊乱
	是否存在吞咽障碍
	进食方式（正常、鼻饲、肠道外营养），食物形状（普通、半流质、流食）
	BMI（body mass index）
	是否存在口内不适
尿便问题	是否存在便失禁
	是否存在顽固性便秘
皮肤	是否有压疮
疼痛	visual analogue scale for pain

项　　目	问题和工具
2. 认知和心理方面	
谵妄	是否存在谵妄
	Confusement assessment method
抑郁	geriatric depression scale
认知功能	drawing clock test；
	mini-mental state ex 急性心肌梗死（AMI）nation
焦虑	是否焦虑
个人史	吸烟史
	饮酒史
	服用苯二氮䓬类药物情况
3. 功能状态	
ADL 功能	Barthel index（BI）
IADL 功能	IADL questions of lawton and brody
移动困难	是否使用助行器
4. 社会支持	
生活质量	EQ-5

1）意识状态评估：全面判断患者的意识状态，可以使用 Glasgow 昏迷量表进行评价。

2）功能状态评估：对患者的吞咽功能、认知功能、吞咽反射、咳嗽反射进行评估。

3）疾病评估：分析原发病和相关合并症治疗情况。

4）营养状况评估：使用简易营养评估量表进行评估，同时对患者急性病治疗期间和当前的饮食及营养供应情况进行评估，营养量和方式是否符合或是否能满足需求。

5）医学评估：血电解质、血红蛋白、血白蛋白、前白蛋白及体重指数等指标。

（2）多学科团队：基本成员由康复医师、吞咽治疗师、康复护士、营养师、药剂师、社会工作者组成，从不同方面对鼻饲患者进行评估，由主管康复医师定期主持召开，根据综合评估结果，制定、实施和修改综合康复治疗计划。

（3）综合干预计划：根据多学科团队进行全方位的评估结果，制定适合的综合康复干预计划，包括：

1）医疗方案：原发病、合并症和并发症的治疗计划。

2）吞咽功能康复计划：吞咽功能训练，食物的形状，"一口量"的设定等。

3）营养支持治疗：鼻饲喂养量、成分、性状、频次和每次量等，对经过规范的吞咽康复治疗，吞咽功能仍不能改善者，建议采取经皮穿刺胃造瘘术（PG）和胃空肠造瘘术（PGJ）。

4）药物管理：药剂师和临床医师探讨药物的合理、有效使用问题。

5）社会支持：社会工作者、患者及家属共同探讨如何有利于患者的康复治疗，找出问题点进行干预。

（4）拔管指征

1）神志清楚。

2）认知功能正常。

3）每餐经口进食量达到正常的1/3～1/2。

4）进食过程中无呛咳，经1周左右的观察无明显肺部感染迹象。

二、导尿管康复管理技术

急性病治疗、急救期间及某些手术后，需内置导尿管，依病情需要可分为短期使用及长期使用，短期使用导尿管通常定义为使用时间小于2周，长期使用导尿管通常定义为使用时间大于2周。许多老年人由于认知功能受损或意识障碍导致长期保留导尿管，甚至持续开放，虽然减轻了护理工作量，但其危害较大。

1. 适应证

（1）膀胱阻塞无法排尿者。

（2）各种原因导致的尿潴留患者。

（3）盆腔内器官手术前导尿，排空膀胱，避免手术中损伤。

（4）尿失禁且会阴周围有皮肤破损，或临终护理解决患者尿失禁的情况；昏迷、尿失禁或会阴部有损伤时，保留导尿以保持局部干燥、清洁。

（5）某些泌尿系统疾病手术后，为促使膀胱功能的恢复及切口的愈合，常需做留置导尿。

（6）抢救休克或垂危患者，正确记录尿量、比重，以观察肾功能。

2. 长期保留导尿的危害

（1）尿路感染：是引起尿道口溢尿和长期留置导尿患者常见的并发症之一，随着置管时间的延长，发生率增加。留置时间与尿路感染发生率呈正相关。长期导尿的患者几乎100%发生菌尿。因为更换导尿管破坏了系统的密闭性，为细菌感染提供了机会。长期留置导尿管的患者，尿路感染率与损伤频率成正比，频繁多次更换导尿管是导致尿路感染的重要因素。长期留置导尿管相关尿路感染的危险因素有置管时间长、放置时无菌操作、引流袋位置及排空时间、性别、年龄、长期卧床、失禁、潜在性疾病（如糖尿病或前列腺增生症）等。而尿潴留、长期卧床及老年患者更因长期放置导尿管罹患尿路感染的概率增加，而且迁延难愈。

（2）膀胱萎缩：长期留置导尿管可使膀胱壁收缩功能下降，引发膀胱功能性萎缩及容量减少。

（3）肾功能损伤。

3. 排尿的康复管理

（1）建议早期拔管，减少发生相关并发症。

（2）脊髓损伤而尿潴留的患者采用间歇清洁导尿，并严格每日进水量和时间。

（3）在保留导尿期间应定时开放尿管，视情况2~3小时开放1次，避免持续开放导致膀胱萎缩；对已出现膀胱萎缩的患者应先进行膀胱恢复性训练，逐渐增加膀胱容积。

（4）良好的康复护理：严格无菌操作，保持集尿袋低位，防止逆流，保持尿道口和会阴部清洁等。

（5）尽量避免长期保留导尿。

三、气管切开管康复管理技术

1. 长期置管的危害 气管切开术（traceotomy）系切开颈段气管，放入金属气管套管，气管切开术是解除喉源性呼吸困难、呼吸功能失常或下呼吸道分泌物潴留所致呼吸困难的一种常见手术。长期放置会导致以下并发症：

（1）脱管：常因固定不牢所致。脱管非常紧急且严重，如不能及时处理将迅速发生窒息，停止呼吸。

（2）出血：可由气管切开时止血不彻底，或导管压迫、刺激、吸痰动作粗暴等损伤气管壁造成。患者感胸骨柄处疼痛或痰中带血，一旦发生大出血时，应立即进行气管插管压迫止血。

（3）皮下气肿：为气管切开术比较多见的并发症，气肿部位多发生于颈部，偶可延及胸及头部。当发现皮下气肿时，可用甲紫在气肿边缘画以标记，以利观察进展情况。

（4）感染：亦为气管切开常见的并发症。与室内空气消毒情况、吸痰操作的污染及原有病情均有关。

（5）气管壁溃疡及穿孔：气管切开后套管选择不合适，或置管时间较长，气囊未定时放气减压等原因均可导致。

（6）声门下肉芽肿、瘢痕和狭窄：气管切开术的晚期并发症。

2. 拔管指征

（1）评估患者整体状态，意识是否清醒，肺部感染控制程度，痰的质、量程度，是否有缺氧现象，吞咽情况，呛咳情况等。

（2）拔管前准备：一定要取得家属同意及配合，最好有计划的堵管，评估堵管后气道通畅程度，咳痰排痰顺利程度，吞咽功能预测，进行拔管前的训练，循序渐进。

（3）拔管后密切观察，短期内如果气道状况不理想，可以再次置入套管，并逐渐训练，条件成熟后再次尝试拔管，安全第一。

（4）吞咽反射活跃：用鼻导管吸咽部痰时，患者恶心、呕吐，或者进行气管吸痰时患者出现呛咳以及欲将插管吐出的现象。吸引不足引起呛咳反射时无论其他体征如何，不能拔管。

（5）呼吸通畅：能听到明显的呼吸音及痰鸣音，用手在导管口能清楚感觉到气流。呼吸囊随呼吸正常起伏，潮气量大于 8ml/kg。

（6）肺部呼吸音清楚：患者平卧位，听诊双肺呼吸音清、对称。

（陈雪丽）

第五章　护理技术

本章主要阐述急性后期常用的护理技术，包括饮食、排泄、洗浴、预防压疮、常用管路照护等护理技术。护理技术的规范应用，不仅可以减少老人的功能退化和并发症，也可避免老人因失能影响生活质量，造成医疗资源的浪费，甚至可以降低死亡率。

第一节　急病后期（康复）护理原则及方法

急性后期即康复期，康复期护理的目的使老人尽可能减少继发性功能障碍，使残余的功能和能力得到维持和强化，最大程度地恢复日常生活活动能力，提高生活质量。

一、护理原则

急性后期，即康复期的护理原则是早期同步、主动参与、功能重建、整体全面和注重实用。

早期同步，即早期预防、早期进入，与临床护理同步进行。把康复护理的重点放在急性期和恢复早期，这是功能恢复的关键。主动参与，即由替代护理过渡到促进护理和自我护理，激发老人独立完成活动。功能重建，即残疾发生后应按照复原、代偿、使用的原则重建功能。整体全面，即把老人作为整体，从身心以及职业、社会各方面，运用各种康复护理的方法，实现全面康复。注重实用，即功能活动的引发应与日常生活活动相结合，与老人的家庭、社区环境相结合，以促进其生活能力的提高。

二、护理方法

（一）营造适宜的环境

1. 保持适宜的温湿度　室内定期通风换气，保持空气新鲜，应有冷暖设备，维持室温在 22~26℃，湿度在 40%~60%。

2. 保证安全的环境

（1）保证充足的阳光和适当的采光，房间、走廊光线充足，夜间入睡后也需有低亮度照明设施。

（2）地面平整防滑，地面拼接处要平整，台阶高度小于15cm，台阶边缘有明显标识。

（3）居室的门窗方便老人开关，各个房间的门不应设门槛，便于行走和轮椅等器械通过。

（4）室内环境整齐，移去影响老人活动的障碍物。家具忌高大笨重，要方便老人取物。家具棱角处应加防护装置，避免老人磕碰造成伤害。床的高度以老人坐在床上足底能完全着地，膝关节与床呈90°最为理想，床宽至少需100cm，有条件可以达120cm最好，使老人能安心翻身坐起。床垫硬度以能在床垫上"放心行走的硬度"为基准。床下应保留一定空间。桌子的稳固性要好，脚下不得使用有绊脚的设施和装置。尽量使用有扶手的椅子。

（5）厕所与浴室的设计要适合不同老年人的需要。坐便器、淋浴器等设备的安装尺寸应考虑老人的使用方便与安全，并采取相应的措施。卫生间地面应防滑，墙上安装扶手，并在可能的情况下安装紧急呼救系统。

3. 选择适宜的设备

（1）轮椅的选择：选择轮椅必须以使用者为中心，根据老人的肢体障碍类型与程度来选择，规格尺寸与使用者的身材相适应，达到乘坐舒适、稳定；轮椅还应结实、可靠、耐用，进行转移时与地面固定牢固，避免晃动；易于折叠和搬运；驱动省力，能量消耗少。

1）座位宽度：测量坐下时两臀间或两股之间的距离加5cm，即坐下以后两边各有2.5cm的空隙。座位太窄，上下轮椅比较困难，臀部及股部组织受到压迫；座位太宽则不易坐稳，操纵轮椅不方便，双肢易疲劳，进出大门也有困难。

2）座位长度：测量坐下时后臀部至小腿腓肠肌之间的水平距离，将测量结果减6.5cm。若座位太短，体重将主要落在坐骨上，易造成局部受压过多；若座位太长会压迫腘窝部影响局部血液循环，并易刺激该部皮肤。对股部较短或有髋、膝屈曲挛缩的老人，则使用短座位较好。

3）座位高度：测量坐下时足跟（或鞋跟）至腘窝的距离，再加4cm，放置足踏板时，板面至少离地5cm。座位太高，轮椅不能入桌旁；座位太低，则坐骨承受重量过大。

4）坐垫：为了舒服和防止压疮的发生，轮椅的椅座上应放坐垫。常见的坐垫有泡沫橡胶垫（5~10cm 厚）或凝胶垫。

5）轮椅椅背高度：椅背越高，越稳定，椅背越低，上身及上肢的活动就越大。适当的扶手高度有助于老人保持正确的身体姿势和平衡，并可使上肢放置在舒适的位置上。还可以增加手柄摩擦面，车匣延伸，防震装置，扶手安装臂托，或是方便老人吃饭、写字的轮椅桌等装置来满足特殊老人的需求。

（2）助行器的选择：助行器高度需根据使用者的身高调节，以使用者双手握住助行器把手，肘关节角度 120°左右为宜。上肢肌力较弱者可选择有前轮的框式助行器。阶梯式助行器不但有助行作用，而且有助起、助坐功能，甚至可以作为马桶助力架使用，适用于下肢力量不足者。

（3）拐杖的选择：拐杖有普通手杖、折叠手杖和四角拐杖等，使用者根据需求选择使用。选择时需注意，拐杖尖端应有防滑橡胶足垫，保证使用者安全。拐杖高度需根据使用者的身高调节，以使用者握住拐杖把手，肘关节角度 120°左右为宜。

（二）合理满足老人自理需求

1. 老人的生活自理能力是指其在生活上能自己处理日常生活琐事，如进食、沐浴、排泄等。合理满足老人的自理需求，要求护士通过进行日常生活活动能力的评估，判别老人自理能力缺陷的程度，根据评估的结果有针对性地实施护理。其原则是鼓励老人"自我护理"，在病情允许的情况下，护士以评估结果为依据，通过引导、鼓励、帮助和训练，帮助老人发挥身体的残余功能和潜在功能，以替代丧失的部分能力，使老人最终能部分或全部照顾自己。

2. 老人的日常生活活动能力受年龄、视力、疾病因素、情绪因素的影响，对老人的评估应结合生理、心理和社会健康全面进行。老人日常生活活动能力的评估主要是用量表进行评定，如 Barthel 指数（表 5-1），其广泛应用于临床，包括 10 项内容：进食、转移、修饰、如厕、沐浴、平地行走、上下楼梯、穿衣、尿便控制。每个项目根据是否需要帮助及其帮助的程度分为 0、5、10、15 四个等级，总分 100 分，得分越高，独立性越好，依赖性越小。日常生活活动能力缺陷程度为：生活自理：100 分；轻度功能缺陷：75~95 分；中度功能缺陷：50~70 分；严重功能障碍：25~45 分；极严重功能缺陷：0~20 分。

表 5-1 Barthel 指数评定量表（BI）

项　　目	完全独立	需部分帮助	需极大帮助	完全依赖
1. 进食	10	5	0	—
2. 沐浴	5	0	—	—
3. 修饰	5	0	—	—
4. 穿衣	10	5	0	—
5. 控制排便	10	5	0	—
6. 控制排尿	10	5	0	—
7. 如厕	10	5	0	—
8. 床椅转移	15	10	5	0
9. 平地行走	15	10	5	0
10. 上下楼梯	10	5	0	—

（三）给予老人精神支持

大多数老人急病后都会出现卧床不起，照护不仅要协助其"站起"及"坐起"，精神支持也很重要，唤起老人参与的热情很关键，老人的主动参与必将使护理的效果事半功倍。医护人员应针对不同老人对医院和病情的了解，对其进行入院宣教，帮助老人了解所需要的信息，缓解紧张、恐惧的心理压力。在心理护理过程中护士应做到热情接待，给予详尽周到的入院宣教，使老人尽快熟悉陌生环境，缓解紧张情绪。动作轻柔、治疗准确到位，以取得老人的信赖。细心观察，及时与老人沟通交流，掌握老人心理变化过程，并根据不同年龄阶段的特点和不同个体的性格，给予及时正确的帮助和疏导，帮助老人建立战胜疾病的信心，使之努力配合治疗。

（四）做好健康教育

健康教育是通过有计划、有组织、有系统的社会和教育活动，促使老人自觉地采纳有益于健康的行为和生活方式，消除或减轻影响健康的危险因素，预防疾病，促进健康，提高生活质量。护士应教会老人和家属在住院期间完成"替代护理"到"自我护理"的过渡，教育老人学会如何进行自我护理，避免并发症的发生，帮助老人树立健康意识，协助其制定一个长远的康复训练计划，促使养成良好的行为生活方式。教育家属掌握常用的护理技术及注意事项，使老人在回归社区和家庭后能继续坚持康复训练。

（王艳艳　吴卫东）

第二节 饮食照护

在医院及养老机构我们常会看到将床头抬起 60°左右进食，对老人来说，这种姿势最不适合进食。因为视线朝上难于看到所吃的食物，汤汁等也易于洒落。此外后背所垫之物会压迫肩及肩胛骨，导致手臂难以活动。更严重的是因食物、饮料盲目地流入咽喉而易产生呛咳，甚至可引发肺炎及支气管炎。本节通过介绍吞咽过程、饮食照护的技巧及吞咽功能训练，帮助老人安全的经口进食，保证营养。

一、吞咽过程

1. 口阶段　包括口准备阶段和自主阶段。

（1）口准备阶段是指咀嚼食物，将食物与唾液充分混合形成食团，使食物适合吞咽。这个过程中唇、舌、颊、软腭将食物围在口中，避免流出或提前跨过舌根部进入咽部。

（2）自主阶段是指舌和颊肌推进食团开始向后运动到进入咽部之前的过程。

2. 咽阶段　是指食团从进入口咽部到通过食管上括约肌进入食管的这一阶段。

3. 食管阶段　从口腔到食管的食物通道，与从鼻腔到气道的空气通道在咽喉部汇合。

二、进食照护

平常我们通过无意识地调整"适当的食物大小"、"一定的湿度"、"经鼻入肺的空气交换暂时停止"这三个条件，而将食物送入咽喉部。如果这些条件尚未调整好，食物失控地滑落进咽喉部，就有误入气道的危险。经口进食时，理想的环境，良好的姿势，适宜的食物形态，方便使用的餐具和正确的喂食方法均极为重要。

1. 进食环境　创造一个安静的环境，使老人专心进食，不要与正在进食的老人交谈。充足的光线有利于老人看清食物。温馨的色彩，能够增进人的食欲，可为老人选用一些橙色系的餐桌、餐具等。

2. 进食姿势　理想的进食姿势是坐靠背椅，姿势前倾，餐桌平脐，足跟着地，如果情况允许尽量采取此姿势。卧床老人进食时，应协助其在床上坐起，膝下垫软枕。对于不能坐起的老人，将床头抬高 15°~30°，头偏向一侧，协助其进食。面瘫老人头偏向健侧。

3. 食物形态　为有吞咽障碍的老人选择容易吞咽的食物，其特征是密度均一，有适当黏性，不易松散，通过咽及食管时容易变形，不易在黏膜上残留，如鸡蛋羹、果冻、布丁、豆腐等黏稠的食物较为安全。对于饮水呛咳的老人，可以在水中添加琼脂、藕粉等增加水的黏稠度，减少呛咳，预防肺炎的发生。

4. 进食器具　选择餐具一般会注意餐具的材质和花色，为老人选择餐具时还需注意餐具的重量、保温性和稳定性等。对于无法使用筷子的老人，应根据老人抓握障碍的程度，选择粗把勺子或带有固定装置的勺子等，尽量满足老人自己进食的需求。

5. 协助进食　对于自己进食有困难的老人，如面瘫、上肢无力或瘫痪等，应予以适当指导与协助，只要有可能就让老人自己进食。

（1）面瘫：指导老人将食物送入口腔健侧，每次进食后用手挤压患侧面颊，用手指伸入口腔，清除患侧颊部残留食物，然后漱口，最后用镜子检查口腔，确定口腔内无残留的食物。

（2）上肢无力：尽量让老人自己拿勺子，依程度不同照护者可握住老人不同的部位（手、手腕、前臂、肘部），协助老人将食物送入口中。

（3）上肢瘫痪：照护者需协助老人进食，食物应从正前方提供，以便老人能嗅、看到。匙入口后，坚定地在舌1/3后下压，并倾出食物，然后迅速撤出。立即闭合其唇和下颌，使头轻屈，以利吞咽。原则上食团入口位置应利于舌的感觉与传送。

三、吞咽训练

1. 舌肌训练　舌做水平、后缩、侧方运动和舌抬高运动，并用勺或压舌板给予适当的阻力。用舌尖舔下唇后转舔上唇。用舌尖按压硬腭部。如果不能做自主运动，可由照护者用纱布把持舌进行上下左右运动。当舌有一定运动功能时，可指导老人将舌抵向颊后部，用手指指其面颊某一部位，老人试用舌顶推，以增强舌肌力量。

2. 喉上提训练　老人头向前伸，使颏下肌伸展2~3秒，然后在颏下施加阻力，嘱老人低头，抬高舌背，即舌向上吸抵硬腭或做辅音"g、k、c、h"的发音训练。或嘱老人发"哦、啊、咿-哦"的音，通过音调变化，使喉部主动运动。

3. 吞咽肌训练　练习吹气、后缩、微笑等运动来促进唇的运动，加强唇的力量。练习发音来做张闭口动作，如发："a、yi、wu、f"等音。促进口唇肌肉运动，吸吮是一种有效的训练面肌的方法。空咀嚼可用来训练咀嚼肌。

4. 吞咽策略

（1）转头策略：是将头转向咽肌麻痹的一侧，使食物绕过喉前的一侧，饮食不通过麻痹侧，仅利用健侧咽的功能，提高咽对食物的推进力。

（2）空吞咽：每次吞咽之后反复做几次空吞咽，防止食物在吞咽部聚集发生误吸。

（3）交互吞咽：每次进食吞咽后饮少量的水，既有利于刺激诱发吞咽反射，又能去除咽部残留食物。

（4）点头伴吞咽：会厌谷是容易存留食物的部位，颈部先后屈，会厌谷会变得狭小，残留食物可能被挤出。继之颈部尽量前屈，形似点头，同时做空吞咽动作，就可以去除残留食物。

（5）诱发吞咽反射的手法：用手沿着甲状软骨到下颌，上下摩擦皮肤，通过吞咽肌群的感觉，诱发吞咽反射。

对于不能经口进食的老人，我们采取鼻饲或胃造瘘的方法保证营养。

（于冬梅）

第三节　排泄照护

老人随着年龄的增加及疾病等原因，导致排泄功能的异常，可表现为便秘、腹泻、排尿困难、尿失禁等。排泄异常不仅会影响老人的日常生活，而且在心理上也会造成很大的负面影响，因此，排泄照护相当重要。照护人员应能及时发现老人排泄物的异常情况，掌握老人异常排泄的照护方法及各种排泄器具和用品的使用方法。

一、排泄物观察

老人的排泄功能随着年龄的增加逐渐衰弱，容易引起排泄障碍，因而照护人员要注意观察老人的排泄次数，排泄量，排泄物的形态、颜色、气味等，以便及早发现问题。

（一）尿的观察

1. 正常状况（表5-2）

2. 异常状况　观察尿液是否正常，可以从其次数、量和颜色等方面观察（表5-3、表5-4）。

表 5-2 尿的正常状况

表象	正常状况
次数和量	成人每天尿量为 1500~2000ml，日均排尿 4~6 次。排尿次数、排尿量与个人的习惯、饮水量、运动量、气候、出汗有很大关系
颜色和气味	正常尿液呈淡黄色，澄清透明，没有恶臭味，如果放置过久，颜色可加深并逐渐变混浊

表 5-3 尿次数和量的异常状况

异常种类	排量或次数	适用症状
多尿	日排尿量超过 2500ml	若伴有口渴，主要见于糖尿病、肾脏疾病、内分泌疾病（如尿崩症等）
少尿	日排尿量少于 400ml	常见于充血性心力衰竭、肝硬化、慢性肾功能不全、尿路阻塞等疾病
夜尿	夜间的排尿次数增多，尿量达到或超过白天的尿量	常见于心脏或肾功能不全、肾动脉硬化，肾硬化症时也出现夜尿，慢性肾盂肾炎、前列腺肥大的早期症状也使排尿次数增多，特别是在夜间出现尿频

表 5-4 尿颜色的异常状况

种类	颜色	产生原因
血尿	红色	常见于肾小球肾炎、肾盂肾炎、膀胱炎、肾结核、肾肿瘤及泌尿系结石
混浊尿	浑浊	尿内含有大量脓细胞、上皮细胞、管型细胞或细菌等炎症渗出物，另外，还应排除蛋白尿的发生，蛋白尿是肾炎的主要表现
血红蛋白尿	尿色呈浓茶色或酱油色	多由血管内溶血、红细胞破坏、血红蛋白释放入血造成，尿潜血试验呈阳性反应，常见于急性溶血、恶性疟疾、血型不合的输血等
胆红素尿	外观呈深黄色，振荡后泡沫呈黄色	尿液中含有大量结合胆红素，多见于阻塞性或肝细胞性等肝胆疾患造成的黄疸症
乳糜尿	外观呈不同程度乳白色混浊状，并含有大量脂类微粒	肠道吸收的乳糜液未经正常的淋巴道引流入血而逆流进入尿液所致，常见于血丝虫病，也可由各种原因造成淋巴阻塞而致乳糜液进入尿液

（二）粪便的观察

1. 正常状况（表5-5）

表5-5 粪便的正常状况

表象	正常状况
次数和量	成人每日排便1~3次，平均量为100~300g。排便量的多少根据食物摄入量、种类、液体摄入量、排便次数和消化器官的功能状况而不同。进食细粮及肉食为主者，粪便细腻而量少；进食粗粮，尤其是食用大量蔬菜者，粪便量大。肠、胃、胰腺有炎症或功能紊乱时，因为分泌、消化、吸收不良，粪便量也会增加
颜色和形状	正常成年人的粪便呈黄褐色、柔软，成形与直肠的形状相似，含少量黏液，有时伴有未消化的食物残渣
气味	与摄入的饮食有关，如食肉多，臭味浓厚；食糖多，容易发酵，会发出很浓的酸味

2. 异常状况（表5-6）

（1）次数和量：排便次数增加或连续几天无排便。

（2）形状、颜色：对特殊形状、颜色的粪便，照护人员应予以重视。

表5-6 粪便的类型

种 类	形状与颜色	产生原因及对策
柏油样便	形如熬好的沥青膏，漆黑发亮，呈稀薄状。落入水中可见周围泛出血红色或暗红色的粪便稀释液	是十二指肠以上消化道大出血的征象，有时还可能伴有呕血。主要由溃疡病、肝硬化、胃癌、动脉硬化等疾病引起。遇到这种情况应立即到医院去诊治
咖啡样便	粪便颜色偏深，呈咖啡色	提示小肠和大肠出血，有时上消化道出血量少会出现，应与服用药品（如治疗贫血的铁剂，含碳、铋的药物）及吃过动物血类的食品和绿色蔬菜加以鉴别
鲜血样便	粪便表面挂一些血迹或便后滴出鲜血，多则涌出，有时还会伴有暗红色血块	多为直肠和肛门出血，如直肠肿瘤、结核、痔等；或为其邻近脏器病变穿破入肠管而造成，如子宫疾病等

续 表

种 类	形状与颜色	产生原因及对策
白陶土样便	颜色呈白陶土样	由于肝脏或胆管发生阻塞，黄色的胆色素类物质不能由肝胆排入肠腔内形成，多数还伴有明显的黄疸，在老人则多由肿瘤所致，应引起警惕。要与吞服钡餐做 X 线胃肠检查后的粪便加以区别
稀粪便、黏液粪便、脓血粪便	排便次数频繁而稀薄，并伴有恶心、呕吐，便中混有脓血、伴有里急后重及发热、恶心、呕吐甚至休克、昏迷等症状	多为肠炎或消化不良所致，可能由细菌性痢疾造成，要尽快就诊
	慢性混有脓血的大便	可见于阿米巴痢疾及肠内恶性肿瘤，如经过一般抗菌治疗无效，应尽快就医
其他	粪便形状正常为柱状，呈条形软便，但在某一角度上存在沟痕	由直肠肛门内的突起病变划过便表面造成 应尽快查出病源，及早治疗
	粪便外形呈细条、扁平带状	表示直肠或肛门有狭窄部分

3. 气味

（1）酸臭味见于消化不良。

（2）腐臭味见于直肠溃疡、肠癌。

（3）腥臭味见于上消化道出血。

二、排泄照护

（一）老人如厕排泄照护

1. 便于老人使用的厕所

（1）厕所的面积不能太小，至少要能够宽松地容纳两个人，门要宽，以方便推进轮椅。

（2）灯光要明亮，通风良好，室温要适度，地不滑，便于清扫。

（3）最好有坐便器，坐便器周围要安装扶手，扶手和卫生纸的摆放位置要方便老人使用。

（4）要在厕所内安装电铃或呼叫器，以便老人在出现意外或者便后自己不能处理时叫人帮助。

2. 如厕排泄照护要求

（1）协助老人排泄时，只要帮其做他自己力所不及的事。如果什么事都帮他去做，反而会让老人不高兴或增加他的依赖心理。

（2）掌握排泄的时机：应掌握老人排泄的规律，估计老人该排泄的时候就要主动询问其是否需要排泄。

（3）排泄时不要催促老人，否则会使老人紧张，未排干净就结束，长此以往，容易造成失禁。

（4）热心、耐心地对待老人的排泄要求：当老人提出排泄要求时，照护人员要积极对待，千万不能嫌麻烦或对老人的排泄要求冷漠对待，因为老人看到不耐烦的情绪或冷漠的态度，会想"算了，不去厕所了，免得麻烦人"，这样强行憋尿、憋便，易导致失禁或因精神紧张而甘心使用尿布等。长此以往，易出现排泄心理障碍。

3. 如厕排泄时操作步骤

（1）小心扶住老人入厕，让老人一只手抓住扶手或扶着墙站好，另一只手脱去裤子。若老人身体不便，不能自理，照护人员再加以协助。

（2）在老人往坐便器上坐的时候，要让老人用两手搂住照护人员的脖子，照护人员的一条腿插在老人两腿之间，用双手抱住老人的腰，让其慢慢坐到便器上。

（3）排完便后，协助老人一只手抓住扶手稍稍起身或稍往前挪动身体后擦净肛门。如果有条件可用冲洗器冲洗肛门和尿道口。

（4）冲洗后，照护人员和老人都要洗手，老人洗手若不方便，要协助其完成。

（5）搀扶老人回房间。

（二）老人使用移动式便器的照护

1. 移动式便器的适用人群

（1）厕所小，不能同时容纳照护人员和老人，必须在房间里排泄的老人。

（2）能够下地，但是行走不便的老人。

（3）夜间上厕所不方便的老人。

2. 使用移动式便器的步骤

（1）把便器放在床边或墙角处，使其相对稳定，还可以利用扶手或专用支架保持便器的稳定。

（2）打开便器盖，协助老人从床上移到便器上。移动时照护人员要站在老人的对面，老人用双手围住照护员的颈部；照护员稍微分开老人的双腿，把一条腿插入老人双腿之间，用双臂抱住老人腰部，把老人从床上扶起，慢慢移动到移动式便器上。

（3）帮老人解开腰带，脱裤到膝下，抱着老人慢慢移动到坐便器上。

（4）等老人排泄结束后，给老人递卫生纸，抱着老人身体略微往前移动，让老人擦净肛门，再将老人慢慢地从便器上扶起。

（5）帮老人洗手。

（6）搀扶老人回到床上。

（7）把移动式便器的便盆拿到厕所倒掉排泄物，用清水冲洗便盆，倒排泄物时要注意观察排泄物的颜色、形状。

（8）擦干便盆的水分，把便盆重新装好，盖好外罩，放回原处。

（9）打开窗户或排气扇，通风换气。

3. 使用移动式便器的注意事项

（1）一定要把便器放在相对稳定的地方。

（2）如果老人半身不遂，排便时要把便盆放在健康的一侧。

（3）为保护老人的健康隐私，排泄时关上门，若是在多人住室，则要用帘或屏风挡住他人的视线。

（4）老人便后要迅速收拾、清洗便器，要注意给房间换气，及时排除异味。

（5）把移动式便器放在老人的屋里暂时不用时，要用罩盖住，以免影响他人的视觉效果。

（三）老人使用尿壶、便盆、尿垫时的照护

1. 尿壶的使用

（1）准备工作

1）准备尿壶：男性用的尿壶和女性用的尿壶开口形状不同，男性用的尿壶开口小，而女性用的尿壶开口大。

2）其他用品：如卫生纸、尿垫、热水盆、毛巾等。

（2）帮男性老人接尿的照护步骤

1）床上铺尿垫。

2）让老人仰卧或侧卧。

3）帮老人解腰带，脱裤子至膝下位置。

4）帮老人两腿屈膝、分开（不能屈膝时，在老人的膝下垫上卷好的浴巾等），照护人员打开尿壶盖，将老人的阴茎插入尿壶。用叠好的卫生纸垫在尿壶口下面，以免尿液洒出。若老人坚持侧卧排尿，则让老人健康一侧的手拿尿壶自己接尿。

5）确认老人排完尿后盖好尿壶盖。把尿壶放在地上，用卫生纸擦净老人的尿道口，帮老人穿好裤子。撤除尿垫，用湿的热毛巾帮老人擦手。

6）收拾用物：把尿壶拿到厕所间倒掉（倒尿时要注意观察尿液是否正常），用干净水反复冲洗尿壶。

（3）帮女性老人接尿照护步骤：帮女性老人接尿的操作步骤与帮男性老人接尿的操作步骤大致相同，只是女性老人最好取仰卧位排尿（因为采取其他体位排尿时易出现接尿困难，且易污染被褥）。

2. 便盆的使用

（1）准备用品：需准备的用品有便盆、尿垫、卫生纸、装有热水的洗脸盆、毛巾、擦手巾等。

（2）照护步骤

1）关上窗户，拉上窗帘，以免老人受寒，并保护老人的个人隐私。

2）若是冬天，应先用热水温暖便盆，或用报纸包住便盆，以免冰凉的便器直接接触老人的皮肤。在便盆里可以铺一些卫生纸，以方便使用后刷洗。

3）帮老人解腰带，脱裤子至膝下位置，在其身下铺尿垫。

4）放置便盆：告诉老人要放置便盆了，以便获得老人的配合。操作方法：①若老人能自己抬起腰部，就先让老人屈膝，照护人员在老人的配合下，用一只手臂托起老人的腰部，另一只手将便盆迅速放入老人臀下；②若老人无法靠自己的力量抬起腰部，则可以用一条宽腰带牢牢地系在老人的腰部（带子不要系太紧，但最好是贴近身体，以便于抬起身体），照护人员用一只手提带子把老人的腰部提起，另一只手把便盆从老人的两腿之间插入臀下；③也可让老人侧身躺下，把便盆贴在其臀部放好后在轻轻地把老人身体翻转过来（侧卧时让老人背对着照护人员），仰卧后，让老人稍微屈膝，以确认便盆的位置是否合适。

5）等候老人排便：如果老人排便时间较长，可以在老人的枕边放置呼叫铃，以便老人排便后通知照护人员过来收拾。

6）老人排便后，照护人员迅速将便盆抽出来（抽出便盆时的动作参照插入便盆时的动作），盖好盆盖后暂时放在床下。

7）先用卫生纸擦干老人的肛门部，再用可挤出水分的热毛巾仔细清洁肛门。

8）给老人穿好衣服，盖好被，打开窗户，换新鲜空气。

9）清洁便盆，擦干水，放回原处。

3. 尿垫的使用 尿垫可分为布质与纸质两种。布尿垫可以反复使用，且柔软，缺点是吸水量小，需要许多块；纸尿布可制成各种类型，一次性使用，皮肤感觉舒服，易于活动，吸水量大，能看清排泄物的颜色，缺点是不能重复使用，用后要有处理的场所。不同规格的尿垫吸收容量不一，40cm×60cm 最大吸收容量为 350ml，60cm×60cm 最大吸收容量为 540ml，60cm×90cm 最大吸收容量为 850ml，可根据排泄量选择相应的规格。

（1）为卧床老人更换尿垫步骤

1）准备好干净尿垫。

2）关闭门窗，注意保暖。

3）照护人员站在老人腰和肩的中间位置。

4）老人将双膝立起并拢，尽量使足跟靠近臀部。

5）照护人员把左手放在老人膝盖外侧，右手放在老人肩胛部，双手一起用力使老人面向照护人员侧卧，照护人员用身体挡住老人后迅速将脏尿垫卷掖至老人腰下，将干净尿垫一半铺好，一半卷掖在脏尿垫上。

6）将老人翻身放平，将脏尿垫撤出，干净尿垫抻平整。

（2）注意事项

1）翻身时，如果带有管路，要先将管路固定妥当，操作轻稳，防止管路折叠、脱出、保持管路通畅。

2）翻身时注意老人安全，避免坠床。

3）翻身时，可顺便进行叩背和皮肤照护。

4）及时更换潮湿的尿垫。

4. 纸尿裤的使用

（1）选择纸尿裤时，应摸摸是否柔和、闻闻是否有异味、看看纸尿裤的各项标识是否完整、具体用用型号是否合适。

（2）更换方法同更换脏尿垫。

（3）穿纸尿裤时，当粘贴固定尿裤时，要紧贴股部，防止渗尿，但也要注意不要太紧或太松；每天要彻底冲洗臀部和会阴部，观察皮肤，有无尿疹、皮肤溃烂。如出现尿疹，可以使用防治尿疹的皮肤照护用品，其主要成分为氧化锌，性质黏稠，紧附着受损皮肤可起到保护作用。

三、异常排泄的照护

老人常见的排泄异常可表现为便秘、腹泻、尿便失禁等，其中尿便失禁的照护详见第八节失禁照护的内容。

（一）老年人便秘的照护

老年人便秘是指排便次数减少，同时排便困难、粪便干结。正常人每天排便 1~2 次或 2~3 天排便 1 次，便秘患者每周排便少于 2 次，并且排便费力，粪质硬结、量少。便秘是老人常见的症状，约 1/3 的老年人出现便秘，严重影响老年人的生活质量。

1. 老年人便秘的原因

（1）生理因素：随着年龄的增长，老年人的胃肠功能逐渐衰退，肠蠕动减弱而引起便秘。另外，老年人由于牙齿多不健全，喜欢进食少渣精细的食物，膳食中缺乏纤维素，使肠蠕动减少而引发便秘。

（2）疾病因素：受糖尿病、尿毒症、脑血管意外、帕金森病和甲状腺功能减退等疾病影响而导致的便秘。

（3）排便习惯：有些老年人没有固定的排便习惯，还有意识地控制便意或憋便，降低了直肠对肠内容物的敏感性，从而导致便秘或使原有便秘加重。

（4）运动减少：老年人由于活动量少，尤其是长期卧床或坐轮椅的老年人，缺乏活动可致肛力减退，肠蠕动减少而引发或加重便秘。

（5）药物因素：长期使用抗高血压、抗胆碱能、抗抑郁和钙离子通道阻滞剂等药物可诱发便秘。长期使用缓泻剂可使肠道失去自行排便的功能而加重便秘。

（6）其他：有文献报道精神心理因素与便秘也有很大的关系。

2. 老人便秘的预防及照护

（1）加强宣传，养成良好的排便习惯

1）排泄时要有规律：老人最好养成每日排便 1 次的习惯，每日晨起后，在室内稍微运动，空腹喝一杯凉开水或温开水，然后去厕所排便（不管有没有便意），以培养和保持排便的条件反射。老年人更不应抑制便意，一有便意就应该去排便。

2）排便姿势要正确：排便姿势以蹲位较佳，因为蹲位时，肛管直肠的角度增大，可以加大腹腔内的压力，促进粪便排出。患便秘的老年人可选择每日进行 2~3 次胸膝位跪姿（趴下、双腿蜷起、膝关节尽量靠近腹部、臀部抬起），但患有高血压、心脏病的老年人应避免采取蹲位，以防止下蹲时间过久，发生危险。选择坐便时，排便时应躯干向前倾，加大髋部的弯曲，增加腹内压力，促进排便。

（2）加强心理照护：向老人讲述情绪与便秘的关系，帮助其解除抑郁及恐惧心理，保持良好的心理状态及自主神经功能的相对平衡。

（3）做好饮食照护：老年人应多食富含纤维素的蔬菜和水果，蔬菜中以茭白、韭菜、菠菜、芹菜、丝瓜、藕等含纤维素多，水果中以柿子、葡萄、杏子、鸭梨、苹果、香蕉、西红柿等含纤维素多。但不宜多吃苹果和柿子（因其含有鞣酸可致便秘）。如老年人牙齿不好，可将蔬菜切成细末煮烂，将水果切成小薄片。每日冲服蜂蜜水 2~3 次可起润肠通便作用。

（4）加强锻炼：照护人员应告知老人久坐少动容易便秘，鼓励老人适当做一些运动。

1）按摩腹部：平卧放松，按顺时针方向按摩腹部，每次 20~30 分钟。

2）收腹鼓腹运动：平卧时深吸气，将腹部鼓起，吸气时缩腹，反复做 10 分钟左右。

3）提肛运动：平卧或坐位时做收缩肛门运动。

（二）老人腹泻的照护

腹泻是指排便次数多于平时，粪便稀薄，含水量增加，有时脂肪增多，带有不消化物，或含有脓血。腹泻作为常见症状，通常并不严重，不需要特殊治疗。但由于急性腹泻会丢失大量的肠液，可造成电解质紊乱，引起全身不适，长时间腹泻还可导致贫血、消瘦、乏力、倦怠等症状，老年人耐受性较差，一定要引起重视，做好照护。

1. 做好饮食照护　应适当补充营养丰富、容易消化的食物，如藕粉、鸡蛋面糊、豆浆、米粥等，做到少食多餐、细嚼慢咽。

2. 补充水分　腹泻时常有不同程度的脱水，因此，应鼓励老年人多喝淡盐开水、米汤等，以补充水分和无机盐，维持体内酸碱平衡。

3. 排便后清洁　腹泻会造成肛门周围溃烂，每次排便后要用温水冲洗或温毛巾擦拭，必要时可在肛门周围使用皮肤保护用品。

4. 及时就医　对老年人的腹泻症状应高度重视，严密观察老年人的生命体征变化，及时到正规专业医院进行治疗，切不可拖延，以免发生不良后果。

（乔惠欣）

第四节　洗　浴　照　护

洗浴的目的是保持个人卫生，保持皮肤清洁、干燥，促进皮肤血液循环，增强皮肤代谢功能，预防皮肤感染。很多行动不便或身体残疾的老年人，都认为"我已经不能在家里洗澡了"，家人往往就会采用一些特殊的方法，如简易的盆浴，或机械的把老人搬到浴缸里，但照护本身的意思应该是"帮助老年人保持原来的生活方式，尽量做到按照原来的生活习惯入浴"。针对不同自理能力的老年人，照护者可以选用适宜老年人，让老年人感觉舒服的洗浴方法，如淋浴、盆浴、床上擦浴等方式解决老年人的洗浴问题。

一、洗浴照护

（一）淋浴

适用于可完全自理、部分需要协助的老年人。

照护者应为老年人提供安全的洗浴环境：选择有靠背、座椅平面距地面高度 40～44cm、无尖角、圆滑形体的座椅，避免老年人磕碰、擦伤；浴室地面应使用防滑瓷砖，或在普通瓷砖上铺防滑脚垫或垫毛巾；在浴室内周围墙壁上安装安全扶手，便于老年人坐起及站立，以防摔倒；在浴室内安装体积大、易于按下、开关颜色鲜明易于辨认的警报器（红灯），以便老年人发生意外时可以快速地被启动，便于照护者对老年人进行救护。

1. 可完全自理的老年人

（1）老年人淋浴时最好坐在安全座椅上，由照护人员为其准备好洗浴用品，并将洗浴用品放置于老年人易于拿取之处，减少改变体位的机会，确保安全。

（2）老年人独立洗浴时，照护者可以在门外等待，不要将门反锁，并定时与其对话，询问老年人有无不适，了解浴室内情况，以便发生意外时能及时给予处理。

（3）老年人不宜用含碱过多的肥皂，可以用沐浴露代替，沐浴后用毛巾轻轻压干，可适当抹些保湿的沐浴露或软膏，以防皮肤干燥。

2. 需要部分协助的老年人

（1）照护者需先调节室温至 22～26℃，注意为老年人保暖，待室温达到所需温度后，将其转移至浴室。

（2）照护人员细心将老人安置在安全座椅上，观察其有无不适，调节水温到合适温度，让老年人逐步适应水温后，再开始洗浴。有慢性疾病的老年人沐浴不要突然进入热环境，先用手、足等身体局部接触热水 5~10 分钟后，慢慢适应后再洗全身。

（二）盆浴

盆浴适应于行动不便、活动困难及肢体障碍的老年人。盆浴可以选择用浴缸或是浴床。

1. 浴缸的使用

（1）选择浴缸：老年人行动迟缓、反应迟钝、应变能力差，因此，宜采用平底防滑式浅浴缸。为使老年人进出浴缸方便，浴缸离地高度，一般为 45cm。同时老年人握力差，动作迟缓，冷热水龙头使用时又易忽冷忽热，难以调节，故在经济条件允许下，宜采用红外感应恒温龙头，方便老年人使用，使用时只需将双手放于其下便可，不用调节水温，操作简单易行。

（2）协助脱衣：协助老人脱衣服时，要先脱健侧；穿衣服时，要先穿患侧。遵循的原则是穿患脱健。

1）脱圆领衫：用健侧的手抓住圆领衫的领，低头，沿颈部向上拉圆领衫，把头脱出来；脱出健侧的手；再由健侧的手抓住圆领衫的袖子，脱出患侧的手。

2）脱前开襟衬衫：用健侧的手解扣子，如有困难可请人帮助；身体向患侧倾斜，把衬衫沿健侧的肩拉下；把健侧的手从衬衫中脱出，衬衫落到背后，再脱去患侧衬衫。

3）脱裤子和内裤：解开皮带或拉锁，尽量将裤子向下拉，露出臀部；身体前倾，健侧手扶着扶手或支撑物站起，让裤子落到足踝处；坐到椅子上，把健侧的足从裤中脱出；再将患侧的足从裤中脱出；如果老人不能站起，可坐在椅子上通过左右移动身体，一点一点将裤子往前拉，必要时可请照护者提供帮助。

（3）出入浴缸：帮助老人安全进入浴缸是保证洗浴安全的关键。

1）进入浴缸的过程：①准备一只宽大结实、高度适宜的浴凳（和浴缸高度相同）；②老人由轮椅慢慢移动到浴凳上并坐稳，尽量靠近浴缸；让老人足部靠近浴缸，然后用健侧手抓住浴缸的边缘，照护者用双手托住老人臀部，让老人身体前倾，抬高臀部，手足不动，使重心慢慢向手和足转移，手足顺序横着移动身体，到达浴缸边缘，坐在浴凳上。将一只足或健侧足迈入浴缸，照护者协助将另一足放入浴缸。需要注意，必须在确认老人的足踩到浴缸的底部并稳妥后，老人的手才能移动位置，在照护者的帮助下完全进入浴缸，利用水的浮力让老人慢慢坐下。如果在老人足没落稳时松手，老人会顺重力滑入浴缸，发生危险；③洗浴时，老人要保持身体前倾，双手抓住浴缸，足部抵住浴缸壁，也可在浴缸内放置一浴凳让老人蹲住，缩短浴缸长度，以固定老人身体，防止老人下滑。

2）出浴缸的过程：①将浴缸内的水放干净；②照护者将老人的身体擦洗干净。老人将腿收回，身体前倾，健侧手抓住浴缸边缘，从背后推送其臀部，使老人慢慢站起，用双手托住老人臀部，慢慢移向浴凳，让老人坐在浴凳上，确认足踩住了浴缸底部，臀部坐在了浴凳上，让老人移动手的位置，抓住浴缸边缘，协助老人慢慢将患腿移动出浴缸，再让老人自己将另一只腿或健侧腿移出浴缸，然后在照护者协助下慢慢将身体移动到浴凳并坐稳。

2. 浴床的使用　完全需要帮助的老年人可选择使用浴床为其沐浴。其优点是方便卧床、瘫痪等行动不便的老年人、残疾人沐浴，最大程度的减轻照护人员的工作强度，满足不同情况老人的需求。

（1）调节浴室温度及水温，将老人推至浴室。

（2）洗浴时，适当抬高床头，便于排水通畅，防止沐浴水流入老人耳中，引起感染或不适。

（3）为老人洗浴时，可加高侧面护栏，增加安全系数，防止老人坠床。

（4）注意为老人清洗褶皱处皮肤，如腋下、阴囊处、肛周、手足指缝处等。

（5）洗浴过程中做到动作轻柔、摆放体位正确，翻身时宜轻轻搬动，以免对老年人的关节和肌肉造成伤害。老年人皮肤较薄，皮肤质量较差，故洗浴时尽量选用较软的毛巾，动作要轻柔，不可过急、过快，不可过分用力，并随时注意观察老人的皮肤情况。

（三）床上擦浴

床上擦浴适用于活动困难、昏迷或由于疾病限制不宜搬动的患者。

1. 用物的准备　热水壶、热水、大浴巾、擦澡用柔软小毛巾、干净衣裤、梳子、面盆、屏风、沐浴露、一次性尿垫、便盆。

2. 步骤

（1）关闭门窗，调节室温，用屏风遮挡，尽量为老人提供独立的空间。

（2）准备热水，约为面盆的2/3满。

（3）将大浴巾垫与老人颌下及枕头上，将浸湿的小毛巾三折缠在手上，为老人洗脸、耳及颈部，注意耳后褶皱部位的清洗并擦干。

（4）为老人脱去上衣，将大浴巾垫在一侧臂下，将毛巾缠在手上，分别以沐浴露、湿性及拧干的毛巾先后擦洗，用大浴巾擦干。同法擦洗另一侧。

（5）让老人侧卧于床旁，面向照护者，床旁垫大浴巾，为老人清洗双手，注意指甲的清洁，擦干后让老人平躺。

（6）更换热水。

（7）大浴巾遮盖胸腹部，用小毛巾按沐浴露、湿性、拧干顺序擦洗胸腹部，注意腋窝及乳下褶皱的清洁并用大浴巾擦干。

（8）协助老人侧卧，背向护士，分别用沐浴露、湿性、拧干的小毛巾擦洗后颈部、背部、臀部，用大浴巾擦干。如患者出汗较多，可将爽身粉均匀拭于患者背部。

（9）为老人更换清洁上衣。

（10）更换热水。

（11）为老人脱去裤子，近侧股下铺大浴巾，注意遮挡会阴部，使用擦洗下身的小毛巾，分别用沐浴露、湿性、拧干的小毛巾擦洗近侧下肢，从腹股沟自股部向小腿擦洗，并用大浴巾擦干。同法擦对侧。

（12）协助老人双足靠近床边，将足泡于盆内，注意清洁趾甲。

（13）老人臀下放便盆并垫一次性尿垫，用清水冲洗患者会阴，并擦干，撤去便盆，为老人更换清洁衣裤。

（14）为老人梳头，更换清洁床单位。

（15）撤去屏风，开窗通风。

二、注意事项

1. 照护者应做好自身准备，注意个人卫生，保证手部清洁、干燥，保持手掌温度适宜，避免刺激老人。

2. 为老人选择适宜的服装，保证衣物宽松清洁。保证浴室温度适宜，注意保暖。

3. 由于洗浴时温度升高，湿度加大，容易导致浴室内氧气含量较低，应安装通风装置，使湿气排放，确保室内有足够的氧气。

4. 闷热的环境会消耗人体能量，新陈代谢加快，容易产生饥饿感，为避免老人洗浴过程中出现头晕、心悸等症状，需为老人适量进餐，提前半小时为老人准备200～300ml温开水，慢慢饮下，洗浴时可以带一瓶水，随时补充水分。

5. 为确保洗浴安全，洗浴前应详细评估老人情况，了解老人病情，对患有重度高血压控制不良、心脏功能不全、皮肤破溃、化脓性炎症等，暂不宜入浴，可以用擦浴代替。糖尿病患者洗澡前的血糖不能<7.0mmol/L，高血压患者血压在130/80mmHg左右为宜。

6. 水温不宜过高，以37~39℃为宜，水温过高会使血管扩张，导致心血管急剧缺血，引起心血管痉挛，高血压患者还会因全身皮肤血管扩张而使血压下降。超过42℃的水温会让老人感到憋闷，还可能烫伤皮肤。

7. 洗浴时间不宜过长，盆浴时浸泡身体的下2/3，一般以半小时为宜，泡浴过久，会导致虚脱，发生意外。

8. 沐浴不宜过于频繁，一般一周2次为宜，经常沐浴会洗掉表皮油脂，损伤皮肤鳞状上皮细胞，使皮肤变得干燥，甚至瘙痒。

9. 老年人沐浴时特别注意发生"浴室综合征"，尤其是在冬天，室内外温差较大，浴室内通风差，空气混浊，氧含量少，老人难以适应，如出现口渴、胸闷、心悸、恶心、目眩、四肢乏力、呼吸急促等情况要保持冷静，及时脱离热环境，并立即大量饮水，补充血容量，使身体恢复正常。如发现老人晕倒，应立即开门窗通风，及时把老人移到一个相对凉爽的环境，如发现老人神志不清，要立即送医院。

（陈　静）

第五节　预防压疮

压疮是身体局部组织长期受压，血液循环障碍，组织营养缺乏，致使皮肤失去正常功能而引起的组织破损和坏死。压疮的发生是多种因素引起的复杂病理过程。危险因素包括外在因素和内在因素。外在因素包括垂直压力、剪切力、摩擦力和潮湿环境。内在因素包括年龄、皮肤情况、活动力、营养和组织灌注。压疮的易患因素依次为运动性减退、皮肤改变和年龄增加，因此，长期卧床患者、脊髓损伤患者及老年人特别是长期卧床老人成为发生压疮的高危人群。压疮的发生不仅给老人增加痛苦，而且影响疾病的恢复，甚至引起脓毒败血症而危及生命。因此，做好压疮的预防和伤口护理非常重要。

一、压疮的预防措施

通过老人、家属和医护人员对压力的共同评估预测和预防，可极大降低压疮发生率。预防涉及对危险因素的认识、采取恰当姿势、使用保护装置或减少危险的设备。

1. 健康教育　对照护者，如家属、老人、护工和护士等进行教育是成功预防压疮的关键。让照护者了解皮肤损害的原因和危险性，讲解压疮的预防措施及方法，如经常改变体位的重要性等，使老人变被动为主动，积极参与自我护理。向老人及家属讲解营养的重要性，鼓励多增加营养。

2. 营养　保持健康均衡的饮食和适当的液体摄入在压疮的预防中是绝对不可忽视的问题。根据老人的病情，给予合适的热量与蛋白质饮食。增加蛋白摄入时必须评价肝功能和肾功能，当肝肾功能不良时，可通过保证老人获得足够的热量来降低蛋白的摄入。必要时，请营养师会诊。进食困难者可鼻饲要素膳或行静脉高营养，以改善全身营养状况，增强机体抵抗力。

3. 减轻局部压力

（1）定时翻身与体位：间歇性解除压力是有效预防压疮的关键。在形成压疮的多项因素中，局部组织长期受压是致病的关键。因此，避免或减少压力对组织的损坏是预防压疮最为有效的护理措施。适时的体位变换是最基本、最简单而有效地解除压力的方法。每隔1~2小时给老人翻身1次，能防止大部分压疮的发生，给老人变换体位时，照护者除掌握翻身技巧外，还要根据力学原理，减轻局部的压力。老人侧卧时，使人体与床成30°角，以减轻局部所承受的压力；并垫软枕避免髋部受压；平卧时背部、膝部、踝部垫薄软枕、足底部用软枕顶住减轻小腿腓肠肌肉的张力、两小腿之间放软枕；当老人俯卧位时胸部、膝部垫软枕；当老人坐在椅子或轮椅上时让老人每隔15分钟变换体位，或每隔1小时由照护者帮助换位和转换支撑点的压力。病情危重暂不宜翻身者，应每1~2小时用约10cm厚的软枕垫于其肩胛、腰骶、足跟部，增加局部的通透性，减轻受压部的压力，使软组织交替承压。因此，翻身的目的是弥补机体对生理反射活动失调的主要措施。

（2）使用减压装置：预防压疮的一个重要环节就是选择一种合适的起压力缓解作用的器具。使用定位器材，如软枕、棉垫等将压疮容易发生的位置和支撑区隔开，身体空隙加软枕支托，以加大支撑面，减少对身体某个部位的压强；避免使用环状器材，因为这将产生更多的压力；使用减压工具，如可采用能减轻组织压力或使软组织交替承受压力的器械。迄今为止减压的器材已有多种，国内使用的以经济价廉为主，如海绵式压疮垫、自制水床、脉冲式充气床垫等预防压疮发生。不宜使用圈状垫，如在保护骨突出处和受压部位采用的橡皮圈和棉圈，使压力分布在圈状物衬垫的皮肤组织上，导致单位面积上组织压力增大，使发生压疮的部位及周围组织血液循环相对不足，营养缺乏而延误压疮部位的修复且易发生新的压疮。

4. 避免出现剪切力　当床头抬高 30°时就会发生剪切力和骶部受压，因此，指导老人半坐卧位最好不超过 30°角，并注意不超过半小时。

5. 减轻皮肤摩擦　保持床单清洁、平整、无皱褶、无渣屑，减少其对局部的摩擦。使用提式床单帮助老人在床上移动对减轻皮肤摩擦十分有效，使皮肤与床单之间无移动，而是通过床单与褥子之间的移动变换老人体位。避免照护者移动老人过程中可能发生的皮肤擦伤。可以使用保护膜（如透明薄膜）来减少皮肤的摩擦力。

6. 皮肤护理　皮肤护理对于压疮高危人群非常重要。

（1）皮肤监测：每天定时检查全身皮肤情况，尤其是骨隆突受压处皮肤。如皮肤完整但发红，出现用手指按压不会变白的红印，就是压疮的第 I 期。如采取恰当措施，此期可逆。

（2）保持皮肤清洁：多汗老人，定时用温水和中性清洁剂清洁皮肤，及时更换汗湿的被服，保持皮肤干燥。皮肤清洁后予润肤霜或润肤膏外涂，不要用吸收性粉末来改善老人皮肤湿度，因为粉末聚集在皮肤皱襞可引起损伤。尽量减少皮肤暴露在失禁、出汗及伤口引流液引起的潮湿（环境）中。如果老人有失禁，则需加强会阴及肛周皮肤的护理，及时清洁污染皮肤和更换衣物。

（3）避免皮肤过度干燥：如低湿度（<40%）和寒冷，可能导致皮肤干燥，脆性增加，易受压力所伤。故应保持病房的湿度和温度，以减少环境因素的影响。

（4）发现皮肤出现问题，要及时到医院就诊，请专业人员进行处理。

二、不同时期压疮的处理

在各期压疮的处理过程中，照护者只能对 I 期压疮进行局部处理，其余压疮需由专业人员进行处理。

（一）可疑深部组织损伤的处理

1. 解除局部皮肤的压力与剪切力，减轻局部的摩擦力，同时密切观察局部皮肤的颜色变化，有无水疱、焦痂形成。

2. 伤口处理　局部皮肤完整形成薄的焦痂，可按焦痂伤口处理，如发生较多坏死组织，则进行伤口清创，按Ⅲ期、Ⅳ期压疮处理。

（二）I 期压疮的处理

1. 局部可以不用任何敷料。避免再受压，观察局部发红皮肤颜色消退状况，对于深色皮肤的老人观察局部皮肤颜色与周围皮肤颜色的差异变化。

2. 减少局部摩擦力，局部皮肤可给予透明薄膜或薄的水胶体敷料，观察局部皮肤颜色的变化。

（三）Ⅱ期压疮的处理

1. 小水疱（直径<5mm）处理方法　未破的小水疱要减少和避免摩擦，防止破裂感染，使其自行吸收。先按伤口消毒标准消毒后，直接粘贴透气性薄膜敷料，水疱吸收后才将敷料撕除。

2. 大水疱（直径>5mm）处理方法　大水疱可在无菌操作下给予处理。

（1）按照伤口消毒标准消毒后，在水疱的边缘用注射器抽出疱内液体或用针头刺破水疱。

（2）用无菌棉签挤压干净水疱内的液体或用无菌纱布吸干水疱内渗液。

（3）粘贴透气性薄膜敷料，水疱吸收后才将敷料撕除。每天观察，如水泡又出现，不要更换薄膜敷料，按照伤口消毒标准消毒敷料外层，在敷料的外层，重复（1）和（2）的处理步骤（在水疱的边缘用注射器抽出疱内液体或用针头刺破水疱，用无菌棉签挤压干净水疱内的液体或用无菌纱布吸干水疱内渗液），最后剪小块的薄膜敷料将穿刺点封紧，直至水疱完全吸收后才将敷料撕除。如渗液多，敷料已经松动脱落，可更换新的薄膜敷料。

3. 真皮层破损处理方法

（1）用生理盐水清洗伤口及周围皮肤，以去除残留在伤口的表皮破损组织。

（2）用无菌纱布抹干。

（3）根据伤口的渗液情况及基底情况可选择水胶体敷料或藻酸盐敷料。创面渗液少时可选用水胶体敷料；创面渗液多时，使用高吸收的敷料，如藻酸盐敷料。

（4）换药间隔：根据伤口的渗液情况确定换药次数。

（四）Ⅲ期和Ⅳ期压疮的处理

此两期的伤口主要是进行彻底清创，去除坏死组织，减低感染机会，有助于准确地评估伤口，选择合适的伤口敷料促进伤口愈合。

1. 焦痂（黑痂皮和黄痂皮）处理方法　有焦痂的伤口在没有去除焦痂时不能直接判断伤口的分期，一定要清除焦痂后才能判断。创面过于干燥或有难以清除的坏死组织时，用水凝胶进行自溶清创。

（1）先用生理盐水清洗干净伤口及周围皮肤。

（2）纱布抹干。

（3）在焦痂上用刀片划上 V 字样痕迹，便于水凝胶吸收，利于焦痂溶解。焦痂开始溶解后，在配合采用外科清创的方法将焦痂和坏死组织清除。如有黑痂且伤口有红、肿、热、痛的感染症状必须进行外科切开引流脓液和清除坏死组织。

（4）间隔换药。

2. 伤口有黄色腐肉、渗液多的处理　创面渗液多时，使用高吸收的敷料，如藻酸盐敷料，间隔换药。

3. 伤口合并感染的处理　使用银离子敷料或使用含碘敷料，但不能长期使用，1~2 次炎症控制后停用，否则可影响创面愈合，碘剂对肝脏有毒性作用。应定期采集感染创面的分泌物做细菌培养及药敏试验，每周 1 次，结果及时报告医生，按检查结果用药。例如，合并骨髓炎的伤口应请骨科医生会诊处理。

4. 对创面大且深的伤口经清创后，基底肉芽好的伤口可以请外科医生会诊，确定能否给予皮瓣移植修复术。

（五）不明确分期压疮的处理

1. 当伤口不明确属于哪期时，应记录不明确分期，而不能猜测记录属于几期。

2. 当伤口因覆盖焦痂或坏死组织无法界定时，应先清除伤口内焦痂和坏死组织，再确定分期。

3. 伤口处理与Ⅲ期和Ⅳ期压疮方法相同。

压疮是全身、局部因素综合作用所引起的变性、坏死的病理过程。因此，要积极预防，采取局部治疗为主，全身治疗为辅的综合防治措施。针对不同病例的不同时期采取相应恰当有效的措施，促进伤口愈合，缩短伤口的愈合时间，减轻老人的痛苦和经济负担。

（郭建春　罗昌春）

第六节　偏瘫/肢体活动障碍照护

随着脑血管病的发病率不断上升，偏瘫/肢体活动障碍等最常见的脑血管疾病后遗症成为当今老人照护工作的难点。本节介绍良肢位摆放、体位转移的方法，帮助老人最大限度的完成自我照护，帮助照护者掌握护理技巧，从而减轻照护者的负担；使偏瘫/肢体活动障碍的老人早日回归家庭，回归社会。

一、良肢位摆放

良肢位是为防止瘫痪老人早期肢体痉挛、肌肉萎缩畸形而采取的功能体位，贯穿于瘫痪老人治疗的全过程，在发病初期尤为重要，是康复护理中不可缺少的重要技术。通过良肢位的摆放还有助于防止压疮、肺部感染、尿路感染、静脉血栓等并发症的出现。

1. 定义　良肢位是为了保持肢体良好功能而将其摆放在一种体位或姿势，是从治疗护理的角度出发而设计的一种临时性体位。

2. 摆放方法

（1）仰卧位：头下放一个枕头，不可过高。为防止肩胛后缩，患侧上肢下放一个枕头，将上肢伸展 20°~30° 放于枕上，掌心向上，手指自然伸展，如手指不能自然展开，呈屈曲状态，可以用一个小手巾卷隔在手指与掌心间；在患侧臀部及股下放一个枕头，防止患侧骨盆后缩及髋关节外展、外旋；膝关节呈轻度屈曲位，双侧膝关节下可放一个枕头。

（2）健侧卧位：头下放一个枕头，不宜过高，双手之间放一个枕头，患侧上肢在上，使患侧肩部前伸，肘关节伸展，前臂旋前，腕关节背伸，患侧下肢在上方，髋、膝、踝关节屈曲，在床面与患侧下肢之间放 1~2 个枕头。

（3）坐位：头部放一个枕头，患侧上肢下放一个枕头，双侧膝关节下横放一个枕头。足板（或长枕）置于足底，对四肢瘫、截瘫、足下垂明显者更重要。

二、转移

（一）转移的分类

一般分为独立转移、辅助转移和被动转移三大类。独立转移是指老人独自完成、不需他人帮助的转移方法。辅助转移是指由治疗师、护理人员或家人协助的转移方法。被动转移即搬运，是指老人因瘫痪程度较重而不能对抗重力完成。

1. 独立转移　水平转移时，相互转移的两个平面之间的高度应尽可能相等。相互转移的两个平面的物体应稳定。相互转移的两个平面应尽可能靠近。床垫和椅面应有一定的硬度。应当教会老人利用体重转移。转移时应注意安全。老人学习独立转移的时机要适当。有多种转移方法可供选择时，以最安全、最容易的方法为首选。

2. 辅助转移　辅助者与老人之间应互相信任。辅助者应熟知老人病情。转移前辅助者必须准备好必要的设施与空间。辅助者需要相当的技巧而不能单独依靠体力。辅助者必须穿防滑的鞋或赤足。辅助者的指令应简单、明确。转移过程中，辅助者应留意老人突然或不正常的动作，避免发生意外。随着老人功能的恢复，帮助应逐渐减少。

3. 被动转移　老人应放松自己，对辅助者要有信心。搬运时老人应向前看，而不是向地板或向辅助者看。搬运过程中老人应当保持转移开始的姿势，不再改变。若搬运过程需要两个以上辅助者，则每一位都必须清楚地了解整个转移程序及方向。利用机械搬运时，转移前应检查器械是否完好，并保证空间通畅，没有障碍。转移时不能增加老人的痛苦，不能影响或加重病情。

（二）转移方式

1. 床上转移活动

（1）床上翻身

1）从仰卧位到患侧卧位：老人仰卧，双侧髋、膝屈曲，双上肢握手伸肘，肩上举约90°，健侧上肢带动患侧上肢先摆向健侧，再反方向摆向患侧，以借摆动的惯性翻向患侧。

2）从仰卧位到健侧卧位：老人仰卧，健侧足置于患侧足下方。双手握手上举后向左、右两侧摆动，利用躯干的旋转和上肢摆动的惯性向健侧翻身。

（2）床上卧位移动：老人仰卧，健侧足置于患侧足下方；健侧手将患侧手固定在胸前，利用健侧下肢将患侧下肢抬起向一侧移动；用健侧足和肩支起臀部，同时将臀部移向同侧；臀部侧方移动完毕后，再将肩、头向同方向移动。

（3）由卧位到床边坐位

1）独立从健侧坐起：老人健侧卧位，患侧下肢跨过健侧下肢。用健侧前臂支撑自己的体重，头、颈和躯干向上方侧屈。用健侧下肢将患侧下肢移到床缘下。改用健侧手支撑，使躯干直立。

2）独立从患侧坐起：老人患侧卧位，用健侧手将患侧上肢置于胸前，提供支撑点。头、颈和躯干向上方侧屈。健侧下肢跨过患侧下肢，在健侧下肢帮助下将双腿置于床缘下。用健侧上肢横过胸前置于床面上支撑，侧屈起身、坐直。

3）他人辅助下坐起：老人侧卧位，两膝屈曲。辅助者先将老人双腿放于床边，然后一手托着位于下方的肩部或腋下，另一手按着老人位于上方的骨盆或两膝后方，命令老人抬头。辅助者抬起下方的肩部，以骨盆为枢纽转移成坐位。

（4）由床边坐位到卧位

1）独立从患侧躺下：老人坐于床边，患侧手放在股上。健侧手从前方横过身体，置于患侧髋部旁边的床面上。老人将健侧下肢置于患侧下肢下方，并将其上抬到床上。当双腿放在床上后，老人逐渐将患侧身体放低，最后躺在床上。

2）独立从健侧躺下：老人坐于床边，患侧手放在股上，健侧下肢置于患侧下肢后方。躯干向健侧倾斜，健侧肘部支撑于床上，用健侧下肢帮助患侧下肢上抬到床上。当双腿放在床上后，老人逐渐将身体放低，最后躺在床上，并依靠健侧足和健侧肘关节支撑使臀部向后移动到床的中央。

3）他人辅助躺下：老人坐于床边，患侧手放在股上，患侧下肢置于健侧下肢上。辅助者站在其患侧（右侧），用左上肢托住老人的颈部和肩部。辅助者微屈双膝，将右手置于老人腿下，当老人从患侧躺下时帮助其双腿抬到床上。辅助者转到床的另一侧，将双侧前臂置于老人的腰及股下方。老人用左足和左手用力向下支撑床面，同时辅助者向床的中央拉老人的髋部。调整好姿势，取舒适的患侧卧位。

2. 坐位与立位之间的转移

（1）独立转移

1）由坐位到立位：老人坐于床边，双足分开与肩同宽，两足跟落后于两膝，患侧足稍后，以利负重及防止健侧代偿。双手 Bobath 握手（十指交叉，健侧手指在下方），双臂前伸。躯干前倾，使重心前移，患侧下肢充分负重。臀部离开床面，双膝前移，双腿同时用力慢慢站起，立位时双腿同等负重。

2）由立位到坐位：老人背靠床站立，双下肢平均负重，双手握手，双臂前伸。躯干前倾，同时保持脊柱伸直，两膝前移，屈膝、屈髋。慢慢向后、向下移动臀部和髋部，坐于床上。

从椅子或轮椅上站起和坐下的方法同上，但应注意：①椅子应结实、牢固，椅面硬，具有一定的高度。高椅子比矮椅子易于站起，开始训练时，应选择高椅子。有扶手的椅子比较理想，有利于站起和坐下时的支撑；②轮椅应制动，足踏板向两侧移开。

（2）辅助转移

1）由坐位到立位：老人坐于床边或椅子上，躯干尽量挺直，两足平放地上，患侧足稍偏后。老人握手伸肘，辅助者站在老人偏瘫侧，面向老人，指引老人躯干充分前倾，髋关节尽量屈曲，并注意引导老人体重向患侧下肢移动。辅助者进一步引导老人将重心向前移到足前掌部，一手放在患侧膝关节上，重心转移时帮助把患侧膝关节向前拉，另一手放在对侧臀部帮助抬起体重。老人伸髋伸膝，抬臀离开床面后挺胸直立。起立后老人双下肢应对称负重，辅助者可继续用膝顶住患侧膝关节以防"打软"。

2）由立位到坐位：与上述顺序相反。

注意：无论是站起还是坐下，老人必须学会向前倾斜躯干，保持脊柱伸直。老人必须学会两侧臀部和下肢平均承重。辅助者向下压老人的患侧膝关节（向足跟方向），鼓励老人站立时两腿充分负重。辅助者应教会老人在完全伸膝前将重心充分前移。

3. 床与轮椅之间的转移

（1）独立由床到轮椅的转移：老人坐在床边，双足平放于地面上。轮椅置于老人健侧，与床成45°角，制动，卸下近床侧扶手，移开近床侧足踏板。老人健侧手支撑于轮椅远侧扶手，患侧手支撑于床上，患侧足位于健侧足稍后方。老人向前倾斜躯干，健侧手用力支撑，抬起臀部，以双足为支点旋转身体直至背靠轮椅。确信双腿后侧贴近轮椅后正对轮椅坐下。

（2）辅助下由床到轮椅的转移：①老人坐在床边，双足平放于地面上。辅助者面向老人站立，双膝微屈，腰背挺直，双足放在患侧足两边，用自己的膝部在前面抵住患侧膝关节，防止患侧膝关节倒向外侧。辅助者一手从老人腋下穿过置于老人患侧肩胛上，并将患侧前臂放在自己的肩上，抓住肩胛骨的内缘，另一上肢托住老人健侧上肢，使其躯干向前倾。然后将老人的重心前移至其足上，直至老人的臀部离开床面。辅助者引导老人转身坐于轮椅上；②老人坐在床边，双足平放于地面上。辅助者站在老人瘫痪侧，面向老人，用同侧手穿拇握法（拇指相交叉，握住手掌）握住患侧手，另一手托住患侧肘部。老人患侧足位于健侧足稍后方，健侧手支撑于轮椅远侧扶手，同时患侧手拉住辅助者的手站起。然后以双足为支点转动身体直至背靠轮椅。辅助者向前倾斜身体，并半蹲，帮助老人臀部向后、向下移动慢慢坐于轮椅中。

4. 轮椅与坐厕之间的转移

（1）独立由轮椅到坐厕的转移：老人驱动轮椅正面接近坐厕，制动，移开足踏板。双手支撑于轮椅扶手站起。先将健侧手移到对侧坐厕旁的对角线上的扶栏上，然后健侧下肢向前迈一步，健侧上下肢同时支撑，向后转身，背向坐厕。将患侧手置于轮椅另一边扶手上，然后再移到坐厕旁的另一侧扶栏上。脱下裤子，然后坐下。

（2）辅助下由轮椅到坐厕的转移：老人坐于轮椅中，正面接近坐厕，制动，移开足踏板。轮椅与坐厕之间留有一定空间，以利辅助者活动。辅助者站在老人瘫痪侧，面向老人，同侧手穿拇握法握住患侧手，另一手托住患侧肘部。老人健侧手支撑于轮椅扶手，同时患侧手拉住辅助者的手站起。然后老人将健侧手移到坐厕旁的扶栏上。辅助者和老人同时移动双足向后转身，直到老人双腿的后侧贴近坐厕。脱下裤子，辅助者协助老人臀部向后、向下移动坐于坐厕上。

5. 轮椅与浴盆之间的转移

（1）独立的由坐位进出浴盆：老人坐在靠近浴盆边并与之呈45°角的轮椅上，健侧邻近浴盆。轮椅与浴盆之间留有一定空间，以便放置浴板。制动轮椅，卸下近浴盆侧扶手，移开足踏板，双足平放于地面。浴盆中注满水，然后脱下衣裤。老人健侧手支撑于浴板，患侧手支撑于轮椅扶手，同时用力撑起上身，以下肢为支点转动身体，直至双腿后侧碰到浴板，先将患侧手移动浴板一端，然后向下坐到浴板上。老人将两腿先后跨进浴盆，然后移到浴盆中央上方坐好。老人将身体放入浴盆中。

（2）辅助下由坐位进出浴盆：老人坐在靠近浴盆边并与之呈45°角的轮椅上，健侧邻近浴盆。轮椅与浴盆之间留有一定空间，以便放置浴板。制动轮椅，卸下近浴盆侧扶手，移开足踏板，双足平放于地面。辅助者站在老人瘫痪侧，面向老人，用同侧手穿拇握住患侧手，另一手托住患侧肘部。老人健侧手支撑于浴板，同时患侧手拉住辅助者的手站起。老人以下肢为支点转动身体，直至双腿后侧碰到浴板，然后向下坐到浴板上。老人自行将健侧下肢跨进浴盆，辅助者帮助把患侧下肢放入浴盆。然后移到浴盆中央上方坐好。

三、肢体功能康复训练指导

住院期间康复训练是在医护人员的指导下有目的有计划地进行，而出院后很大程度上有赖于家属或陪护者的协作和监督，因此，要加强对家属和（或）陪护者康复训练技能知识的宣教，制定康复训练计划，强调正确的训练方式，教会家属坐立平衡、步态训练、肌肉功能恢复训练、关节活动、肌肉松弛、日常生活活动训练等，力量由小到大，次数由少到多，循序渐进，持之以恒，防止跌伤。强调定期门诊随访复查，以便及时对训练方案进行评估修改。

（于冬梅　李海芳）

第七节　谵妄照护

谵妄是一种以兴奋性增高为主的高级神经中枢急性活动失调状态，是常见的老年综合征之一。它由多种原因引起，常见于感染、电解质紊乱、手术后状态、中枢神经系统疾病、环境改变等。谵妄多急性起病、病程短暂、病情发展迅速，往往是严重疾病和死亡的先兆，具有较高的患病率和死亡率。因此，做好谵妄的识别和照护非常重要。

一、谵妄的识别

（一）临床表现

存在引起谵妄的原因，如果有下列情形时需要考虑谵妄：急性发作，病程呈波动性，一天中有清醒期，持续几天至几周。注意力下降，通常有视觉性或视和听觉性幻觉。有短暂、极不系统化妄想。定向力障碍，立刻和近记忆力障碍，远记忆完整。言语不连贯。思维紊乱或不连贯。

（二）谵妄评定工具

谵妄评定方法（the confusion assessment method，CAM）是美国 Inouye 教授编制的谵妄诊断量表。CAM 根据 DSM-Ⅲ-R 谵妄的诊断标准建立，用于老年谵妄的临床辅助诊断，具有比较好的信度和效度，其研究成果被广泛引用。根据老年人实际情况判别，19 分以下提示没有谵妄，20~22 分提示可疑谵妄，22 分以上提示谵妄。其主要内容有：

1. 急性起病（判断从前驱期到疾病发展期的时间） 患者的精神状况是否有急性变化的证据。

（1）不存在。

（2）较轻：3 天~1 周。

（3）中度：1~3 天。

（4）严重：1 天之内。

2. 注意障碍（请患者按顺序说出 21 到 1 之间的所有单数） 患者的注意力是否难以集中。例如，容易注意涣散或难以交流吗？

（1）不存在。

（2）轻度：1~2 个错误。

（3）中度：3~4 个错误。

（4）严重：5 个或 5 个以上的错误。

3. 思维混乱 患者的思维是否凌乱或不连贯。例如，谈话主题散漫或不中肯，思维不清晰或不合逻辑，或从一个话题突然转到另一话题。

（1）不存在。

（2）轻度：偶尔短暂的言语模糊或不可理解，但尚能顺利交谈。

（3）中度：经常短暂的言语不可理解，对交谈有明显的影响。

（4）严重：大多数的时间言语不可理解，难以进行有效的交谈。

4. 意识水平的改变　总体上看，患者的意识水平是否有改变。

（1）不存在：机敏（正常）。

（2）轻度：警觉（对环境刺激高度警惕、过度敏感）。

（3）中度：嗜睡（瞌睡，但易于唤醒）或昏睡（难以唤醒）。

（4）严重：昏迷（不能唤醒）。

5. 定向障碍　在会面的任何时间患者是否存在定向障碍。例如，他认为自己是在其他地方而不是在医院，使用错的床位，或错误地判断一天的时间或错误地判断以 MMSE 为基础的有关时间或空间定向。

（1）不存在。

（2）轻度：偶尔短暂地存在时间或地点的定向错误（接近正确），但可自行纠正。

（3）中度：经常存在时间或地点的定向错误，但自我定向好。

（4）严重：时间、地点及自我定向均差。

6. 记忆力减退（以回忆 MMSE 中的 3 个词为主）　面谈时患者是否表现出记忆方面的问题。例如，不能回忆医院里发生的事情，或难以回忆指令（包括回忆 MMSE 中的 3 个词）？

（1）不存在。

（2）轻度：有 1 个词不能回忆或回忆错误。

（3）中度：有 2 个词不能回忆或回忆错误。

（4）严重：有 3 个词不能回忆或回忆错误。

7. 知觉障碍　患者是否有知觉障碍的证据。例如，幻觉、错觉或对事物的曲解（如当某一东西未移动，而患者认为它在移动）。

（1）不存在。

（2）轻度：只存在幻听。

（3）中度：存在幻视，有或没有幻听。

（4）严重：存在幻触、幻嗅或幻味，有或没有幻听。

8. 精神运动性兴奋　面谈时，患者是否有行为活动不正常的增加。例如，坐立不安、轻敲手指或突然变换位置。

（1）不存在。

（2）轻度：偶有坐立不安，焦虑、轻敲手指及抖动。

（3）中度：反复无目的地走动、激越明显。

（4）严重：行为杂乱无章，需要约束。

9. 精神运动性迟缓　面谈时，患者是否有运动行为水平的异常减少。例如，常懒散，缓慢进入某一空间、停留某一位置时间过长或移动很慢。

（1）不存在。

（2）轻度：偶尔比以往的活动、行为及动作缓慢。

（3）中度：经常保持一种姿势。

（4）严重：木僵状态。

10. 波动性　患者的精神状况（注意力、思维、定向、记忆力）在面谈前或面谈中是否有波动吗。

（1）不存在。

（2）轻度：一天之中偶尔波动。

（3）中度：症状在夜间加重。

（4）严重：症状在一天中剧烈波动。

11. 睡眠−觉醒周期的改变（患者日间过度睡眠而夜间失眠）　患者是否有睡眠−觉醒周期紊乱的证据。例如，日间过度睡眠而夜间失眠。

（1）不存在。

（2）轻度：日间偶有瞌睡，且夜间时睡时醒。

（3）中度：日间经常瞌睡，且夜间时睡时醒或不能入睡。

（4）严重：日间经常昏睡而影响交谈，且夜间不能入睡。

（三）住院标准

具有下列任一条件的谵妄老人可考虑入院治疗：出现精神紊乱和健忘；不能集中注意力；睡眠周期紊乱；激越行为或安静、性格内向或欲睡；地点和时间定向困难；情感紊乱；幻觉、幻视、幻听。

二、谵妄照护

（一）安全护理

1. 评估老人的情况，创造一个安全的环境，将老人安置在邻近照护者的房间，不要频繁更换房间。老人居住的房间内家具简单，移去危险物品，以防老人跌倒或受到伤害。检查房间内门锁，避免出现老人走失。将床的位置放低，应用床边护栏，必要时可应用约束措施。

2. 若老人谵妄发生前戴眼镜或助听器，谵妄发生时应同样让其戴上，以帮助他们能够看清或听清，给老人安全感，消除其恐惧。

3. 做好睡眠的照护　谵妄病程波动性症状呈朝轻暮重，必要时应遵医嘱给予药物安眠，夜间灯光应柔和暗淡，防止黑暗带来恐惧，尽量减少人员流动，减少噪音，确保老人充足睡眠，以促进大脑功能恢复。照护者加强夜间巡视，观察老人的病情变化。

4. 对于有行为紊乱，脱衣露体症状的老人，应尽量保护其隐私，及时为其穿上衣服，必要时给予保护性约束。对大声叫骂的老人，不要对其谩骂的内容在意或辩解，避免对其刺激产生更为激越的行为。

5. 对于有视错觉和视幻觉症状的老人，应尽快阻断其思维的过程，握持老人的双手，平静地呼唤老人的名字，传达一个关怀的态度，并转移老人的注意力。

6. 对于有情绪不稳或易激惹症状的老人，应避免谈论引起激惹的触发点，尽量讲述能让老人愉快的事情，并离开相应的环境，避免情绪激化。方法无效时，应及时通知医生给予药物干预。

7. 对于有拒食、少食症状的老人，可挑选老人喜爱的食物进行劝食和喂食，必要时就医，酌情给予鼻饲营养液或静脉输液，以保证身体的需要量。对吞咽不良、吞咽困难或意识障碍的老人，应预先留置鼻饲管，不可强行喂食，以防止因食物含在嘴里引起吸入性肺炎或窒息。注意保证老人的进水量，照护者应定时定量喂水或鼻饲。

8. 对出现攻击行为的老人，应及时采取适当、短时的保护性约束，以防止老人做出伤害自己或他人的行为。

9. 正确使用约束带　约束带是一种保护老人安全的装置，用于躁动老人有自伤或坠床的危险，治疗需要固定身体某一部位时，限制其身体及肢体的活动。使用约束带可以控制老人危险行为的发生（如自杀、自伤、极度兴奋冲动、有明显攻击行为），避免老人伤害他人或自伤。对治疗、护理不合作的老人，保证治疗护理得以顺利实施。包括腕/踝关节的约束带、躯干部的约束带、约束背心等。具体使用方法：

（1）向老人解释使用约束带的目的，尽量争取老人的配合。

（2）根据老人的情况选择约束部位，常用约束部位为腕/踝关节。

（3）将约束带子母扣打开，将约束带裹在老人约束部位，必要时约束处可用老人衣袖包裹，将约束部位拉紧，扣上子母扣，松紧适度，以能放入1~2指为宜，以免影响血液循环，再打一个结使手足不易脱出，将约束带固定于床上。

（4）使用约束带的注意事项

1）约束老人要非常谨慎，符合约束老人的适应证，使用前必须得到家属签字认可。

2）正确使用约束带是防止老人发生意外，确保老人生命安全而采取的必要手段，不论老人是否接受约束，使用前都应耐心向老人解释清楚。

3）保护性约束属于制动措施，故使用时间不宜太长，病情稳定或治疗结束后应及时解除约束。需较长时间约束者应定时更换约束肢体或每 2 小时活动肢体或放松 1 次。

4）约束只能作为保护老人安全、保证治疗的方法，不是惩罚老人的手段。

5）约束时，老人平卧，四肢舒展，保持肢体功能体位。约束带的打结处和约束带另一端不得让老人的双手触及，也不能只约束单侧上肢或下肢，以免老人挣脱约束带而发生危险。

6）做好被约束老人的生活护理，保证入量，协助老人排尿、排便，保持床单位清洁、干燥。定时观察约束部位的血液循环情况以及约束带的松紧程度，并及时调整。

7）做好交接班，包括约束的原因、时间、约束带的数目、约束部位、解除约束时间、执行人等。

（二）心理护理及家属、社会支持

1. 理解谵妄发作的老人，稳定老人的情绪：与情绪不稳、冲动的老人接触时，要保持耐心、冷静、平等、尊重的态度，及时给予引导。对易激惹者加强巡视，避免与其发生正面冲突。

2. 掌握与谵妄老人的沟通技巧 使用老人常用的称呼增加亲切感，如某某教授或老爷子等。与老人沟通时，要面对面地对老人说话，每次只传递一个问题，注意语言要清晰、节奏要慢、话语要短、用词要简单，必要时给予重复。避免使用抽象的语言或想法，与老人沟通的内容应该是其熟悉或感兴趣的，如爱好或职业内容。尽可能保持手部在视线范围内，避免使用手势或手部快速运动，减少可能引起误解为挑衅而突发攻击的行为。

3. 促进认知功能 房间内摆放老人熟悉的家人照片、时钟和日历，播放熟悉的音乐。交谈时，注意考虑季节和地点。

4. 鼓励家属陪伴老人，帮助家属和陪护理解老人发作的症状，指导其照护的技巧。

（郭建春 王艳艳）

第八节　失禁照护

失禁是指在无意识、无控制的情况下，在不适当的场所有尿液或粪便排出，可分为尿失禁和便失禁。尿便失禁可引起皮肤红肿、溃烂、感染等痛苦，严重影响老人的身心健康和生活质量。照护人员应了解尿便失禁发生的原因，掌握护理的方法，根据老人的情况选择合适的失禁用品，积极进行有效的功能锻炼，帮助尿便失禁的老人恢复自信、自尊，提高生活质量。

一、尿失禁

尿失禁是尿液失去主观控制，不自主排出的一组综合征，是排尿障碍性疾病的常见症状。

（一）尿失禁原因

1. 谵妄、抑郁。
2. 尿道感染及阴道炎。
3. 利尿剂等药物。
4. 心衰、高血糖等疾病。
5. 逼尿肌痉挛、下尿路梗阻等疾病。

（二）照护方法

1. **心理护理**　尿失禁严重影响老人的生活质量，给老人造成巨大的心理压力，影响老人在社会中的正常交往，被称为"社交癌"，因此，照护者应主动关心、体贴尿失禁老人，鼓励老人表达自己的感受，保护其隐私和自尊。夜间将便器放在老人床旁，既便于老人取放，又避免频繁排尿引起失眠和疲劳。向其说明尿失禁是可以治愈或者至少控制，但膀胱功能的恢复是循序渐进的过程，鼓励老人耐心地坚持训练，消除或减轻尿失禁症状。

2. **饮食**　进食易消化、含粗纤维丰富的食物，如芹菜、白薯等，避免便秘的发生，因为慢性便秘时排便用力，可使骨盆底肌肉衰弱，加重尿失禁。避免进食含有咖啡因和酒精类的食物，如茶、咖啡、可乐等刺激性食物，因咖啡因可使膀胱肌不自主收缩而引起尿频及尿失禁，且还有利尿作用，增加尿量而致尿频。老人应保持正常的体重，以免因肥胖引起腹压增加，加重尿失禁。

3. 饮水计划 尿失禁老人因害怕排尿，就自己减少饮水，使尿浓度增加刺激膀胱黏膜导致尿频或尿急现象，甚至引发膀胱炎症。因此，不能用减少饮水的方法舒缓尿失禁的病情。除患有肾病、心脏病的老人外，均应鼓励老人每日饮水 1.5~2L，但睡前 2 小时应减少饮水，避免影响睡眠质量。维持一定尿量，增加泌尿系抵抗细菌感染能力，有助于预防膀胱和尿道感染。

4. 皮肤护理 保持皮肤的清洁、干燥，每次排尿后都要行会阴部皮肤清洁，及时更换护理用具，擦洗会阴部，防止皮肤发生溃疡、糜烂等。清洁会阴时，应由前（尿道口）往后（肛门）擦洗，避免引起感染。尿失禁老人可根据具体情况选用适宜的护理用品，以减轻失禁引起的皮肤损害。

5. 改善环境 老人的居住环境应便于需要时迅速到达厕所，距离不宜太远，过道光线宜充足且无障碍，地面不宜太滑。使用的床或坐椅不宜太低，不利于老人起、坐。此外，老人的衣裤应便于穿脱，选择轻便衣物，方便如厕，必要时床边放置便器。使用纸尿裤老人，保持房间的通风，房间放置加盖垃圾桶，以避免异味。

6. 功能锻炼 尿失禁的症状可以通过功能锻炼改善，因此，应鼓励老人进行有效的功能锻炼，以加强盆底肌肉的功能锻炼，巩固膀胱颈、后尿路周围筋膜及韧带对尿道的支持，从而增强老人的排尿控制力。

（1）骨盆底肌肉运动：主要训练轻中度压力性尿失禁老人，使其恢复骨盆底肌肉的强度、张力和耐力，无不良反应。此锻炼需要坚持练习，一般 3 个月才能有效。骨盆底肌肉运动具体方法：

1）平卧床上姿势：双足屈曲并分开，用力收紧肛门周围、阴道口及尿道口骨盆底肌肉，尽量维持收缩提起肌肉至 5~10 秒，然后放松休息 10 秒。

2）站立姿势：双膝微分，双肩垂直，收紧骨盆底肌肉，收缩方法如上。

3）坐下姿势：双足平放地面、双膝微分，上身微向前倾，双手平放在股旁，收缩方法同上。

骨盆底肌肉运动锻炼时需注意：

1）做骨盆底肌肉运动时，要保持正常呼吸，不可憋气或缩腹。

2）打喷嚏、大笑或咳嗽时，应先收缩骨盆底肌肉，加强骨盆底肌肉对盆腔器官的支撑力及增加尿道闭合力。

（2）膀胱训练方法：主要目的是帮助患者重拾控制膀胱的功能，通过有意延长排尿间歇来恢复正常排尿的方式。首先了解患者排尿相隔时间及膀胱容量，在此基础上逐渐延长排尿的间隔时间，例如，患者大约 45 分钟排尿 1 次，要求患者多延长 15 分钟，即隔 60 分钟排尿，直至患者可间隔 60 分钟而没有困难时，可以继续延迟 15 分钟，即 75 分钟排尿 1 次，以此类推。目标是通过膀胱训练，实现 3~4 小时如厕 1 次。

二、便失禁

便失禁是由于肛门或神经损伤，括约肌松弛，导致不能控制粪便和气体排出的现象，又称为排便失禁或肛门失禁。

（一）老人常见便失禁原因

1. 神经障碍和损伤 排便是在内脏自主神经核大脑中枢神经支配下的反射活动，这些神经发生功能障碍或损伤，会引起排便失禁。

2. 肌肉功能障碍和损伤 肛门的松弛和排便功能受神经支配内外括约肌和肛提肌来维持的。

（二）照护方法

1. 心理护理 对患者来说，便失禁处理不是简单的卫生问题，当其经历了直肠功能丧失后，经常有难以启齿、意志消沉、孤僻、害怕被发现的心理，防治不及时，会导致精神颓废，社会适应能力进一步退化。照护者应为患者提供优质服务，除了针对病因及皮肤的处理外，还应保持病室环境整洁，空气清新。定时开窗通风，去除病室内不良气味，增加患者舒适度，营造舒适的修养环境。

2. 饮食护理 改善饮食结构，加强营养，宜进高蛋白、高热量、易消化、含纤维素多的食物，以利于排便通畅。增加膳食中食物纤维的含量，可以增加粪便的体积，刺激肠蠕动，有助于恢复肠道功能，加强排便的规律性，改善失禁的情况。

3. 皮肤护理 老人由于生理性皮肤出现老化，主要表现为皮下脂肪和皮下毛细血管减少，皮肤弹性降低，厚度变薄、松弛，对外界各种刺激的耐受性和伤口的愈合能力降低，做好皮肤护理对便失禁患者极其重要，因此，对于长期卧床老人应按时变换体位，加强营养。发现粪便污染应立即清洁局部，保持会阴部清洁、干燥。采用便失禁护理用品，合适的便失禁护理用品对控制皮肤的损坏，减轻病痛，防止发生皮疹或压疮有重要作用，常用的便失禁护理用品包括：

（1）皮肤保护膜：失禁老人由于粪便的化学性刺激和反复清洗导致皮肤抵抗力降低，发生皮肤潮红、糜烂。皮肤保护膜不含酒精，不刺激伤口，无疼痛感，喷洒伤口后形成一层透明薄膜，具有透气性，使皮肤自然呼吸，阻止粪便的刺激，避免细菌感染。

此法操作简单，无不良反应，是便失禁老人皮肤保护的理想方法。具体的使用方法：

1）皮肤无破损，先用温水洗净粪便浸渍的皮肤，擦干后将保护膜喷洒于皮肤表面即可。

2）皮肤出现糜烂和溃疡，先用生理盐水棉球擦拭皮肤，干棉球擦干，距离患处15~20cm喷洒保护膜，干燥后再喷1次。

（2）皮肤物理抗菌膜：属于季铵盐类有机抗菌材料，喷洒患处后皮肤表面很快黏着固化，形成正电荷膜和胶联膜。可达到物理性抗菌作用，用于失禁老人的皮肤保护，抑制细菌在皮肤上繁殖和生长，修复皮肤的破损，促进愈合。

（3）鞣酸软膏：主要成分为鞣酸、甘油、凡士林等，具有消炎、保护、收敛皮肤的作用，使患处皮肤的亲水性降低，减少尿便刺激，避免发生皮肤湿疹、外阴糜烂等。具体用法是皮肤干燥后将鞣酸软膏直接涂于患处。

（4）氧化锌软膏：老年患者因腹泻、尿便失禁后，使用一次性尿布更换不及时，肛周及会阴部皮肤潮红，导致局部红肿、糜烂，细菌感染后皮肤破溃。氧化锌软膏是由氧化锌、硼酸、生红、冰片、珍珠粉、薄荷、凡士林组成，具有保护皮肤、收敛、中和皮肤酸性分泌物和促进伤口愈合作用，能有效保护皮肤。

（5）贝复剂：失禁造成皮肤出现表浅伤口或糜烂，贝复剂主要成分为重组牛碱性纤维细胞生长因子，可直接促进组织的生长、修复和再生。与无痛保护膜联合应用不仅可促进伤口的愈合，还能对局部皮肤起到隔离的作用。

4. 功能锻炼

（1）训练患者定时排便，了解患者排便时间的规律，观察排便前表现，如多数患者进食后排便，照护者应在饭后及时给患者使用便器；对排便无规律者，酌情定时给予便器，以试行排便，逐步帮助病人建立排便反射。

（2）骨盆底肌肉运动：针对有自控能力的病人可进行骨盆底肌肉运动，增强盆底肌肉的收缩力，可有效控制排便，其方法详见尿失禁。

（刘雪云）

第九节　管路照护

为满足老人病情和临床治疗的需要，常需留置各种管路来维持生命。常见管路有与静脉输液相关的管路、胃管、导尿管、各种引流管。管路照护不当可能会加重病情、延误治疗，甚至造成死亡等严重后果。照护人员应掌握各种管路的照护方法及管路滑脱的应急处理，从而保证管路的安全，增加管路留置期间老人的舒适度和耐受性，使各种管路在留置期间起到应有的作用。

一、静脉输液相关管路的照护

静脉输液是临床常见的治疗手段，目前输液途径主要包括外周静脉、中心静脉、经外周穿刺的中心静脉等。以下主要介绍经外周静脉-静脉留置针的照护、中心静脉-锁骨下静脉穿刺置管的照护、经外周穿刺的中心静脉-PICC 置管的照护，上述管路在输液过程中不会影响老人活动，且减少了血管穿刺的次数，减轻了老人的痛苦，便于维持血管通路，供紧急抢救时使用。

（一）静脉留置针照护

静脉留置针又称套管针，其比较柔软，不易损伤血管。留置期间具体的照护方法如下：

1. 妥善固定

（1）采用透明膜进行 U 形固定留置针，胶带固定输液的正压接头，防止接头垂下因重力作用造成套管针脱出。

（2）留置针留置期间防止透明膜易卷边、脱落，避免留置针脱出，发现卷边、脱落护士应立即进行处理。

2. 保持通畅

（1）封管：封管是保持留置针正常使用的关键，每天输液完毕，护士应进行正压封管，以保证第二天静脉输液的顺利进行。若留置针末端使用正压接头则不用进行封管处理。

（2）活动：治疗结束后，患者可自由活动，但穿刺部位不可用力过猛，以免引起大量回血，正常情况下静脉留置针可能会出现回血情况，但不会影响第二天输液。不得在置有留置针一侧的肢体上端使用血压袖带和止血带。

（3）保留时间：72~96 小时。

3. 防止感染

（1）留置期间应多自行观察，如果出现穿刺部位疼痛、肿胀，沿静脉走行出现条索状改变，请及时向护士反映，护士会根据穿刺部位的情况，拔出留置针，局部按压止血。

（2）进行输液治疗时，应严格无菌操作技术。

（3）留置针穿刺的部位避免被水浸湿，如需洗漱或沐浴可使用塑料薄膜将局部包裹。

（二）锁骨下静脉穿刺置管照护

锁骨下静脉穿刺是深静脉穿刺的一种，是将导管经皮穿刺进入中心静脉，主要经锁骨下静脉将导管插入到上、下腔静脉并保留。适用于长期输液而周围静脉难以穿刺的患者。可长期保留，随时应用，避免反复穿刺为患者带来痛苦。留置期间具体的照护方法如下：

1. 妥善固定

（1）导管固定：用缝线固定后，可将外露导管摆放呈 U 形后在使用 3M（10cm×12cm）透明贴膜覆盖穿刺部位，同时用胶带妥善固定导管末端的输液接头，以防重力作用造成导管的脱出。

（2）防止脱出：每次更换敷贴时应小心操作，防止导管脱出。留置锁穿管患者注意不能进行剧烈活动，最好穿开衫，防止导管脱出。对烦躁不安或意识障碍患者，应适当约束肢体，防止患者无意识拔出导管。搬运患者以及为其更换体位时，防止导管受压和牵拉而造成脱出。

（3）记录内置长度：照护者应记录导管的内置长度，一般置管右侧 12~15cm，左侧 16~19cm，防止导管移位，如发生胸闷、呼吸困难立即通知医生。

2. 保持通畅

（1）封管：每天输液完毕后，都应进行正压封管，以保证第二天静脉输液的通畅。

（2）活动：封管处理后，患者可以自由活动，但穿刺部位用力不要过猛，以免引起大量回血，影响第二天的输液。正常情况下静脉导管内可有少量的回血，如果静脉导管内回血较多，应及时告诉护士，护士会根据情况采取相应的措施。

3. 防止感染

（1）观察：照护者应随时观察穿刺部位有无红肿，保持穿刺部位的清洁、干燥。定期为患者穿刺部位进行换药，常规每周 2 次，输液过程中如发现穿刺处红肿、有渗液应立即更换。

（2）定期更换：锁骨下静脉导管留置的时间应为 30 天。期间如果发生感染、不明原因的发热、导管故障等应立即拔除导管。

（3）治疗方案结束后，患者病情恢复应及时拔出导管。

4. 锁穿管脱出的处理　锁穿管脱出包括两种情况，一种为完全脱出，即导管末端完全从穿刺点脱离；另一种为不完全脱出，即导管部分脱出。

（1）导管完全脱出：使用中完全脱出应及时关闭输液开关，使用无菌敷料覆盖穿刺部位，并给予局部加压止血10~15分钟，穿刺处伤口进行常规消毒后覆盖无菌敷料。

（2）导管不完全脱出：首先避免污染导管，严禁自行将外移的导管重新送回体内，进行临时固定后应立即请专业人士进行处理。

（三）PICC 置管照护

经外周穿刺中心静脉导管置入术（PICC）是经外周静脉穿刺置入，头端送达上腔静脉下1/3，靠近上腔静脉与右心房入口处，具有安全、有效、留置时间长的特点。为老人提供中长期的静脉输液的治疗，满足老人静脉输液治疗的需要。具体的照护方法如下：

1. 妥善固定

（1）导管固定：固定PICC导管一般采取3M（10cm×12cm）透明的半透膜进行固定，因透明敷料覆盖外露导管，便于观察导管情况，出现问题可及时发现。如果患者对贴膜过敏，穿刺部位出现红肿，可采用抗过敏透明贴膜，如效果不好可使用无菌纱布覆盖后用绷带进行包扎，纱布包扎每48小时更换纱布1次，并进行换药。

（2）防止脱出：不能自行撕下导管外固定的透明膜，不牵拉导管以防导管脱出或断裂滑入体内，特别是在穿、脱衣服时要防止把导管带出。老人意识不清或躁动时应在导管外套上保护套，采取必要的保护措施。导管外端不能有死折，避免病人活动肢体时导管出现死折现象，同时不要将胶布直接贴到导管体上。

2. 保持通畅

（1）定期维护：长期置管者，应每7天做1次PICC导管的维护，维护可选择家附近的社区卫生服务中心进行，也可回到穿刺的医院进行维护。治疗间歇期也应每周定时对导管进行维护。注意CT或磁共振等检查时使用造影剂进行高压注射时不能用PICC管。

（2）自我观察：照护者应学会观察穿刺部位是否有漏液以及红、肿、热、痛等症状。每日测量臂围以早期发现上臂肿胀等异常，观察导管留置体外的长度，建立相应的记录单，出现异常及时进行导管维护。

（3）防止堵塞：避免在置管侧手臂扎止血带、测量血压。置管者剧烈咳嗽、运动等胸腔压力增高时，可使血液反流入导管内。为了避免血液反流引起的导管堵塞，可将置管侧手臂抬高，减少反流，必要时及时冲管。

3. 防止感染

（1）置管后穿刺点有少量出血，不要紧张，可以局部按压止血、冰袋冷敷止血，置管后 24 小时应首次更换贴膜。

（2）保持局部的清洁、干燥，不能擅自撕下贴膜，贴膜下如有汗液浸湿应及时到医院按标准给予更换。注意观察穿刺点周围有无红肿热痛、渗出物、分泌物等，发现异常及时就诊。避免到人多的公共场所以防感染。

（3）PICC 置管者可以沐浴，但应采取淋浴的方法，淋浴时，可用保鲜膜在置管处缠绕 3 圈以上，周边用胶布粘牢，不要浸湿导管及其敷料，以免引起感染。

（4）所有治疗结束后不需要使用导管进行输液时，应选择拔除 PICC 导管，拔除导管需由经过培训的专业护士进行操作。

4. 防止静脉炎和血栓　置管者可以适当进行体育锻炼、做家务。置管侧的手臂不要提重物，最好限重 3kg 以内，不要做引体向上、举哑铃等体育锻炼。不要做反复牵拉导管的运动，例如，做反复的手臂屈伸运动（如抖晒被子、衣服等），导管在血管内反复移动，容易造成血管壁的损伤，出现静脉炎和血栓。卧床时避免长时间压迫带管侧肢体以防血流缓慢发生静脉血栓。

5. PICC 导管脱出的处理　PICC 导管脱出包括两种情况，一种为完全脱出，即导管末端完全从穿刺点脱离患者的体外；另一种为不完全脱出，是指导管部分脱出。

（1）导管完全脱出时勿惊慌，彻底消毒穿刺点，且按压 5 分钟以上，穿刺处敷料覆盖。

（2）导管不完全脱出时，首先避免污染导管，严禁自行将脱出的导管重新送回体内，应立即用止血带或松紧带结扎置管侧上臂紧急送往医院进行处理。

二、留置胃管的照护

胃管留置的主要目的是供给不能经口进食的病人进食食物、水分及药物。照护人员做好留置期间的护理，掌握鼻饲的方法及脱出后的处理可提高老人的舒适度，避免口腔感染，减少口腔、鼻咽喉部溃疡以及食管、胃黏膜糜烂等并发症，使老人能积极配合治疗、护理，促进疾病的早日康复，减少不良反应的发生，保证留置期间的治疗效果，具体的照护方法：

（一）胃管护理

1. 妥善固定，保持通畅，防止打折脱出

（1）导管固定：常规采取有弹力的胶布在患者鼻尖部进行外固定，固定的方法可以采用 T 型胶布进行固定，胶布应每天更换。更换胶带时，须将脸部皮肤擦拭干净再贴，并注意勿贴于同一皮肤部位。

（2）防止脱出：每日注意鼻胃管刻度，若有脱出，应通知医务人员处理。鼻胃管外露部位须妥当安置，以免牵扯滑脱，搬动或翻动患者时应防止胃管脱出或打折，对意识不清或躁动不合作者，必要时可将患者双手做适当的约束保护。

2. 观察胃内容物的颜色、性质、量

（1）胃液颜色一般为墨绿色（混有胆汁）。若颜色为鲜红色，提示胃内有出血；若颜色为咖啡色，提示胃内有陈旧性血液。胃液出现颜色或性质的改变，应及时请专业人员处理。

（2）观察记录胃内容物的量：量过多，大于 200ml 应及时通知医生处理。适当延长间隔时间，暂停鼻饲或减少鼻饲量，同时给予胃动力药增加胃的蠕动，防止发生反流。

3. 预防口腔感染，定期更换

（1）口腔护理：给予生活不能自理或昏迷的患者每日 2 次口腔清洁。意识清楚合作者可以牙刷清洁，鼓励患者刷牙漱口。

（2）定期更换：留置胃管的时间与胃管的材质有关，具体的留置时间应向留置的医院进行咨询，普通 PVC 管建议 1 周进行更换，聚酯纤维管建议 45 天进行更换。

（3）使用鼻饲专用的注射器，并应每天进行更换。

（二）鼻饲护理

鼻饲是通过留置的胃管注入营养丰富的流食使不能由口进食的患者摄取足够的蛋白质、水、药物与热量的一种方法。

1. 卧位　鼻饲时应取半卧位，借重力作用可防止反流和误吸。鼻饲后 30 分钟内禁止翻身，并应严密观察，若发现老人呼吸道分泌物增多，应警惕是否为胃内容物，待明确后才可改变患者体位。一旦发生误吸，应立即采取右侧卧位，头部放低，吸出气道内的胃容物，并抽尽胃内容物，防止进一步反流。

2. 冲管　患者鼻饲应选用无渣饮食，即用打碎机将食物打碎。每次鼻饲后用足量的温水脉冲式冲洗胃管，避免食物残留管壁。为老人鼻饲的营养液，温度应保持在 35～37℃之间。如遇胃管堵塞，可采用温开水加压冲洗导管的方法排除堵塞，如不能排除应由专业人员更换导管。

3. 速度 鼻饲时应缓慢推注，鼻饲速度过快可造成大量胃残留和肠动力低下而发生误吸。照护者应向护士学习留置胃管的相关知识，学会正确鼻饲的方法，防止恶心、呕吐。

4. 灌注量 每次灌注量不超过 300ml，每次输注前先抽吸，以了解胃是否已排空，进食 4 小时后，可从胃管自胃腔抽出食物提示有胃潴留，需延长输注间隔，可加服胃动力药，促进胃排空。

（三）胃管脱出的处理

胃管插入的长度要合适，人体食管长 25~30cm，因此，应保持胃管的插入长度为 45~55cm，胃空肠管的插入长度为 60~70cm。

1. 胃管完全脱出时，清洁鼻腔，请专业人员更换新管，且从另一鼻腔插入。

2. 胃管部分脱出时，若怀疑胃管部分脱出，应及时通知医生。暂停鼻饲者，待确定胃管在胃中后才可进行鼻饲。

3. 判定胃管在胃内的方法 每次鼻饲前均应进行检查，确认胃管在胃内后方可鼻饲。

（1）用注射器回抽出胃内容物。

（2）用注射器向胃管内注气，用听诊器在胃部听到气过水声。

（3）将胃管插入水中无气泡溢出。

三、导尿管照护

留置导尿管是指将导尿管经尿道插入膀胱引出尿液的方法。主要用于患者泌尿系引流和冲洗、盆腔内器官手术前准备，是解决排尿困难的主要手段，具体的照护方法：

（一）照护方法

1. 妥善固定 包括导尿管和引流袋的固定。

（1）尿管的固定：目前临床均使用气囊导尿管。成人气囊注水 10~15ml，即可起到内固定的作用。根据患者病情的需要（如需对膀胱颈起到压迫止血的作用），也可在内固定的基础上使用外固定，即使用丝绸胶带和弹力胶布将导尿管固定于股内侧。采用高举平台法，即将要固定的皮肤部位贴一条较宽胶布后将尿管塑型后固定于胶布上。

（2）引流袋的固定：妥善固定引流袋，并保持低于膀胱的位置，以防尿液反流，造成尿路感染。建议长期留置尿管的患者使用具有抗反流功能的引流袋，引流袋平放或倒放时，尿液聚集在防反流薄膜间，既防止尿液反流又不影响引流，起到防止尿路感染的目的。

2. 保持通畅

（1）老人离床活动时，导尿管及引流袋应妥善安置固定，保持低于膀胱水平面位。

（2）卧床老人改变体位时，避免导尿管及引流管扭曲或受压，保持通畅，防止阻塞及牵拉。搬运老人时应夹闭引流管，防止尿液逆流，注意搬运结束后及时打开引流管，以保持引流通畅。

3. 防止泌尿系感染

（1）清洁：保持会阴部清洁、干燥，每日使用温水进行会阴清洁 2 次。留置尿管的老人可进行淋浴或擦身，注意对导尿管的保护，不能将导尿管浸入水中。

（2）注意观察：尿液的颜色、性质、量，发现尿液浑浊或沉淀物，及时就诊。

（3）冲洗：可进行内冲洗和膀胱冲洗。内冲洗即鼓励留置尿管患者多饮水，每日饮水量在 1500~2000ml，增加尿量，达到稀释尿液、冲洗膀胱和尿道，减少细菌侵入，预防和控制泌尿系感染的目的。2014 年泌尿系诊疗指南指出，除遇可能发生导尿管阻塞的情况，否则不推荐行膀胱冲洗预防泌尿系感染，即如遇尿中大量出血和伴有絮状物时，可采用膀胱冲洗进行治疗。

（4）拔管：随着留置时间的延长，尿路感染会逐渐增加，因此，应根据患者的情况评估患者留置导尿的必要性，不需要时尽早拔除导尿管。尿管留置期间应根据患者的情况，定时加闭，2~4 小时开放 1 次，逐渐锻炼至老人有尿意时开放尿管，以保留患者膀胱功能，尽早拔管。

（5）定期换管：长期留置导尿管的患者，应根据尿管的材质按时由专业人员进行更换，目前临床使用的抗菌超豪华乳胶导尿管建议有效期为 30 天。使用具有防反流功能的引流袋，建议 7 天进行更换。

（二）尿管脱出及特殊情况的处理

若老人尿管留置期间出现导尿管滑出，导尿管阻塞，导尿管破裂，患者发热，尿道疼痛，血尿、渗尿，应立即送至医院处理。

1. 尿管脱出后立即查找脱出原因，若球囊完好脱出，检查尿道有无渗血损伤，若球囊破裂且不完整，立即查找，若未发现应及时请泌尿科医师处理。

2. 若因导尿管刺激膀胱肌肉收缩，尿液由导尿管外流，经尿道渗出，可更换小号导尿管，或者将注入的无菌盐水减少。严重者遵医嘱服用药物减轻膀胱敏感度，如解痉类药物。

（三）腹腔引流管的照护

腹腔引流是在腹腔内放置一引流物将液体等从腹腔内引流到体外的一种外引流术。腹腔引流管可减少腹腔内积聚的液体，且通过观察引流液的性质，判断腹腔内伤口的愈合情况。因此，照护人员应保持引流管的通畅，妥善固定，加强观察，防止脱落，保证引流管达到有效引流的作用。

1. 妥善固定　妥善固定引流管，避免移位和脱出。患者平卧位时引流袋不超过腋中线。离床活动时，可将引流袋固定于衣服下角，不超过引流的伤口处，搬运患者时，应先夹闭引流管，防止逆行感染。避免或减少牵拉引流管引起疼痛。

2. 保持通畅，防止脱出　经常挤压引流管，随时注意观察，改变体位时，避免引流管受压、扭曲、折转成角以及脱出保持引流通畅。遇引流管脱出，应及时就诊。

3. 观察　注意观察引流液的颜色、量、气味及有无残渣等，准确记录24小时引流量，并注意引流液的量及性状的变化，以判断患者病情发展趋势。观察引流管周围皮肤有无红肿、皮肤损伤等情况。

4. 保持无菌　引流袋按时更换，严格无菌操作，引流管远端接引流袋时，应将引流管口消毒后再连接。

5. 拔管的护理　引流液减少或无引流液时，且患者无不适主诉，可考虑拔管。

（四）T形管引流的照护

胆总管探查或切开取石术后常规放置T形管引流胆汁和残余结石，并能起到支撑胆管和确保手术部位愈合的作用。留置T形管期间照护者应密切观察、妥善固定，保持有效的引流，从而保证T形管起到相应的作用。

1. 妥善固定　T形管术后医生通常使用缝线将其固定于腹壁后，照护者可再用胶布固定于患者腹壁的皮肤。引流管长短适宜，不可固定于床上，避免翻身、活动时受到牵拉而脱出。对于躁动不安的患者应有专人守护或适当加以约束，防止将管拔出。

2. 保持有效的引流　平卧位时引流袋应低于腋中线，站位或活动时应低于腹部切口，以防胆汁逆流引起感染。若引流袋的位置较低，可使胆汁引流过量，影响脂肪的消化和吸收。引流管长短适宜，避免受压、扭曲、折叠，经常给予挤压，保持引流通畅。

3. 观察　观察并记录引流液的颜色、量和性状，正常患者术后24小时引流量为300~500ml，恢复饮食后可增至600~700ml，以后逐渐减少至每日200ml左右。较少，术后24小时常呈淡红色血性或褐色、深绿色，有时含有细小的结实和絮状物，以后引流量逐渐增加，呈淡黄色，逐渐加深呈橘黄色，清亮；若胆汁突然减少甚至无胆汁流出，可能是受压、扭曲、折叠、阻塞或脱出，应立即检查，并通知医师及时处理，若引流量较多，常提示胆管下端引流不畅或梗阻。

4. 预防感染　长期置管者，应根据引流袋的要求进行更换，引流管周围皮肤每日用酒精消毒，引流管口使用无菌纱布，防止胆汁浸润引起皮肤红肿、糜烂。

5. 拔管　术后 2 周以上，患者无腹痛、发热，黄疸消退；胆汁的引流量减少至200ml，引流液呈黄色清亮无渣；胆管造影证实胆管无狭窄、结石、通畅；试夹闭管24～36 小时无不适；可考虑拔管。拔管前应开放引流管 2～3 天，使造影剂完全排出。

6. 拔管后异常观察　1 周内，警惕有无胆汁外漏甚至发生腹膜炎的情况，观察患者体温、有无黄疸、腹痛、恶心和呕吐、伤口红肿，异常时应及时就诊。

7. 饮食　留置 T 形管患者应选择低脂、高糖、高蛋白、高纤维素易消化、少油腻饮食，烹饪方式以蒸煮为宜，避免暴饮暴食。适当锻炼身体，提高机体抵抗力。

（五）胸腔闭式引流的护理

胸腔闭式引流主要用于引流胸腔内渗液、血液和气体，促进肺膨胀，重建胸内负压。胸腔装置由引流管和水封瓶两部分组成，传统的胸腔引流装置有三种，即单瓶引流、双瓶引流和三瓶引流。目前各种一次性使用的胸腔引流装置已广泛应用。

1. 保持引流装置密封和无菌

（1）保持水封瓶完好无损，水封瓶内长玻璃管插入液面下保持 3～4cm，并将水封瓶固定于相应的支架上，使其不易倾倒。

（2）检查引流装置是否密闭。

（3）用凡士林纱布严密包裹胸腔引流管周围，使其密闭。

（4）搬运老年人或更换引流瓶时，应先用双血管钳夹闭引流管。

（5）连接引流装置后确认装置密闭后，打开钳闭胸腔引流管，可见气泡或液体引流出。

2. 保持引流的通畅

（1）观察水封瓶内水柱波动，一般水柱随呼吸动作上下波动 4～6cm，表示引流通畅；若水柱波动过大，提示可能存在肺不张；若停止波动，提示引流管堵塞或肺已复张。

（2）保持胸腔引流口与水封瓶的垂直距离 60～100cm，防止液体逆行流入胸腔。

（3）防止引流管受压、扭曲。

（4）鼓励老人深呼吸，促进引流。

（5）定时挤压引流管，防止堵塞。

（6）密切观察引流液的量及性质，若发现异常，及时报告医师。

3. 体位　胸腔闭式引流术后常置老人于半卧位，以利呼吸和引流。鼓励老人进行有效咳嗽和深呼吸运动，利于积液排出，恢复胸膜腔负压，使肺扩张。

4. 意外情况的处理　若引流管连接处脱落或水封瓶破碎，立即用手捏紧并折叠或用血管钳夹闭引流管；若胸腔引流导管从胸腔脱出，立即用手捏闭伤口皮肤，用凡士林纱布封闭伤口，由医生进一步处理，切记不可将导管盲目插入胸腔，以免造成损伤和污染。

5. 拔管及拔管指征

（1）严格掌握拔管指征：胸腔置管引流 24～48 小时后水柱停止波动，无气体溢出及异常液体排出；24 小时引流液量少于 50ml，脓液少于 10ml，X 线片显示肺膨胀良好；患者无异常症状，即可考虑拔管。

（2）拔管：嘱老人先深吸气后屏气，在其吸气末迅速拔管，立即用凡士林纱布和厚敷料封闭胸壁伤口并包扎固定。

（3）拔管后观察：拔管后 24 小时应密切观察患者有无渗血、漏气和皮下气肿等；是否出现胸闷、呼吸困难、发绀，若发现异常及时报告医生处理。

（刘雪云　王磊磊）

第六章 其他技术

第一节 营养支持

一、概述

营养支持（nutrition support）是指经口、肠道或肠外途径为患者提供较为全面的营养素。营养支持是综合治疗的组成部分，可以提供合理平衡的营养，增强患者的抵抗力，还可以提高患者对麻醉和手术的耐受力，减少术后并发症，促进康复。目前临床上包括肠内营养（enteral nutrition，EN）和肠外营养（parenteral nutrition，PN）。肠内营养是指通过消化道给予营养素，根据组成不同分为整蛋白型、短肽型和氨基酸型制剂。根据给予肠内营养途径的不同，分为口服和管饲。肠外营养是指经静脉为无法或经胃肠道摄取和利用营养不足的患者提供包括氨基酸、脂肪、碳水化合物、维生素及矿物质在内的营养素，以抑制催化代谢，促进合成代谢并维持结构蛋白的功能。

老年人营养支持的原则：①首选肠内营养，符合生理，有利于维持肠道功能，实施方便，并发症少，易于长期应用。若不能耐受或无法进行时才选用肠外营养；②纠正老年人的营养不良，尤其是严重营养不良时，先补给半量，再逐步增加至所需营养素的全量；③纠正营养不良时，应积极治疗原发疾病，只有治愈原发疾病，才能更好地纠正营养不良。

老年人肠外营养支持的整体适应证与非老年人一致：①无法经口或管饲获得足够营养；②不能经胃肠道途径获取营养；③肠内营养不耐受。老年患者肠外营养的禁忌证：①胃肠道功能正常或可以经口或管饲摄入足够营养素的老年患者；②无明确治疗目的，或确定为不可治愈、无复活希望而继续盲目延长治疗的老年患者；③内环境紊乱，血流动力学不稳定，水、电解质和酸碱平衡失调的老年患者；④预计发生肠外营养并发症的危险性大于其可能带来益处的老年患者；⑤患者一般情况好，只需短期或部分肠外营养支持，预计支持的时间少于 5~7 天的老年患者；⑥某些大脑切除或丧失基本生理功能的老年患者。肠外营养支持的输注途径包括周围静脉肠外营养支持、中心静脉肠外营养中心支持途径和经周围静脉留置深静脉导管。所需营养包括葡萄糖、脂肪乳剂、复方氨基酸溶液、维生素和微量元素等。

肠内营养的适应证包括：一是具有营养风险，二是胃肠道功能正常或基本正常。①中枢神经系统疾病：神经性厌食，脑血管疾患昏迷；②胃肠疾病：炎性肠管疾病；食管、胃及肠管持续性不通畅或半阻塞；消化管瘘或从瘘中丢失大量营养物质；胰腺疾病；③肠外疾病：术前/术后营养治疗；口腔疾病、咽喉部手术；肿瘤化疗放疗的辅助；烧伤创伤恢复期或高分解代谢。肠内营养禁忌证主要是指胃肠功能严重障碍的情况，包括弥漫性腹膜炎、完全胃肠梗阻的患者、严重腹泻或者呕吐、各种休克以及胃肠道缺血等。肠内营养制剂分为家庭制剂、整蛋白制剂、要素制剂、特殊疾病型制剂以及组件制剂。口服是提供肠内营养支持的首选手段，当经口进食不足造成宏量营养素或微量营养素缺乏时应考虑摄入口服营养补充剂（ONS），尤其是对体重丢失或摄食不足达到5~7天的患者。短期肠内营养患者通常选用方便、经济的鼻胃、肠管。长期肠内营养患者（4~6周以上），通过开腹、腹腔镜、内镜或透视下经皮置管至胃、十二指肠或空肠。

二、中期照护中的营养支持

老年人急性病时有些无法正常进食，有些无法摄入足够的食物来满足需要，或有些因为疾病、治疗本身的原因，常常导致营养不良，所以急性期后的营养支持非常重要。

1. 创伤、应激与危重患者　对创伤、应激与危重患者，机体会对一系列刺激做出反应，免疫系统会被激活，释放促炎细胞因子，它们可以防止外来微生物入侵和恢复机体正常功能，由于它们的作用对机体产生明显代谢变化，这些变化会影响蛋白质、脂肪、碳水化合物、能量和微量营养素代谢，且会导致营养不良。在应激状态下，机体处于高代谢状态，特别是机体静息能量消耗增高及蛋白分解增强，最明显的代谢反应是蛋白质分解增加、负氮平衡。应激状态下，还会造成高血糖和胰岛素抵抗等一系列变化，体脂分解增加，酸碱平衡紊乱等。

对创伤、应激与危重患者，营养支持可弥补蛋白质-能量负平衡，但无法完全逆转肌肉、皮肤和骨骼等外周组织的分解代谢，直至康复期开始，营养支持对危重患者而言是"支持"而非"治疗"。营养支持不可能弥补其他治疗措施的不力，而是综合治疗的重要组成部分。肠内营养有利于维持免疫功能、屏障功能和肠道吸收功能。但肠内营养也有缺点。胃肠道功能受损的患者，需接受肠外营养，直至肠功能恢复。当肠内营养不足以满足患者需求时，肠外营养有助于预防营养缺乏。营养支持的重要性在疾病恢复期尤其要得到重视。

一些研究表明，术前1~2周的肠内或肠外营养支持可以显著改善营养不良患者的术后临床结局。术后的照护以早期正常进食作为主要目标。大多数的术后患者应当首选医院的常规膳食。如果患者无法摄入足够食物来满足基本需要，普通膳食摄入不足的患者可以建议口服营养补充。对于只能摄入少量食物或根本不能进食，通过鼻胃管、鼻肠管和空肠管进行肠内营养和联合应用肠内、肠外营养是首选的方法。营养治疗是术后综合治疗的一部分，有研究显示，术后营养支持可使术后有并发症、较大创伤或营养不良患者获益。

2. 脑卒中　脑卒中患者的营养代谢功能受多方面因素的影响，极易发生营养不足。吞咽困难是脑卒中的常见并发症。卒中患者病情越严重，吞咽困难越常见。有研究显示，48%有吞咽困难的急性卒中患者会发生营养不良。除了吞咽障碍外，机体的应激性反应、代谢、意识障碍、胃动力障碍、卒中后抑郁厌食都会影响患者的营养状况。卒中患者首选的营养支持途径是肠内营养。急性脑卒中患者应早期开始管饲营养，早期营养可以降低感染风险、提高生存率、减少残疾发生。研究显示，脑卒中患者在发病72小时内开始肠内营养可缩短住院时间。对脑卒中急性期后患者，需要及时有效地进行营养评价，评估患者的吞咽、咀嚼功能，采取适合的营养支持方案。对轻度吞咽困难的患者，可经口喂养，但食物的性状须改变，吞咽速度须减慢，吞咽体位须调整，吞咽功能须训练，以保证营养摄入。重度吞咽困难患者，应管饲喂养，最常用的方法是鼻胃管，当有反流或误吸高风险时，可采用鼻肠管，吞咽困难长期不能恢复者可行造瘘饮食。

3. 心肌梗死　心血管疾病与膳食因素之间有着十分密切的联系，心肌梗死是心血管疾病中比较严重的一种，营养因素对心肌梗死的影响一是长期不良的饮食习惯，二是暴饮暴食、饱食饮酒等诱发因素。营养治疗的目的是控制或降低日常饮食中诱发心梗的危险因素。

急性心肌梗死发病后3天内，必须绝对卧床休息，应由他人协助进食，一般每天低脂流食，根据病情，控制液体量。可予少量菜水、米汤、稀粥、果汁、藕粉、去油的肉汤等。食物中的钠、钾、镁，必须加以注意。全日热量以500~800kcal为宜。随着病情好转，可逐步改为低脂半流食，全日热量1000~1500kcal，但仍应少食多餐。膳食宜清淡、富有营养且易消化。允许进食粥、麦片、淡奶、瘦肉、鱼类、家禽、蔬菜和水果。禁止刺激性和胀气食物，避免过冷过热食物，少食多餐，以减轻心脏负担。3~4周病情稳定后，随着患者活动量增加，饮食也可适当放松，原则为低脂、低饱和脂肪酸、低胆固醇饮食，维持理想体重，应当避免饱餐，保持排便通畅。戒烟、酒，注意水、电解质平衡，伴有高血压和慢性心力衰竭者应限钠。

4. 心功能不全　合理的营养支持可能有效地延缓心功能不全向心功能衰竭的发展过程，延长患者寿命，提高其生活质量。心功能不全患者常发生食欲下降或厌食，肠道功能发生变化，且机体处于高代谢状态，同时引起器官组织的胰岛素抵抗，这些都会引起和加重营养不良。对急性心功能不全患者，应用全营养制剂会加重血流动力学的紊乱，加重机体和心肌代谢负担，使心力衰竭恶化，因此，不推荐在早期应用全营养制剂进行营养支持，但可以合理应用某些特殊的制剂或营养素。患者平稳度过急性期，可以考虑谨慎地进行营养支持。能量要适当，既控制体重增长，又要防止心脏疾病相关营养不良发生。充足的优质蛋白，低脂饮食，补充各种维生素，注意水、电解质平衡，少食多餐。

5. 慢性阻塞性肺疾病（COPD）　慢性阻塞性肺疾病患者常合并营养不良，营养不良发生率为19%~74%，老年患者发生率更高。COPD治疗指南中指出，营养支持是治疗COPD的重要环节，适当的营养支持应该为不同时期COPD患者提供适宜的热量、维持氮平衡及提供合理的营养配比。COPD急性期机体处于高代谢状态，所以补充热量是营养支持的基础，同时营养底物的配比要合理，避免增加脏器负担。有1/4以上稳定型COPD患者，低于理想体重，表现为营养不良型，营养支持的目的是使患者达到理想体重，应注意，不能急于求成，要避免过多地摄入碳水化合物，产生过多 CO_2 ，增加呼吸负担，同时要注意补充各种维生素、微量元素。

6. 肿瘤切除术后　肿瘤患者中营养不良的发生率相当高，对于多数需要手术治疗而又伴有营养不良的患者，围手术期营养支持非常重要。手术本身会对患者的饮食和营养产生不利影响，如术前禁食、术后较长一段时间内无法正常进食均可影响营养物质的摄入。手术创伤造成患者的应激反应，加重患者已存在的氮丢失和机体组织消耗。手术切除肿瘤部位的脏器造成一系列功能障碍，也直接影响营养素的摄入和吸收。所以术后重视营养支持，改善营养状况非常必要。营养支持的目的是提供机体适当的营养底物，维持机体的组成以及生理和免疫功能，帮助患者安全度过治疗阶段，减少或避免治疗引起的不良反应，维持良好的生活质量。肿瘤患者的营养支持还涉及一些特殊营养物质的应用。

三、营养评估方法

早期识别营养不良可以及时给予营养干预，故营养不良的筛查尤为重要。目前已经发展了各种不同的营养筛查工具，通常包括对实际体重、近期非自主性体重丢失和食物摄入情况简单问卷。另外，还会测量身高、体重，计算 BMI。

营养风险筛查 2002（nutritional risk screening，NSR 2002）是 ESPEN 于 2002 年推荐使用的工具，是国际上第一个采用循证医学方法开发的为住院患者进行营养风险筛查的工具（表 6-1）。

表 6-1 2002 营养不良危险因素筛查表（NSR 2002）

第一步：预筛查	是	否
1 BMI<20.5？		
2 患者在最近 3 个月是否有体重减轻？		
3 患者在最近 1 周内是否有膳食摄入减少？		
4 患者的病情是否严重？		

如以上任何一个问题的回答为"是"，进行第二步筛查

如每个问题回答都为"否"，患者在以后每周筛查 1 次

第二步：正式筛查		
	营养状况	疾病状况
0	营养状况正常	营养素需要量和正常人一样
1 分	3 个月内体重减轻>5%或在上周膳食摄入量减少25%~50%	骨盆骨折或者慢性病患者合并有肝硬化、慢性阻塞性肺疾病、长期血液透析、糖尿病、肿瘤
2 分	2 个月内体重减轻>5%，或 BMI 18.5~20.5，或最近 1 周进食量减少 50%~75%	腹部重大手术、卒中、重症肺炎、血液系统肿瘤
3 分	1 个月内体重减轻>5%（或 3 个月内减轻>15%），或 BMI<18.5（或最近 1 周进食量减少 70%~100%）	颅脑损伤、骨髓抑制、加护病患（APACHE>10 分）

得分

年龄　　如果年龄≥70 岁，总分加 1+得分=总分

总分≥3.0：患者有营养不良的风险，需营养支持治疗

总分<3.0：若患者将接受重大手术，则每周重新评估其营养状况

营养评估是一个非常具体且耗时的过程，是由具有临床营养经验的医务人员，如营养师、营养护士，或者专科医生对那些营养筛查有风险的患者进行评价。根据营养评价，提出更具体的建议，包括持续监测和适合的干预。营养评估主要包括以下几个方面：

主要通过疾病史采集和体格检查来发现是否存在营养不良。

应考虑所有可能导致营养不足的因素及患者自身情况。病史采集包括膳食史、疾病史、用药史、精神史及生理功能史等。通过细致的体格检查及时发现营养不良表现并判定其程度。

人体测量是应用最广泛的方法，通过无创性检查了解机体的脂肪、肌肉储备情况，用于判断营养不良、监测治疗及提示预后。指标包括身高、体重、皮褶厚度、臂围等。

体重是营养中最简单、直接而又可靠的指标。临床上可通过理想体重百分率、通常体重百分率和近期体重改变率三个参数来评定营养状况。

上臂中围（midarm circumference，MAC）和三头肌皮褶厚度（triceps skin fold thickness，TSF）：在无法测量体重时其是很好的替代指标，上臂中围与某些疾病的死亡率、发病率等指标有很好的相关性。

生化及实验室检查：可以测定蛋白质、脂肪、维生素及微量元素的营养状况和免疫功能。营养缺乏症在出现症状前，往往有生理和生化的改变，正确选择相应的生化判定方法，可以尽早发现人体营养储备低下的状况。

人体组成测定：是较常见的营养评价方法，临床上常用的有生物电阻抗分析法、双能X线吸收法、放射性核素稀释法和中子活化法。随着机体衰老，老年人机体组成发生一系列改变，通过机体组成测定，可以准确地反映老年人机体各组成部分的含量，从而能较客观地提示其营养状况，是临床老年人营养评价较好的测定指标。

目前尚无评定老年人营养状况的检测指标和评定标准，各种评价方法均有一定的局限性，采用不同评价方法其营养不良的检出率和营养不良程度往往存在差异，故提倡实施营养评价时应采用综合性营养评价指标，以提高敏感性和特异性。目前临床上有多种综合性营养评价方法，20世纪90年代初，Vellas等创立和发展了微型营养评定（MNA），被认为是较理想的一种评价老年人营养状况的简单快速方法，可用于老年住院患者，也可用于老年社区患者（表6-2）。

表 6-2　MiNi 营养评估（MNA）量表

序号	筛查项目	评分方法	得分
1	在过去的 3 个月由于食欲下降、消化系统问题、咀嚼或吞咽困难，使食物摄入减少	0=严重的食物摄入减少 1=中度的食物摄入减少 2=食物摄入无改变	
2	在最近的 3 个月中有体重减轻	0=体重减轻>3kg 1=不知道 2=体重减轻在 1~3kg 之间 3=无体重减轻	
3	移动	0=只能在床或椅子上活动 1=能离开床或椅子，但不能外出 2=可以外出	
4	在过去的 3 个月中，遭受心理压力或急性疾病	0=是 2=否	
5	神经心理问题	0=严重的精神紊乱或抑郁 1=中等程度的精神紊乱 2=无神经心理问题	
6	体重指数（BMI）	0= BMI <19 1=19≤BMI<21 2=21≤BMI<23 3= BMI≥23	

筛查分数（各分项总分：14 分）

≥12 分，正常-无危险，不需要完成评估

≤11 分，可能有营养不良，继续进行评估

序号	筛查项目	评分方法	得分
7	生活独立（不住在护理院或医院）	0=否 1=是	
8	每日服用 3 种以上的处方药	0=是　　　1=否	
9	压伤或皮肤溃疡	0=有　　　1=否	
10	患者每日进几餐（指一日三餐）	0=1 餐　1=2 餐　2=3 餐	
11	选择摄入蛋白质的消耗量： 每日至少进食（牛奶、酸奶）一种（是，否） 每周进食 2 种以上的豆类或蛋类（是，否） 每日进食肉、鱼或禽类（是，否）	0.0=选择 0 或 1 个是 0.5=选择 2 个是 1.0=选择 3 个是	

续　表

序号	筛查项目	评分方法	得分
12	每日食用2种以上的水果或蔬菜	0=否 1=是	
13	每日进食液体情况（水、果汁、咖啡、茶、奶等）	0.0=至少3杯 0.5=3~5杯 1.0=超过5杯	
14	进食的方式	0=必须在帮助下进食 1=独自进食但有些困难 2=独自进食无任何问题	
15	对自己营养状况的认识	0=认为自己有营养不良 1=对自己的营养状况不确定 2=认为自己没有营养问题	
16	患者认为与其他的同龄人相比自己的健康状况如何？	0.0=不好　　0.5=不知道 1.0=一样好　2.0=更好	
17	上臂围MAC（cm）	0.0=MAC<21 0.5=21≤MAC<22 1.0=MAC≥22	
18	小腿围CC（cm）	0=CC<31　　　1=CC≥31	

评价总分（最高30分）

结果评定：>23.5分：无营养不良

17~23.5分：有营养不良的危险

<17分：营养不良

（姬长珍）

第二节　用　药　指　导

老年人生理储备能力减弱，脏器功能和组织结构已经出现不同程度的衰退和紊乱，同时患多种慢性疾病，影响许多药品的选用剂量和用药频率，给老年病治疗带来很多困难。

一、老年人药物代谢动力学特点

1. 药物吸收

（1）老年时胃黏膜逐渐萎缩，胃酸分泌减少，pH值增高，70岁的老年人胃酸可减少20%~25%。

（2）胃肠道血流量65岁约减少40%，因此，减少和推迟药物的吸收。

（3）胃肠道蠕动减少，排空速度变慢，药物在胃肠道停留时间延长，有利于药物的吸收，可能造成血药浓度的波动。

（4）胃肠道吸收表面面积和吸收细胞减少，致其功能降低。

（5）老年人十二指肠憩室发生率增加，导致细菌在小肠繁殖，引起葡萄糖、B族维生素、铁及钙在吸收减少，是老年人吸收障碍，造成铁、钙、维生素缺乏、营养不良的重要原因。

2. 药物分布改变　影响老年人药物分布的因素主要有以下方面。

（1）身体成分的改变：影响脂溶性药物和水溶性药物的分布。老年人体重减轻，体内水分减少，水溶性药物的分布容积随年龄增加而减少，脂溶性药物的分布容积随年龄增加而增大。药物分布可影响药物不良反应的发生，因此，使用治疗指数低的药物时，应按老年人体重调整剂量。

（2）器官血流量减少：改变药物的局部分布。老年人心排血量减少，各脏器血流量也发生相应改变，肾、肝血流量减少比较明显，脑、冠状循环及骨骼肌循环改变较少。老年人容易发生动脉硬化使动脉管腔变窄，血流分布减少。当肌内注射和皮下注射后，药物停留在局部的时间较长。

（3）血浆白蛋白减少：影响药物的结合率。与药物结合的蛋白质主要是白蛋白，白蛋白随着年龄的增长而减少。当伴有营养不良、严重衰弱或患肝肾疾病时，白蛋白减少更加明显。因此，在老年人体内，没有与白蛋白结合的游离药物浓度增加，使药物作用增强，容易出现不良反应。

3. 药物代谢

（1）肝脏是药物代谢的主要场所，老年时肝重量减轻，成年人（20~40岁）肝重约1200g，而71岁以上平均肝重仅约741g。

（2）功能性肝细胞数量减少。

（3）肝血流量在60~80岁减少40%~45%。

（4）老年人特别是营养不良时肝合成蛋白的能力减少，易出现低蛋白血症，导致使血中结合型药物减少，游离型药物增多，血药浓度增高。因此，老年人用血浆蛋白结合率高的药物，如哌替啶、吗啡、保泰松、地西泮、氯丙嗪、洋地黄毒苷、水杨酸盐等，尤其是同用几种药物时由于竞争性结合，导致药物血浆浓度增高或代谢延缓而出现更多的不良反应。

（5）吸烟、饮酒、疾病、临床用药、饮食等诸多因素均影响肝脏的代谢功能。

（6）在选用某些需经肝脏代谢的药物时更需考虑老年人的特点，例如，可的松在肝脏转化为氢化可的松而发挥作用，应尽可能应用氢化可的松。老年人代谢茶碱的功能比青年人低35%，阿普唑仑、利多卡因、甲苯磺丁脲等的代谢率亦随增龄而明显降低，药物半衰期延长，易在体内蓄积产生不良反应。红霉素与洛伐他汀、辛伐他汀、阿伐他汀合用，可升高他汀类血药浓度，增加肌病的危险性。因此，老年人应用经肝脏代谢或血浆蛋白结合率高的药物时，应减少剂量，通常是青年人剂量的1/3~1/2。

4. 药物排泄　肾脏是药物排泄的主要器官，增龄使肾组织出现玻璃样变、动脉硬化及间质纤维化等形态改变，随着时间的推移，肾血流量、肾小球滤过率、肾小管的分泌和排泄功能降低，经肾脏排泄的药物在体内消除缓慢，血浆半衰期延长，老年人使用时更容易发生不良反应，如地高辛、别嘌呤醇、利多卡因、地西泮、苄青霉素、氨基糖苷类和头孢菌素类抗生素、乙胺丁醇等。

二、老年人用药的基本原则

首先应对老人所患疾病分析轻重缓急，权衡利弊，综合分析，尽可能减少用药，做到合理用药。许多疾病可以通过社会因素和心理因素的改善来治愈。例如，高脂血症患者，首先调整饮食结构、改善生活方式、加强锻炼，而不是马上服药。对于诊断明确、必须用药的老人，选用的药物必须疗效肯定，即能缓解症状，纠正病理过程或消除病因，又要剂量小，种类少，最好不超过3~4种，避免合用有相同作用或相同不良反应的药物。应注意以下几点：

1. 确定必需的药物治疗，老年人的健康问题无需用药亦可解决。如老年人易便秘，为此常服泻药。其实老人便秘，最好用调节生活节奏和饮食习惯的方法来解决，养成每天定时排便的习惯，必要时可选择甘油栓或开塞露通便，禁止长期使用泻药。

2. 尽量避免一次服用多种药物。老年人服用的药物越多，发生药物不良反应的机会就越多。此外，老年人记忆力欠佳，药物种类过多，易造成多服、误服或漏服，因此，最好不超过 3~4 种。

3. 服药方案尽可能简单，如果可行，最好选择每日只服一个单剂量的药物。

4. 考虑到老年患者耐受性较低，多数药物的首剂量通常最好小于标准剂量；维持剂量也应该慎重，一般 60 岁以上老人的维持剂量要比其他成年人小。一般用成人剂量的 1/2~3/4 即可。

5. 提倡联合用药　将两种治疗作用相同、不良反应相反的药物合并使用，既能增强疗效，又能减少不良反应。

6. 出现药物不良反应时，应及时更换药物或更换其他药物剂型。

7. 注意烟、酒、茶及食物对药物作用的影响。

8. 尽可能避免大的片剂或胶囊，选用液体制剂便于老年人或体弱者服用。

9. 老年人用药应进行监护，确保安全有效。一种药物长期应用，不仅容易产生耐药性，使药效降低，而且会对药物产生依赖性。

10. 禁止滥用三大"素"，抗生素、激素和维生素是临床常用的药物，老年人将他们当成万能药。应当预防滥用，防止造成严重后果。

11. 依赖安眠药　老年人大多数睡眠不好，长期服用安眠药易发生头晕以及步态不稳，还可造成依赖，并损害肝肾功能。治疗失眠最好用非药物治疗，安眠药为辅。安眠药只适用于帮助患者渡过最困难的时刻，必须应用时最好交替轮换使用毒性较低的药物。

三、老年人用药中涉及的主要问题

1. 药物间相互作用　老年人平时较其他年龄段的人使用药物的种类、数量都相对要多，其结果是容易导致多种药物间的相互作用，出现多种不良反应。

2. 用药错误　对药物的无知或用药的疏忽，往往导致漏服、剂量不准确及其他错误。这种情况特别在独居或智能减退的老年患者中易发生。

3. 营养与饮食的影响　饮食的失调导致营养缺乏症，进而影响用药效果。例如，长期使用导泻剂导致体液不足及维生素吸收不良，服利尿剂时钾补充不足等均可影响药物的作用。

4. 慢性疾病　老年人可因患其他疾病而减弱或增强药物的反应。

5. 衰退的生理功能与增长的药物敏感性　老年人往往伴有身体功能的减退，特别是肝肾功能降低影响了药物的排泄与重吸收；同时年龄的增长可使许多组织对药物作用的敏感性增加。

（1）中枢神经系统：降压药、吩噻嗪类、硝酸甘油等药物所引起的继发性低血压，可能会引起脑缺血、缺氧。对正常人剂量的中枢神经抑制药，老年人易出现过度抑制效应。

（2）心血管系统：心排血量减少，可能导致其他器官的供血不足；心脏冠状动脉粥样硬化可以影响药物的效应。

（3）呼吸系统：慢性呼吸系统疾病可以加重某些镇静剂的呼吸抑制作用。

（4）消化系统：老年人胃肠道吸收过程明显减低、肠蠕动减少可干扰药物的吸收，如可使铁剂发挥不到满意的治疗效果。

（5）肝脏：肝脏微粒体酶积蓄下降，代谢能力降低，是老年人忌用甲氧氯普胺的主要原因。

（6）肾脏：肾功能随年龄的增长而下降。即使肾功能检测，如血清尿素氮、血清肌酐清除率正常，肾脏的滤过功能或主动转运过程排泄药物的能力也会减弱，导致药物在体内蓄积引起中毒。

老年人的药物不良反应发生率可比正常人高 3 倍，药物不良反应可使体质较差的老年人更加思维混乱。故老年人药物治疗时必须根据其体质和耐受力慎重选择。

四、老年人慎用的药物

1. 老年人最好避免使用不良反应发生可能性较大的药物　制酸药、巴比妥、保泰松、羟基保泰松、环磷酰胺、四环素类、己烯雌酚、反苯环苯胺、雌激素和吲哚美辛等。

2. 老年人应减量的药物　巴比妥酸盐类、利尿药、催眠药、抗高血压药、麻醉药、三环类抗抑郁药、抗组胺药、降糖药、口服抗凝血药、洋地黄制剂、新异丙肾上腺素、肾上腺素、特布他林、甲状腺制剂、氟哌啶醇、肾上腺皮质激素类、伪麻黄碱、麻黄碱、布洛芬、非布洛芬、萘普生、美托洛尔、哌唑嗪、普萘洛尔、秋水仙碱、奎尼丁和托美丁等。

3. 使用后可引起老年人意识模糊和行为障碍的药物　金刚烷胺、布洛芬、抗组胺药、麻醉药品、喷他佐辛、巴比妥、苯妥英钠、扑痫酮、卡马西平、洋地黄制剂、利血平、甲基多巴、左旋多巴、利尿药、弱安定药、镇静药、催眠药、甲丙氨酯、苯海索、双氢麦角碱、西咪替丁和阿托品等。

4. 可引起老年人体位性低血压的药物 抗高血压的药、安定类药、利尿药、三环类抗抑郁药、吩噻嗪类和血管扩张剂。

5. 易引起老年人便秘或尿潴留的药物 新异丙肾上腺素、肾上腺素、雄激素、金刚烷胺、双氢麦角碱、阿托品类似药物、抗帕金森药、麻醉药品、特布他林、吩噻嗪类和三环类抗抑郁药等。

6. 易引起老年人尿失禁的药物 利尿药、催眠药和镇静药。

五、合理用药

在老年人，衰老和急慢性疾病并存，多重用药和不适当用药现象较常见，用药风险增加。不适当用药是指药物易引起不良反应，而严重药物不良反应是老年人入院或死亡的重要因素。药物与疾病相互作用在老年人中特别严重，增加精细区分不良反应和疾病本身的相互作用，造成疾病恶化（表 6-3），同时增加诊断和治疗的复杂性，甚至导致误诊和治疗失败。常用的老年人规范用药准则有"Beers 老年人潜在性不适当用药准则"等（表 6-3、表 6-4、表 6-5）。

表 6-3　重要的药物-疾病相互作用

疾　病	药　物	反　应
高血压	非甾体类抗炎药	升高血压
直立性低血压	降压药、利尿药、安定类、三环抗抑郁药、左旋多巴	头晕、昏倒、跌跤
心脏传导系统异常	β 受体阻滞剂、地高辛、地尔硫䓬、三环抗抑郁药	传导阻滞
心力衰竭	维拉帕米、丙吡胺、β 受体阻滞剂、地高辛、地尔硫䓬	心力衰竭加重
低钠血症	地高辛	心律失常
慢性阻塞性肺疾病	β 受体阻滞剂、阿片类药	支气管收缩、呼吸困难
慢性肾功能不全	非甾体类抗炎药、氨基糖苷类、造影剂	急性肾功能衰竭
痴呆症	抗胆碱药、抗癫痫药	错乱或谵妄加重
抑郁症	酒精、安定类、β 受体阻滞剂、皮质激素	诱发或加重抑郁症
溃疡病	非甾体类抗炎药、	出血
前列腺肥大	抗胆碱药、α 受体激动剂	尿潴留
青光眼	抗胆碱药、左旋多巴、三环抗抑郁药、中枢性降血压药	青光眼发作

（资料来源：陈世铭，薛政国. 老年人安全用药手册. 北京：化学工业出版社，2004，18～19）

表 6-4　需要减少剂量和频次、缩短治疗时间的不适当药物

药物（种类）	不适当理由
铁剂补充药物，每日不宜使用超过 325mg	给予高剂量铁，吸收总量并未随之增加，反而可能造成便秘
洋地黄类（如地高辛）	老年人或肾功能不全者应减少剂量
具强烈抗胆碱作用，如羟嗪、赛庚啶、氯苯那敏（急性心肌梗死）、苯海拉明（急性心肌梗死）	具有强烈抗胆碱的不良反应，故尽可能避免使用或减低剂量
短效苯二氮䓬类药物，如劳拉西泮、奥沙西泮、阿普唑仑、唑吡坦	可增加老年人药物敏感度，低剂量即可有效且安全

（资料来源：Am Fam Physician 2002，66：1917-24. CMAJ1997，156：358-91）

表 6-5　几种常见疾病避免的药物

临床症状	不适当药物
心脏衰竭	丙吡胺及含钠盐高的药物
糖尿病	β 受体阻滞剂、皮质激素
高血压	中枢减肥药和苯丙胺，有血压升高、心律不齐以及心肌梗死或脑出血
慢性阻塞性肺疾病	β 受体阻滞剂及镇静催眠药，有气管收缩及呼吸一致作用
气喘	β 受体阻滞剂，可导致气管收缩
消化性溃疡	非甾体类抗炎药、阿司匹林和钾制剂，加重消化性溃疡及胃肠道出血
癫痫，抽搐	甲氧氯普胺、氯普噻吨、氯丙嗪、氯氮平，可造成低血压、抗胆碱作用及锥体外系症状
末梢血管疾病	β 受体阻滞剂，可恶化末梢动脉灌流，加重跛行症状
血液凝集疾病	非甾体类抗炎药、阿司匹林、双嘧达莫、噻氯匹定等会增加出血风险
前列腺肥大	抗胆碱药、抗组胺药、抗抑郁药、胃肠解痉药等可松弛膀胱平滑肌，造成尿潴留
尿失禁	α 受体阻断剂，可导致膀胱颈外括约肌松弛而无法控制排尿，恶化尿失禁
便秘	三环抗抑郁药、麻醉药、抗胆碱能药等，抑制胃动力，恶化便秘
昏倒/跌倒	长效苯二氮䓬类，如氯硝西泮，增加跌倒风险；β 受体阻断剂，增加心源性晕厥
心律不齐	三环抗抑郁药，易发生心律不齐
失眠	减充血剂、β 受体激动剂、茶碱、选择性 5-羟色胺再吸收抑制剂等，刺激中枢神经，加重失眠症状

（资料来源：Am Fam Physician 2002，66：1917-24. CMAJ1997，156：358-91）

六、老年人用药管理要点

为能有效进行老年人用药管理，护士必须遵循：

1. 认真收集患者服药史和个人生活习惯史，必须了解老年人是否从多种途径获得药物，同时警惕烟、酒、咖啡因等对药物疗效的影响。

2. 熟悉药物的药理特性和老年期用药原则，了解和警惕老年期改变对药物分布、代谢和效果的影响。

3. 明确老年人家中所备药品，指导老年人标明药名、剂量、用法，避免过期失效或误服。

4. 切实掌握用药指征　诊断明确后还必须结合全身情况权衡利弊后再对症给药。

5. 牢记药物也会致病　必须慎用或不用不良反应重的药物，如链霉素、卡那霉素、庆大霉素等。

6. 用药剂量少　由于老年期肝、肾及代谢水平的改变，"标准"剂量对老年人过高，老年人用药量一般是成人的 3/4～4/5。

7. 只用临床证明有效的药物。

8. 使用最低有效剂量，逐渐、慎重地增加剂量。密切观察老年人对治疗方案的疗效和反应，配合医生根据情况随时调整。

9. 根据年龄、体重、病理生理、用药史等调整用药量。

10. 避免使用新药　新药可能对老年人不利，因为老人往往未参与新药的临床试验，可能对老年人造成意外的不良反应，一般应在使用常规标准药物无效时才考虑使用新药。

11. 尽量少用或不用药物　条件允许时，考虑采用非药物治疗。

12. 观察药物不良反应　如果患者出现新的症状，应首先考虑是否由目前用药引起。

13. 评估药物治疗或非药物治疗的"代价"（指经济花费和不良反应）是否超过治疗效果。

14. 定期检查老年人服用的药物，停用某些不必要的药物。

15. 了解老年人对用药的个人意愿，以及对现有治疗方案的满意度。

16. 向老年人介绍如何治疗、如何用药，并提供书面指导。

17. 治疗方案尽量简易化，避免疗程过长，在疗程内鼓励老年人坚持服药治疗。

七、药师减少多重用药的实施指南

1. 检查与确定患者服用的所有药物。

2. 明确所有药物的适应证。

3. 明确每一种药物的任何潜在的不良反应。

4. 建议消除一切没有明确给药效果、目的及适应证的药物。

5. 如果可能，帮助设计给药方案的日程表。

6. 避免使用一种药物来治疗另一种药物引起的不良反应。

7. 尽可能使给药方案简单。

8. 如果可能，推荐药物从最低剂量开始，然后慢慢加药。

9. 定期审查所有正在使用的药物。

10. 鼓励患者定期拜访医师，尤其当发生药物不良反应时。

11. 教育患者养成列出所有服用药物清单的习惯，包括非处方药和替代药物。

（蔡　郁　王　烨）

第三节　出院计划

患者经过住院期间的系统治疗，病情得到一定程度的控制，身体状况得到较好的恢复，达到出院标准，所以说出院是患者从医疗环境回归家庭及社区的过程。为了保持医疗护理的系统性和连续性，主管医师要召集有关医师召开多学科会议，对患者的病情和社会状况进行综合评估，对患者的院外治疗、康复、营养、心理、社会活动给予科学有效地指导，以保证患者院外治疗与康复保持在一个合理有效的水平。

出院过程中，为患者提供理想的卫生服务，保证患者能够得到有效的连续医疗护理服务。出院计划被认为是使患者得到有效的连续照护的保证。为患者制定并实施有效出院计划，在发达国家已经得到医学护理工作者和政府健康主管部门越来越广泛的认可和重视，美英等国已经制定保证患者能够得到有效的出院计划相关的卫生政策。

一、出院计划的概念

因医疗保障政策的变化，要求缩短住院日，出院计划已经列入美国老年护理的高级护理继续教育项目。急症老年住院患者出院时尚未痊愈，为保证老年人医疗康复的连续性，送护人员必须制定出与之相适应的出院治疗计划。

出院计划是指为了保障患者从一个环境顺利转到另一个环境，包括医院到护理院或者患者回到家中。通过评估制定出院后阶段性照护方案，美国护士学会在临床护理实践标准中提出，保证患者能够得到连续护理，确定护理目标，制定相应护士的职责，制定照护计划并提供转诊服务。为了达到这个目的，必须及早明确患者出院需求，评估和安排患者出院后可能需要的相关资源。具体的实施者是护士，护士必须为需要出院后继续接受护理的患者提供个别的指导和咨询。

二、出院计划的特点

出院计划的意义是一种集中性、协调性和多学科整合性的过程，通过医院、护理专业人员、患者、家属共同合作，以确保患者在出院后均能获得持续性护理；计划中必须反映患者及家属内外在的社会、情绪、医疗及心理上的需求与协助，不但提供患者持续性照护，还需追踪了解患者出院后的需求。而此过程必须按照一定步骤进行，短期目标是预防患者病情可能产生的变化，长期目标则在保证提供后续性的医疗照护；它绝不是一种单次即可完成的活动，必须由各种相关人员共同参与制定完整照护流程，在住院中就提供继续性照护的知识，使每位患者、家属及照顾者都能知道返家后的照顾方法，有需要时也能清楚如何获得所需要的社区医疗健康服务资源。

三、出院计划的内容

出院计划的基本内容包括确定需要出院后继续接受护理的患者及其家人的健康教育，相关健康评估和健康咨询，制订出院计划，进行相关部门和人员的协调；实施有关计划并进行出院后的随访。其核心是评估和明确健康需求，接洽相关机构或部门，制定并评估出院计划。出院计划是一种既定步骤的过程，基本上可分为4个阶段：

1. 评估期　患者及家属各种问题及需要的评估。
2. 计划期　依据评估结果列出适合个案的出院计划内容。
3. 执行期　提供必需的服务，包括指导患者、家属及照顾者护理的知识及技巧，若需要者则提供适当的后续照顾社区服务资源。
4. 后续追踪及成果评价。

四、出院计划的模式

出院计划的主要模式是组成多学科人员团队，包括医院内、外的基本团队、专业团队和社区团队等。在出院计划的制定和实施过程中，各团队保持协调与合作的关系。

由包括患者、护士、医生、社会工作者等综合成员组成的基本团队，职责是评估患者的连续护理需求，制定相应的护理计划；实施护理计划，使患者能够趋向最佳的预后功能状态发展。而专业团队是指在医院工作的具有专业特长的高级专业人员，能够就患者的健康护理需求等问题为基本团队和社区团队人员提供相应的专业咨询意见和建议。同时，他们也监督其他团队人员实施出院计划是否正确有效。社区团队成员来自社区的各有关组织机构，能够协助出院计划在社区的顺利实施。同时，社区护士等专业人员将在社区继续实施护理计划。

五、出院计划的组织与实施

1. 在临床工作中确定需要制定出院计划的患者　护士首先应在患者入院初期根据已制定的标准，尽早明确要接受出院计划的患者，使得患者在住院初期就已经开始接受出院计划。

2. 成立工作小组，成员包括患者、家属、患者主管护士和医生、社会工作者、社区护士、营养师、物理治疗师和职业治疗师等。建立制度及工作流程。制定相关的标准及记录表格；对相关人员进行培训。

3. 评估患者出院需求及出院后能够利用的各种有效资源　评估的主要内容包括患者一般社会资料、一般健康状况、身体功能状态、精神状态、心理状况、自尊、应激水平、自觉健康状况、住院治疗护理情况、遵医行为、患者自理能力、自我护理情况以及出院后可能的护理需求；社会、环境健康情况，如家属关系、邻里关系、居住条件、房间陈设、卫生间设备安全；出院后能利用的各种有效资源等。

4. 应与患者及陪护亲属一起制定计划，共同商定出院后患者适宜的、能够确实实施的有效的护理计划，充分考虑患者在医学、社会、经济等方面的需求。包括医疗和护理方法的教育指导计划、出院前的考虑和计划做的服务等。同时注意合作团队的参与是保证出院计划顺利实施的保障。可以以病例讨论的形式进行。

5. 实施计划　包括对患者、家属的教育指导，并提供书面资料，能让患者随身携带的通俗易懂的健康教育小册子，使患者随时能够拿着小册子，对着图文并茂、简单易懂的疾病知识进行学习和锻炼；要了解家庭康复、辅助器械的安置；掌握与家庭医疗诊所和其他医疗机构间的联络等。

6. 建立转诊和出院后的随访制度，由医院护士与社区护士共同维护出院后病人的健康。医院护士除负责评估、制定患者的出院计划外，在患者出院前，护士还需把患者的一般资料及出院时的健康状况、护理需求、个体化出院指导转交给医院负责连续护理的部门。连续护理部护士（个案护士）负责出入院患者的转介，联系社区护士和跟踪患者的出院计划，由社区护士全面负责实施出院计划，进行动态评估与监测，同时社区护士注意利用社区卫生资源，与社区医生、社会工作者密切合作，保证出院计划有效实施。当在患者病情变化或出现护理疑难问题时，及时与医院联系，组织专科护士会诊或转诊医院就诊。

7. 评价出院计划的应用效果　主要从客观指标与主观指标两方面进行评价。从住院天数、再住院率、满意度、再住院费用以及出院后健康护理服务有关的费用方面开始进行研究。评估内容包括对出院计划的结构、过程和效果的评价。结构的评价是指医院、社区对出院计划展开的影响，例如，医院内的合作、医院和社区的连接。过程的评价是指对实施出院计划整个过程的评价。例如，出院计划过程实施的情况；实施出院计划时所需要必要知识、技能、意识等。结果的评价是指在实施出院计划时达到的目标，例如，减少住院天数、减少再入院率、患者及家属对出院计划的满意度等。

六、患者出院面临的问题

1. 角色变化　患者出院后，须由患者角色向社会、家庭角色转变。在住院期间，患者的安全感建立在对医护人员的依赖基础上。有的患者因为性格脆弱、对疾病和死亡过于紧张，或对各种诊疗护理技术知识缺乏正确的认识，对医疗护理过分依赖，形成患者角色强化。这些问题对患者出院后的生活非常不利。

2. 环境变化　患者出院后，离开医院的生活环境，刚刚建立起的生活方式又必须发生改变。住院期间，生活由家人或护理人员照料，出院后多需自理，而家庭及社区环境的设施可能不如医院便利，对刚刚康复的患者造成一定的心理压力；在医院，由于治疗护理活动，患者的生物钟常被扰乱，出院后则可根据自身情况安排作息时间，对患者来说是积极的方面。类似以上的问题应该引起护理人员的重视。

3. 人际关系的变化　患者住院期间，避免了许多日常生活中的人际关系，使之能够暂时拥有一个相对缓和的空间，而出院又要重新面对。患者是否已做好心理准备？另外，与医护人员及病友们建立的良好关系在出院之后能否维系？如果遇到一些健康问题，能否及时地得到帮助？这些都是在出院计划中应考虑的问题。

七、出院指导

出院指导是出院计划的重要组成部分。需要指出的是，护士提供的出院指导应具备护理的专业化特征，而不能仅是医疗出院指导的重复。在进行出院指导之前，护士须查阅相关的知识材料，保持每项指导的科学性，注意运用出院指导的语言技巧，不能使用恐吓的语言。

1. 身心适应能力指导　通过对患者的心理、社会评估，从患者的需要出发，提供个性化的指导。对于角色转换有问题的患者，护士应通过与患者的交流、沟通，观察患者的角色行为，对其患者角色作出准确的评估。针对当前患者角色存在的问题，通过健康教育，帮助患者掌握有关的自我护理知识和技能，以增加其自信心，减轻对医护人员的依赖感；运用心理护理技术帮助患者消除或减轻焦虑、恐惧和不安，鼓励患者主动、积极地面对工作和生活。

对于尚不能适应环境变化的患者，护士应收集相关的健康资料，帮助患者做好面对"新"环境的心理准备。护士可通过健康教育，对于患者已形成的一些文明健康的生活方式和习惯予以尊重，并鼓励其持之以恒；对于患者不利于健康的生活方式应进行耐心的解释。最大程度地减轻环境变化给患者带来的身心压力，以保持促进健康过程的连续性。

对于因人际关系变化而担忧的患者，护士应就患者对人际关系的认知状况作出评估，并告知患者出院仅是护患关系暂告结束，并不意味着护患关系的终结。现在不少医院都尝试发放健康联系卡，不仅有利于对患者出院后健康状况进行随访，而且可以方便患者与医护人员保持联系，随时为患者提供健康援助。

2. 有关医嘱的指导　一般包含药品的使用方法及医嘱需要注意的生活问题，对于这些问题的指导要克服绝对化和主观性。例如，有的护士告知患者绝对"戒酒"，这是否具备科学性呢？目前市场上销售的很多保健酒，既具有营养滋补作用，又可起到医疗保健的功效，适量饮用对健康是有益无害的。因此，遇到此类问题，应注意具体问题具体分析，每项指导应以科学知识为依据，而不能任凭主观臆断。

3. 自我护理知识和技能的指导　通过对患者自我护理能力的评估，护士应对患者尚未完全掌握的问题再次进行指导，且在指导完毕后，应要求患者就相关内容进行复述；对于要求患者掌握的技能，如"便秘时如何使用开塞露"，应让患者操作一遍，做到有"模"有"仿"，直到掌握。

4. 随访要求　出院随访是将医院健康教育延伸到患者家庭的有效手段，并贯穿于出院后患者的康复过程中。包含两方面内容，一是医疗随访，一般是门诊复查的相关事项；二是护理随访。大多数患者认识不到护理随访的重要性，这在很大程度上依赖于住院期间建立的护患关系。应在建立私人关系基础上加上情感的投入，使患者感到护士值得信赖，并且能够在需要的时候向他提供帮助，不仅有助于及时了解患者自我护理计划的实施情况，还可进一步根据患者身心健康需要提出有益的建议，对总结经验、积累资料、进行护理研究尤为重要。

八、护士在出院计划中的作用

虽然出院计划是合作性计划，在设计及执行该计划的成员中，可能包括护士、医生、患者及其家属、社会工作者、营养师、理疗师、职业治疗师和呼吸器等必备医疗仪器设备公司的技师等成员，但是护士在其中起着关键作用。

1. 护士较其他成员更了解患者的健康需求　护士通过每日记录患者的日常治疗及护理，能够比较全面、系统地掌握患者连续护理的资料。如果患者恢复较缓慢，或自我照护能力较差，出院后将需要继续护理支持，护士能够及时掌握该情况。特别对于急症和重症患者，只有护士有条件连续地观察患者、评估患者，与患者较为方便地沟通和交流，容易建立较为密切和信赖的合作关系。护士通过日常的观察和了解患者日常的探视情况，便于评估患者的社会支持系统。护士通过连续护理评估更能准确预计患者今后的护理需求。护士日常所记录的患者护理需求和目标已成为护理日常工作内容。护理程序要求护士评估患者的护理需求、明确护理问题或护理诊断和护理目标，制定和实施护理计划，并进行动态评估。实践中，护理程序与出院计划的步骤、评估和医疗文件记录是一致的。因此，护士在工作中能够顺利实施出院计划。

2. 护士与其他专业人员比较，具有能够更直接地照护患者，更方便地与患者沟通等优势，能够较为准确地评估患者的护理需求。因此，护士是唯一能够胜任主导出院计划实施的专业人员。护士在制定实施出院计划过程中应注意：

（1）明确哪些患者需要接受出院计划　国外一般确认需要接受出院计划的患者主要包括患有心肌梗死、脑血管意外、慢性阻塞性肺疾病、老年痴呆、帕金森病、恶性肿瘤、慢性心衰、慢性肾衰、高血压和糖尿病等患者。同时，在 30 天内再次住院、失禁、进食困难、长期带管、伤口需长期换药以及无亲友照顾的患者，特别是有反复摔倒史的老年患者也需接受出院计划。

（2）制定出院计划应注意文档简洁、清晰 因其他相关专业的人员，如医生、理疗师、营养师、社区护士、社会工作者等都可能阅读有关出院计划文件，文档简洁明了能够使有关阅读人员迅速发现患者与本专业相关的主要问题，及时制定相应的计划，以免影响患者出院的时间和出院计划的实施效果。

（3）准确评估患者出院需求 患者出院需求评估的主要内容包括一般社会人口统计学资料、一般健康状况、一般身体功能状态、精神状态、自尊、应激水平、自觉健康状况、住院前治疗护理情况以及出院后可能的护理需求等。患者自我护理情况、详细的服药史、详细的营养史（包括日常进餐时间、次数、能否自己进餐、有无食物过敏、饮食习惯、日常饮食是否注意了膳食平衡、是否有治疗限制饮食等）、社会、环境健康情况（如家属关系、邻里关系等），对于老年人还应注意其居室情况（如家具摆放是否影响患者日常在居室内活动，灯光是否明亮，卫生间的布局及有无安全防滑措施等）。

（4）使用有效的交流技巧和评估患者护理需求 护理人员在护理评估过程中应掌握常用的交流技巧，包括面谈技巧、准确诠释能力、非语言交流技巧、建立良好关系能力、观察能力、目标设定能力等。

（5）评估患者出院后能够利用的各种有效资源 护士应熟悉政府的医疗保障体制、社会医疗保险机制的有关内容，提前与患者所居住的当地社区卫生机构、社区支持机构沟通，获得有关方面的支持资源，为患者特别是老年患者争取各种必要的社会保障机构的支持，使其能够得到相应的必要服务。

（6）做好出院计划全过程的动态监测与评估 该出院计划是否实现了减少患者的再住院率、为患者提供了有效的连续护理以及是否减少了患者、政府、卫生福利机构和医疗保险公司相关医疗费用的支出，发现实施出院计划过程中的不足，探讨今后改进的方法等。

在国内进行的一项为老年冠心病患者实施出院计划干预的研究中发现，出院计划对患者与冠心病有关的健康知识、健康行为等方面干预效果显著，并得到了患者的普遍欢迎，满足了患者在出院过程中的护理需求。

总之，为出院患者制定并实施有效出院计划能够保障出院患者得到必要的连续护理，由护士主导的经过精心设计、得到多方相关团队支持的出院计划已被证明能够促进患者出院后的护理质量和预后，同时能够减少政府、保险公司和家庭的医疗开支。根据我国国情，制定相应的卫生保健政策，鼓励支持并保障护士组织并实施出院计划，将能够为医疗卫生保障体系的改革和健康发展起到促进作用。

九、出院计划在国内的应用现状及存在的问题

（一）出院计划在国内的应用现状

1. 我国实施出院计划的必要性和可行性 国务院办公厅《关于深化医疗服务体制改革试点的指导意见》明确指出，"构建城市医院与社区卫生服务机构分工合理、配合密切、互为补充、双向转诊的新型城市医疗服务体系"将是今后一段时间工作的重点。《中国护理事业发展规划纲要（2005～2010年）》中强调，"发展护理事业，核心在于满足人民群众不断增长的健康服务需求，以健康为中心，以需求为导向，不断创新护理服务模式；护理工作领域需要进一步拓展，向家庭、社区和社会延伸；建立社区与医院之间的护理业务协作关系，发挥医院的护理专业技术力量，对社区护士进行经常性的业务指导。"患者出院计划是住院护理计划的继续，是为患者出院后达到自我康复、自我保健所设计。为出院患者制定并实施有效出院计划能够保障出院患者得到必要的连续护理，由护士主导的经过精心设计、得到多方相关团队支持的出院计划已被证明能够促进患者出院后的护理质量和改善预后，同时能够减少政府、保险公司和家庭的医疗开支。

2. 国内应用现状 在香港、台湾地区，出院计划服务已有成熟经验。我国台湾地区成功大学附属医院的出院准备服务的具体内容和实施方式，从患者入院时就有计划地向患者提供适当的健康照顾，并整合其所需的健康资源，让患者在照顾环境的转换中得到完整且持续性的照顾。香港一位硕士生调查早期出院计划对糖尿病患者的有效性，这项研究为将糖尿病治疗融入日常生活的可行性提供了证据。在国内进行的一项为老年冠心病患者实施出院计划干预的研究中发现，出院计划对与患者冠心病有关的健康知识、健康行为等方面干预效果显著，并得到了患者的普遍欢迎，满足了患者在出院过程中的护理需求。

（二）出院计划在国内应用中存在的问题

1. 对出院计划认识不足 我国内地医院对出院准备服务尚未有统一、系统清晰的界定，对其仅限于一种模糊的认识和经验性尝试或实验行为。例如，对患者及主要照顾者进行一些医疗常识的培训或健康教育、出院前的健康指导、出院后的随访等。在医护人员服务理念以及出院准备服务实施方法方面还需要加强培训和教育。

2. 出院计划尚未形成整体的体制 医院对护士没有明确职责要求，部分护士因长期机械地执行医嘱，形成了依从性思维，习惯了遵医嘱行事，认为出院计划是医生的事。医院与社区未形成衔接体制，社区卫生资源（人力、财力、设施）的匮乏都将阻

碍出院计划的很好实施。

3. 未形成出院计划专业团队 目前尚未形成以专业人员、患者、家属共同解决患者出院后延续性照顾的体系。出院计划模式中不可缺少的院内外人员团队组成尚不完善，包括我国高级临床护理工作者，香港地区将其译为"专科护士"的发展正处于起步阶段，对专科护士的认定，其职责和角色界定尚不明确，各部门的职能尚未形成体系，无法发挥应有的作用，使制定出院计划与实施成为极小部分从事疾病护理研究护士自己的事。

4. 出院计划标准流程及记录表格尚未完整建立 护士未完整使用记录表格，使有关人员不能迅速发现患者与本专业相关的主要问题，未及时制定相应的计划而影响患者出院的时间和出院计划的实施效果。

5. 出院计划指导的时机不恰当 传统的出院计划一般是在患者出院时进行，患者在出院前的短时间内不能接受所有的信息，护士也可能因工作繁忙不能详细地对患者进行指导或评价患者对出院计划项目的掌握程度。

6. 护士对出院计划相关知识掌握不全面 有相当部分的临床护士对出院计划的内涵缺乏系统认识，从而影响患者出院计划制定的全面性、准确性及实施的主动性、有效性，进而影响该模式的推广应用。

7. 患者及家属的重视程度不够 有些患者及家属对出院计划指导重视不够，认为出院就意味着疾病治疗的结束，认为出院计划可有可无。

十、出院计划的展望

国内对出院计划模式构建尚处于起步阶段。目前对出院计划具体实施还在探索和完善之中。医院管理者应加强对医护人员的相关知识培训，特别是要学会对患者住院期间主要照顾者需求进行评估，采取有效措施，指导他们学会相关的照顾常识和技能，提高照顾能力。应注意因人而异的原则，采取个体化方案分别评估患者和主要照顾者个别的需求，以提高主要照顾者的照顾服务质量。为了使出院计划服务的理念融入临床护理服务中，以及出院计划实施方法进一步统一、规范和系统化，应借鉴、参考国外及我国台湾、香港等地的模式和经验，结合医院的工作特点及实际情况，进行相关的研究，形成比较完善的符合我国国情的出院计划服务系统。将疾病急性发病期和社区康复期的护理服务衔接起来，使医院与社区的护理互动，为患者提供出院前准备及出院后的家庭随访，形成社区与医院、专科护士与社区全科护士、护士与患者之间的互动，使出院患者的护理信息及时传递到社区护理单元，为患者提供从医院到社区及时、便利、连续、全程的护理服务。

第四节 跟踪随访

老年患者在住院期间虽然接受了患病不同阶段的健康教育，但出院后进一步的治疗和护理措施常常是他们需要得到帮助和解决的首要问题，他们仍然渴望在出院前能够获得更为详尽的康复知识和自我护理技巧，出院后饮食与营养、活动与休息、定期复查等知识也是他们的重要需要。

患者随访工作是医院内医疗、科研、教学等各项医学科学活动的重要组成部分，依托现有的医院信息系统，开发具有信息录入、检索、查询等功能的医疗随访软件就显得极为必要。

一、跟踪随访的概念

随访是与出院后患者保持联系或预约患者定期来医院复查，对患者的疾病医疗、发展状况继续进行追踪观察所做的工作。出院跟踪随访提供了连续性的健康教育，增进了护患关系，满足了患者的需求。使用出院跟踪随访能结合患者的心理与病情，根据患者需要提出有针对性的出院康复指导，反复的电话随访起到加强护患关系的效果。

二、随访的重要性

出院跟踪随访针对患者身体恢复情况，提供了连续、全面的健康教育，将医院工作延伸到社区与家庭，是联系医院与社区的纽带。通过随访，可以全面了解患者出院后的治疗和恢复情况，观察医院对患者诊断、治疗的准确性，研究提高医疗水平，避免或减少失误。同时积累医学科研资料，总结临床经验，探索疾病发生、发展、诊断、治疗、预后等一系列规律，从而提高医、教、研质量。对发展医学科学事业，促进临床医疗工作质量，培养造就优秀的医务工作者，是一项必不可少的工作。

1. 对患者来说

（1）及时了解病情变化、发现治疗不良反应、及时评价治疗效果和调整治疗方案。

（2）减低死亡率，提高生活质量。

2. 对医生来说

（1）方便医生对患者进行跟踪观察，掌握第一手资料以进行统计分析、积累经验，从而更好地为患者提供系统服务。

（2）随访可以提高医院医后服务水平。

三、随访的方式与内容

1. 随访的方式　随访的方式可分门诊随访、信访随访、家访随访、委托代理随访、电话及电子邮件随访等。

2. 随访内容　了解患者出院后的治疗效果、病情变化和恢复情况，指导患者如何用药、如何康复、何时回院复诊，提供病情变化后的处置意见和其他专业技术性的指导。

四、医院出院患者随访制度

为了积极推行院前、院中、院后的一体化医疗服务模式，将医疗服务延伸至出院后和家庭中，使住院患者的院外康复和继续治疗得到科学、专业、便捷的技术服务和指导，医院可制定出院患者随访制度，下面是某医院制定的出院患者随访制度，供参考。

1. 各科均要建立出院患者住院信息登记电子档案，内容应包括姓名、年龄、单位、住址、联系电话，门诊诊断、住院治疗结果、出院诊断和随访情况等，由患者本次住院期间的主管医师负责填写。

2. 所有出院后需院外继续治疗、康复和定期复诊的患者均在随访范围。

3. 随访方式包括电话随访、接受咨询、上门随诊、书信联系等，随访的内容包括了解患者出院后的治疗效果、病情变化和恢复情况，指导患者如何用药、如何康复、何时回院复诊、病情变化后的处置意见等专业技术性指导。

4. 随诊时间应根据患者病情和治疗需要而定，治疗用药不良反应较大、病情复杂和危重的患者出院后应随时随访，一般需长期治疗的慢性患者或疾病恢复慢的患者出院2~4周内应随访1次，此后至少3个月随访1次。

5. 随访由相关科室的科主任、护士长和住院期间的主管医师负责。第一责任人为主管医师，随访情况由主管医师按要求填写在住院患者信息档案随访记录部分。并根据随访情况决定是否与上级医师、科主任一起随访。

6. 科主任应对住院医师分管出院患者随访情况每月至少检查 1 次。对没有按要求进行随访的医务人员进行督促。

7. 医务科、护理部应对各临床科室的出院患者信息登记和随访情况定期检查指导，并将检查情况向业务院长汇报及全院通报。

8. 各临床科室出院患者信息登记电子存档率要求达 100%。每漏登记 1 人扣主管医师 20 个岗点，科室每月底统计总登记率低于 90% 时，每降低 1%，扣全科人员人均 10 个岗点。急、危、疑难、慢性病、需定期复诊及病情康复较慢的患者随访率要求达到 100%。每漏随访 1 人扣主管医师 20 个岗点，科室每月底统计必须随访患者随访率低于 90% 时，每降低 1%，扣全科人员人均 10 个岗点。

五、患者随访跟踪系统

患者随访跟踪系统根据患者出院时间的长短，筛选出需要随访的病历，根据患者信息决定是电话随访还是信访。若是信访，则打印出患者通信地址及随访列表，供随访使用。随访完毕后，根据随访结果录入患者随访跟踪系统信息表中，若患者已经死亡，生成死亡记录并存入系统相应信息表。患者随访跟踪系统的主要功能包括：

1. 随访信息的录入编辑　随访信息包括患者个人信息、入院记录、病程记录、出院记录、各种检查检验结果报告、出院信息、随访次数、出院后治疗情况、是否复发、复发时间等。

2. 随访信息的存贮和传输　要将随访信息按数据表或文本等方式存贮。要提供将信息传输给其他医疗机构的方式。

3. 随访信息的检索、查询　对于有权限的用户提供患者随访期间的各项治疗资料及术后随访信息的检索和查询功能，方便查找，提高效率。

4. 随访信息的安全保护　由于患者信息属于个人的隐私信息，患者随访跟踪系统还需有加密和安全保护功能。要保证有权限的医生才能浏览各项治疗资料和增加新的随访资料，还要确保未经授权的用户无法浏览和修改随访信息。

5. 随访质量的检测　患者随访跟踪系统通过监控及随访信息录入时的数据合理性和随访内容的完整性，来提高随访的质量。

六、出院患者随访流程（图6-1）

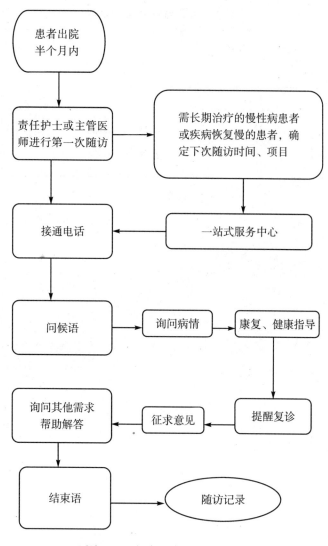

图 6-1　出院患者随访流程图

七、出院患者随访记录表

表 6-6 出院患者随访记录表

出院日期	姓名	性别	年龄	住院号	诊断	电话	随访情况	随访者	时间

（王玉波　李向文）

参 考 文 献

［1］Sobotka L. 临床营养基础［M］. 蔡威，译. 上海：上海交通大学出版社，2013.

［2］韦军民. 老年临床营养学［M］. 北京：人民卫生出版社，2011.

［3］陈峥. 老年病诊疗手册［M］. 北京：中国协和医科大学出版社，2012.

［4］宋岳涛. 老年综合评估［M］. 北京：中国协和医科大学出版社，2012.

［5］汪洋. 医院患者随访跟踪系统的设计与实现［J］. 科技创新导报，2009，28：239-240.

［6］宋岳涛. 老年综合评估［M］. 北京：中国协和医科大学出版社，2012.

［7］王志红，詹林. 老年护理学［M］. 第2版. 上海：上海科学技术出版社，2011.

［8］曹祝萍，王桂生. 浅析现代出院护理［J］. 齐齐哈尔医学院学报，2007，28（15）：1897-1898.

［9］赵岳. 出院计划——病人出院过程中的连续护理模式［J］. 继续医学教育，2006，20（29）：5-7.

［10］陈琴，姜小鹰. 出院计划模式的研究进展［J］. 护理研究，2011，25（5）：1137-1139.

［11］王艳，张静平，张晓霞. 冠心病患者康复治疗研究进展［J］. 长治医学院学报，2012，26（4）：314-317.

［12］汪雪玲，徐丽华. 冠心病患者心脏康复及护理研究进展［J］. 上海护理，2010，10（2）：69-71.

［13］张惠琴，吴秋霞，李丽霞. 冠心病患者心脏康复依从性的影响因素及护理健康教育［J］. 基层医学论坛（5月下旬刊），2010，14：435-436.

［14］张晓霞，李玉翠，常淑娟. 系统的心脏康复对冠心病患者生活质量的影响［J］. 中华物理医学与康复杂志，2010，32（7）：544-546.

［15］熊海艳，张昕，桂香月. 整体化康复护理对冠心病患者的临床观察［J］. 中国实用医药，2011，6（20）：230-231.

［16］陈洁. 老年冠心病的发作及护理［J］. 中外健康文摘，2011，8（10）：353-354.

［17］段琳. 老年冠心病患者心率变异性与静息心率的相关性分析［J］. 医学理论与实践，2010，23（3）：288-289.

［18］张新华. 试论运动康复训练原则体系［J］. 齐齐哈尔大学学报：哲学社会科学版，2009，6：172-173.

［19］安荣彩. 冠状动脉搭桥术后康复的临床研究进展［J］. 护理实践与研究（上半月版），2011，8（23）：108-110.

［20］王钰鑫，盛洁. 运动与心脏病［J］. 魅力中国，2011，14：370-371.

［21］邓松英. 急性心肌梗死的临床护理进展［J］. 齐齐哈尔医学院学报，2010，31（1）：82-85.

［22］中华医学心血管病分会，中国康复医学会心血管病专业委员会，中国老年学学会心脑血管病专业委员会. 冠心病康复与二级预防中国专家共识［J］. 中华心血管病杂志，2013，（4）：267-275.

［23］Oldridge NB, Guyatt GH, Fischer ME, et al. Cardiac rehabilitation after myocardial infarction：combined experience of randomized clinical trials［J］. JAMA, 1988, 260：945-950.

［24］O'Connor GT, Buring JE, Yusuf S, et al. An overview of randomized trials of rehabilitation with exercise after myocardial infarction［J］. Circulation, 1989, 80（2）：234-244.

［25］Keteyian SJ, Piňna IL, Hibner BS, et al. Clinical role of exercise training in the management of patients with chronic heart failure［J］. Journal of cardiopulmonary rehabillition and prevention, 2010, 30（2）：67-76.

［26］Fletcher GF, Baiady GJ, Amsterdam EA, et al. Exercise standards for testing and training-a statement for healthcare professionals from the American Heart Association［J］. Circulation, 2001, 104（14）：1694-1740.

［27］肖新丽，谢玉琳. 老年护理［M］. 北京：中国医药科技出版社，2009.

［28］陈锦贤. 实用老年医学［M］. 第2版. 陈峥，崔树起，译. 北京：中国协和医科大学出版社，2013.

［29］The Americas Geriatrics Society. 现代老年医学概要［M］. 田新平，谢海雁，沈悌，译. 第6版. 北京：中国协和医科大学出版社，2012.

［30］朱晓宇. 主动脉内球囊反搏术（IABP）支持下急性重症心肌梗死的治疗效果观察［J］. 医学信息（上旬刊），2012，10（2）：130-131.

［31］盛文芳. 无胸痛性心肌梗死的临床诊断与治疗分析［J］. 中国疗养医学，2012，11（3）：1018-1020.

［32］刘笑欢，林桂兴，陈健红. 主动脉内球囊反搏术治疗心肌梗死合并心源性休克病人的护理［J］. 滨州医学院学报，2012，5（3）：29-31.

［33］中华医学会呼吸病学分会慢性阻塞性肺疾病学组. 慢性阻塞性肺疾病诊治指南（2013修订版）［J］. 中国医学前沿杂志（电子版），2014，6（2）：67-80.

［34］林江涛，张宏杰. 慢性阻塞性肺疾病的康复治疗［J］. 临床内科杂志，2000，17（5）：272-274.

［35］吴学敏，林江涛，孙启良，等. 多学科综合呼吸康复对老年重度COPD康复效果的研究［J］. 中华物理医学与康复杂志，2006，28（12）：844-846.

［36］Celli BR, MacNee w. ATS/ERS Task Force. Standards for the diagnosis and treatment of patients with COPD：a summary of the ATS/ERS position paper［J］. European Respiratory Journal, 2004, 23（6）：932-946.

［37］Baltzan MA, Kamel H, Alter A, et al. Pulmonary rehabilitation improves functional capacity in patients 80 yeas of age or older［J］. Can RESPIR, 2004, 11（7）：407-413.

［38］Garuti G, Cilione C, Dell'Orso D, et al. Impact of comprehensive pulmonary on anxiety and depression in hospitalized COPD patients［J］. Monaldi Arch Chest DIS, 2003, 59（1）：56-61.

［39］ Griffiths TL, Burr ML, Campbell IA, et al. Results at 1 year of outpatient multidisciplinary pulmonary reha-bilitation: a randomised controlled trial ［J］. Lancet, 2000, 355 (9201): 362-368.

［40］ Griffiths TL, Phillips CJ, Davies S, et al. Cost effectiveness of an outpatient multidisciplinary pulmonary re-habilitation programme ［J］. Thorax, 2001, 56 (10): 779-784.

［41］ Alfred P, Fishman. Pulmonary rehabilitation ［M］. Marcel Dekker Inc, 1996.

［42］ Rick C, David BH, James S, et al. Predicting oxygen uptake for men and women with moderate to severe chronic obstructive pulmonary disease ［J］. Arch phys Med Rehabil, 2003, 84 (8): 1158-1164.

［43］ American Thoracic Society. Statement on 6-minute walk test ［J］. Am J RESPIR Crit Care Med, 2002, 166 (1): 111-117.

［44］ Pulmonary rehabilitation: joint ACCP/AACVPR evidence-based guidelines ACCP/AACVPR pulmonary reha-bilitation guidelines panel. Americn College of Chest Physicians. American Association of Cardiovascular and Ptdmonary Rehabilitation ［J］. Chest, 1997, 112 (5): 1363-1396.

［45］ Ries AL, Bauldoff GS, Carlin BW, et al. Puhnonary rehabilitation: joint ACCP/AACVPR evidence-based clinical pmctice guidelines ［J］. Chest, 2007, 131 (5 Suppl): 4S-42S.

［46］ Vermeeren MAP, Creutzberga EC. Prevalence of nutritional depleton in a large outpatient population of pa-tients with COPD ［J］. Respir Med, 2006, 100 (8): 1349-1355.

［47］ Brug J, Schols A, Mesters I. Dietary chang, nutrition education and chronic obstructive pulmonary disease ［J］. Patient Educ Couns, 2004, 52 (9): 249-257.

［48］ 杨涛, 周超, 沈美珠, 等. 营养干预对 COPD 稳定期和生活质量的影响 ［J］. 临床肺科杂志, 2010, 15 (5): 718-719.

［49］ Engelen MP, Schols AM, Does JD, et al. Skeletal muscle weakness is associated with wasting of extremity fat-free mass but not with airflow obstruction in patients with chronic obstructive pulmonary disease ［J］. Am J Clin Nutr, 2000, 71 (3): 733-738.

［50］ 王笑英, 于永华. 慢阻肺合并呼吸衰竭营养支持治疗的分析 ［J］. 中国老年学杂志, 2004, 24 (7): 176-178.

［51］ 蔡闯, 钟南山. 慢性阻塞性肺疾病与焦虑抑郁的关系 ［J］. 继续医学教育, 2007, 30 (1): 71-72.

［52］ Yohannes AM, Baldwin RC. Connolly MJ. Depression and anxiety in elderly outpatients with chronic ob-structive pulmonary disease: prevalence, and validation of the basdec screening questionnaire ［J］. Int J Geriatr Psychiatry 2000, 15 (12): 1090-1096.

［53］ Lacasse Y, Rousseau L, Maltais F. Prevalence of depressive symptoms and depression in patients with severe oxygen-dependent chronic obstructive pulmonary disease ［J］. J Cardiopulmon Rehabil, 2001, 21 (2): 80-86.

［54］ Brenes, GA. Anxiety and chronic obstructive pulmonary disease: prevalence, impact, and treatment ［J］. Psychosom Med, 2003, 65 (6): 963-970.

[55] 郭红霞，周晓云. 心理疗法辅佐治疗严重 COPD 18 例报道［J］. 中外医疗，2008，21：46.

[56] 陈锦秀，张文霞，郑国华，等. "六字诀" 呼吸法在 COPD 稳定期患者肺康复中的应用［J］. 福建中医学院学报，2008，18（6）：3-4.

[57] 万文蓉. 针灸治疗慢性阻塞性肺疾病［J］. 中国针灸，2006，26（9）：672.

[58] 郑菲，李国勤，边永军，等. 内外全治法治疗慢性阻塞性肺疾病稳定期的疗效观察［J］. 中国中西医结合杂志，2010，30（4）：369-371.

[59] 吴康松，谢强敏. 慢性阻塞性肺疾病治疗药物的现状与展望［J］. 世界临床药物，2003，24（2）：76-80.

[60] 郑秋甫. 老年人合理用药［J］. 中国保健医学杂志，2011，13（8）：355-356.

[61] Cannon CP, Steinberg BA, Murphy SA, et al. Metaanalysis of cardiovascular outcomes trials comparing intensive versus moderate statin therapy［J］. J Am Coil Cardiol, 2006, 48（3）：438-445.

[62] Stein E. Cerivastatin in primary hyperlipidemia: a multicenter analysis of efficacy and safety［J］. Am J Cardiol, 1998, 82（4B）：40J-46J.

[63] 吕厚山，徐斌. 人工关节置换术后下肢深静脉血栓形成［J］. 中华骨科杂志，1999，19（3）：155-157.

[64] 胥少汀. 骨科手术并发症预防与处理［M］. 第2版. 北京：人民军医出版社，2006.

[65] 毛宾尧. 人工髋关节外科学［M］. 北京：人民卫生出版社，2005.

[66] Gillespie W, Murray D, Gregg PJ. Risk and benefit of p rophylaxis against venous thromboembolism in orthopaedic surgery［J］. 2000, 82（4）：475-479.

[67] Chen Jp, Rowe DW, Enderson BI. Contrasting post-traumatic serial changes for D-dimer and Pal 1 in critically injured patients［J］. 1999, 94（3）：175-185.

[68] 陈惠德，李宁，邱繁荣. 严重创伤和大手术后患者凝血功能的观察［J］. 中国危重病急救医学，1999，11（6）：369-370.

[69] 张黄丽，葛衡江. 血栓弹力图和D-二聚体在髋关节置换术患者围术期的变化［J］. 武警医学院学报，2009，18（4）：311-314.

[70] 沈慧勇，杨睿，唐勇. 全髋关节置换术后早期主动规律锻炼预防深静脉血栓形成［J］. 中国临床康复，2005，9（26）：4-6.

[71] 阴彦林，杨新明，张春林. 环抱捏挤按摩法预防骨科大手术后下肢深静脉血栓形成的体会［J］. 血栓与止血学，2008，14（2）：95-96.

[72] 邱贵兴，戴魁戎，杨庆铭. 预防骨科大手术后深静脉血栓形成的专家建议［J］. 中国临床医生，2006，34（1）：27-28.

[73] 顾广飞，王家骐. 低分子肝素和利伐沙班在髋膝关节置换中的应用［J］. 国际骨科学杂志，2010，31（3）：166-168.

[74] Turpie AG, Lassen MR, Davidson BL, et al. Rivaroxaban versus enoxaparin for thromboprophylaxis after

total knee arthroplasty ［J］. Lancet，2009，373（9676）：1673-1680.

［75］ 王俊瑞，岳宗进，孙永强. 当归补血汤合四妙散加减防治人工全膝关节置换术后深静脉血栓 46 例 ［J］. 中医研究，2011，24（3）：23-24.

［76］ 胥少汀，葛宝丰. 实用骨科学 ［M］. 北京：人民军医出版社，2006.

［77］ MeHugh GA，Luker KA，Campbell M，et al. Pain，physical functioning and quality of life ofindividual-sawaiting total joint replacement：a longitudinal study ［J］. J Evai Clin Pmet，2008，14（1）：19-26.

［78］ Skinner HB，Shintani EYl. Results of a multimodalanalgesic trial involving patients with total hip orotal knee arthroplasty ［J］. Am J Orthop，2004，32（2）：85-92.

［79］ 张昊华，张洪，周一新，等. 全膝关节置换术围手术期多模式镇痛方案的临床研究 ［J］. 中华骨科杂志，2008，28（8）：647-650.

［80］ 南兴东，贾东林，李水清，等. 连续股神经阻滞用于全膝关节置换术后康复镇痛的临床观察 ［J］. 中国疼痛医学杂志，2007，13（6）：338-340.

［81］ Dorr LD，Chao L. The emotional state of the patient after total hip and knee arthroplasty ［J］. Clin Orthop Rclat Rcs ［J］，2007，463：7-12.

［82］ Maheshwari AV，Blum YC，Shekhar L，et al. Multi-modal pain management after total hip and knee arthroplasty at the Ranawat Orthopaedic Center ［J］. Clin Orthop Relat Res，2009，467（6）：1418-1423.

［83］ 贾东林，李水清，南兴东，等. 罗哌卡因或利多卡因持续股神经阻滞用于膝关节置换术后患者康复镇痛的临床研究 ［J］. 中国疼痛医学杂志，2008，14（4）：214-217.

［84］ Davies AF Sugar EP，Murdoch J，et al. Epidural infusion or combined femoral and sciatic nerve blocks as perloperative analgesia for knee arthroplasty ［J］. Br J Anaesth，2004，93（3）：368-374.

［85］ 吴在德. 外科学 ［M］. 第 5 版. 北京：人民卫生出版社，2002.

［86］ 于长隆. 骨科康复学 ［M］. 北京：人民卫生出版社，2010.

［87］ 陆廷仁. 骨科康复学 ［M］. 北京：人民卫生出版社，2007.

［88］ 陆芸，周谋望，李世民，译. 骨科术后康复指南 ［M］. 天津：天津科技翻译出版公司，2009.

［89］ 吕厚山. 人工关节外科学 ［M］. 北京：科学出版社，1998.

［90］ 王建华，吴岳嵩，徐卫东，等. 人工全髋关节置换术后髋关节脱位的防治策略 ［J］. 中华骨科杂志，2000，20（4）：214-215.

［91］ Cerejeira J，Mukaetova-Ladinska EB. A Clinical Update on Delirium：From Early Recognition to Effective Management ［J］. Nursing Research and Practice，2011：875196（http://dx. doi. org/10. 1155/2011/875196）.

［92］ N Siddiqi，AO House，JD Holmes. Occurrence and outcome of delirium in medical in-patients：a systematic literature review ［J］. Age and Ageing，2006，35（4）：350-364.

［93］ EL Sampson，MR Blanchard，L Jones，et al. Dementia in the acute hospital：prospective cohort study of prevalence and mortality ［J］. British Journal of Psychiatry，2009，195（1）：61-66.

［94］ DM Fick, AM Kolanowski, JL Waller, et al. Delirium superimposed on dementia in a community dwelling managed care population a 3-year retrospective study of occurrence, costs, and utilization ［J］. Journals of Gerontology-Series A, 2005, 60 (6)：748-753.

［95］ NN Ahmed, SE Pearce. Acute care for the elderly：a literature review ［J］. Population Health Management, 2010, 13 (4)：219-225.

［96］ AM Schreier. Nursing care, Delirium, and pain management for the hospitalized older adult ［J］. Pain Management Nursing, 2010, 11 (3)：177-185.

［97］ American Psychiatric Association. Diagnostic and Statistical Manual of Mental Disorders ［M］. American Psychiatric Association, Washington, DC, USA, 4th edition, 2000.

［98］ World Health Organization. Mental and behavioral disorders (F00-F99). The International Classification of Diseases ［M］. World Health Organization, Geneva, Switzerland, 10th, rev. 1992.

［99］ Lorenzl S, Füsgen I, Noachtar S. Acute Confusional States in the Elderly-Diagnosis and Treatment ［J］. Dtsch Arztebl Int, 2012, 109 (21)：391-400.

［100］ Leslie DL, Marcantonio ER, Zhang Y, et al. One-year health care costs associated with delirium in the elderly population ［J］. Arch Intern Med, 2008, 168 (1)：27-32.

［101］ Inouye SK, Bogardus ST, Charpentier PA, et al. A multicomponent intervention to prevent delirium in hospitalized older patients ［J］. N Engl J Med, 1999, 340 (9)：669-676.

［102］ Milbrandt EB, Deppen S, Harrison PL, et al. Weinrebe W: Die ökonomische Bedeutung von Kosten-treibern in der internistisch-klinischen Versorgung am Bespiel von Delirzuständen. Masterarbeit Kontakt Studio und Gesundheitsmanagement 2009 ［J］. Crit Care Med, 2004, 32 (4)：955-962.

［103］ Kotaro Hatta, Yasuhiro Kishi, Ken Wada, et al. Antipsychotics for delirium in the general hospital setting in consecutive 2453 inpatients：a prospective observational study ［J］. Int J Geriatr Psychiatry, 2014, 29 (3)：253-262.

［104］ The Scottish Government. Maximising Recovery, Promoting Independence：An Intermediate Care Framework for Scotland. http://www.scotland.gov.uk/Resource/0039/00396826.pdf.

［105］ Steiner A. Intermediate care-a good thing? ［J］. Age and Ageing, 2001, 30 (S3)：33-39.

［106］ Barton P, Bryan S, Glasby J, et al. A National Evaluation of the Costs and Outcomes of Intermediate Care for Older People ［R］. Leicester：Intermediate Care National Evaluation Team, Nuffield Community Care Studies Unit, University of Leicester, 2005.

［107］ Jan Stevenson, Linda Spencer. A Guide For Health And Social Services Professionals-Developing Intermedi-·ate Care ［M］. London：King's Fund, 2002.

［108］ Barbara Vaughan MSc RG, Judith Lathlean DPhil. Intermediate Care Models in Practice ［M］. London：King's Fund, 1999.

［109］ Lingard J, Milne A. National Service Framework for Older People：Supporting Implementation ［M］. Department of Health, London, 2004.

[110] Martin GP, Peet SM, Hewitt GJ, et al. Diversity in intermediate care [J]. Health and Social Care in the Community, 2004, 12 (2): 150-154.

[111] Melis RJF, Olde Rikkert MGM, Parker SG, et al. What is intermediate care? [J]. British Medical Journal 2004, 329: 360-361.

[112] Barbara CJ Solberg, Carmen D Dirksen, et al. Changes in hospital costs after introducing an intermediate care unit: a comparative observational study. http://ccforum.com/content/12/3/R68.

[113] Simon Dixon, Billingsley Kaambwa. The relationship between staff skill mix, costs and outcomes in intermediate care services [J]. BMC Health Services Research, 2010, 10: 221.

[114] Thomas Plochg, Diana MJ Delnoij. Intermediate care: for better or worse? Process evaluation of an intermediate care model between a university hospital and a residential home [J]. BMC Health Services Research, 2005, 5: 38.

[115] Helge Garåsen, Rolf Windspoll, Roar Johnsen. Intermediate care at a community hospital as an alternative to prolonged general hospital care for elderly patients: a randomised controlled trial [J]. BMC Public Health, 2007, 7: 68.

[116] Torres OH, Francia E, Longobardi V, et al. Short and long-term outcomes of older patients in intermediate care units [J]. Intensive Care Med, 2006, 32 (7): 1052-1059.

[117] Steiner, A. Intermediate Care: A Conceptual Framework and Review of the Literature [M]. London: King's Fund, 1997.

[118] Health Service Circular, Local Authority Circular, Intermediate Care, Department of Health PO Box 777 London SE1 6XH. http://www.doh.gov.uk/coinh.htm.

[119] The Comptroller and Auditor General HC 392 Session. Ensuring the effective discharge of older patients from NHS acute hospitals [R]., The National Audit Office, 2003.

[120] Carpenter I, Gladman JRF, Parker SG, et al. Clinical and research challenges of intermediate care, commentary [J]. Age and Ageing, 2002, 31 (2): 97-100.